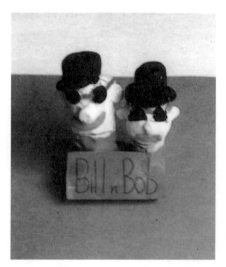

彩圖 1　Bill 和 Bob

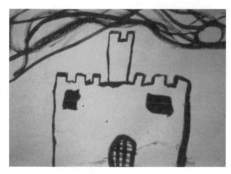

第一座城堡

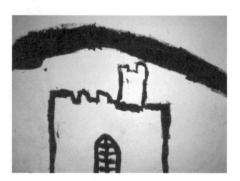

第二座城堡

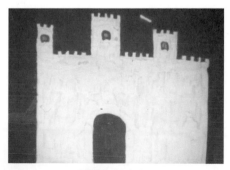

第三座城堡

彩圖 2　第一座城堡、第二座城堡、第三座城堡

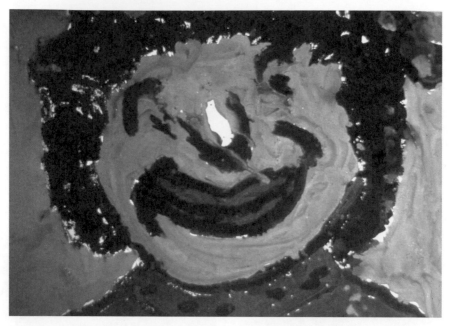

彩圖3 母親

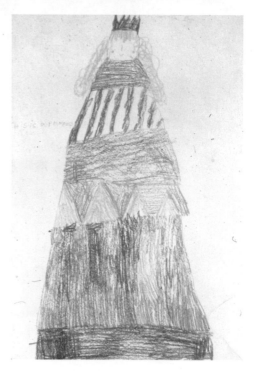

彩圖4 大象公主

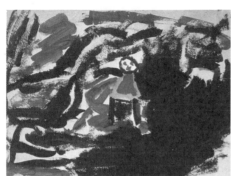

森林

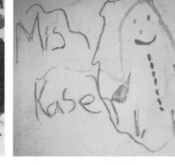

治療師

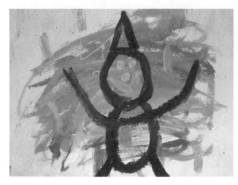

我

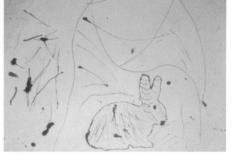

兔子

彩圖 5　Rosie 的畫

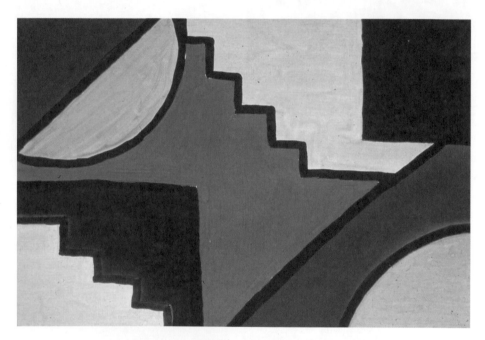

彩圖 6　抽象圖案

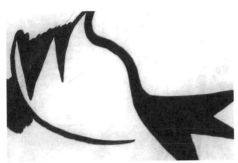

a

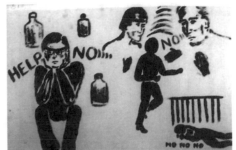

b

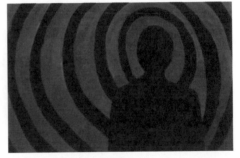

c

d

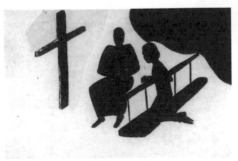

e

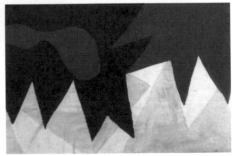

f

彩圖 7　紅、黑，以及黃的組曲

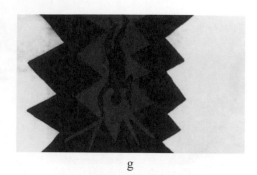

g

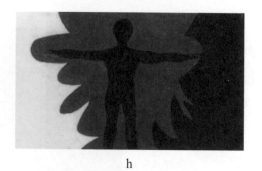

h

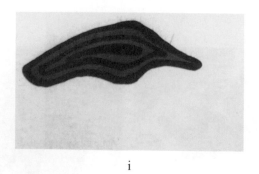

i

彩圖 7　紅、黑，以及黃的組曲（續）

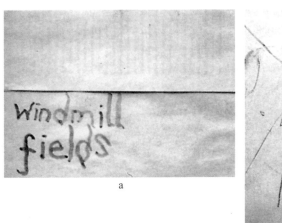

a

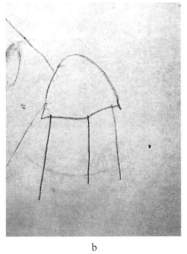

b

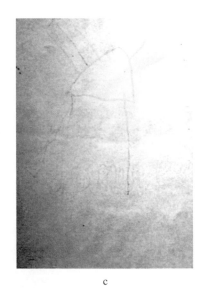

c

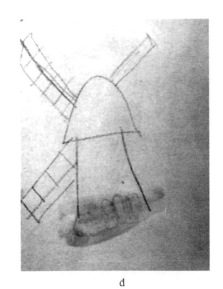

d

彩圖 8　風車

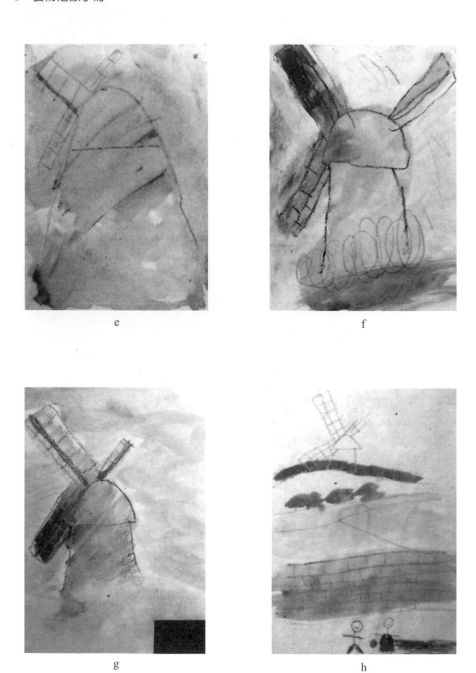

e

f

g

h

彩圖8 風車（續）

藝術治療手冊

Caroline Case
Tessa Dalley　著

陸雅青　審閱

陸雅青、周怡君、王秀絨
蔡汶芳、林純如、許純瑋　譯

Third Edition
The Handbook of Art Therapy

Caroline Case and Tessa Dalley

目錄

作者簡介

    Caroline Case 為一經驗豐富的私人執業藝術治療師及兒童青少年心理治療師，也擔任英國 Bristol 附近的臨床督導。她治療工作方面的著作等身，包括《想像動物：藝術、心理治療，以及心靈的原始狀態》（*Imagining Animals: Art, Psychotherapy and Primitive States of Mind*）（Routledge, 2005）。

    Tessa Dalley 為一經驗豐富的私人執業藝術治療師及臨床督導。她同時也是**兒童青少年心理衛生事務**（Child and Adolescent Mental Health Services，簡稱 CAMHS）團隊中的一名兒童與青少年心理治療師。她曾出版過許多藝術治療的書籍和文章，為目前線上期刊《藝術治療線上期刊》（*ATOL: Art Therapy Online*）的編輯，以及《兒童心理治療期刊》（*Journal of Child Psychotherapy*）的審稿人。

審閱者簡介

陸雅青

學歷：臺灣師範大學美術系文學士

　　　美國路易維爾大學表達性治療研究所藝術碩士

　　　西班牙馬德里大學藝術博士

經歷：美國藝術治療學會認證專業會員（ATR-BC 92-024）

　　　臺灣藝術治療學會認證藝術治療師（TRAT 2012-001）

　　　臺灣藝術治療學會認證督導（TRATS-2016001）

　　　中華民國諮商心理師（諮心字第 000355 號）

　　　臺灣藝術治療學會專業會員暨創會理事長

　　　臺北市立教育大學藝術治療研究所創辦人（臺北市立大學藝術治療
　　　　碩士學程前身）

　　　臺灣心理治療學會終身會員兼理事

　　　臺北市立大學視覺藝術學系暨藝術治療碩士學程專任教授

　　　財團法人華人心理治療研究發展基金會藝術治療師／諮商心理師

　　　臺北市立聯合醫院和平院區精神科暨早療中心藝術治療督導

　　　財團法人呂旭立紀念文教基金會藝術治療師

　　　臺灣師範大學健康中心心理輔導老師

現職：心禾診所（臺北）藝術治療師／諮商心理師／榮格分析師，從事治
　　　療、督導、諮詢與專業人員訓練等相關工作

譯者簡介（按章節順序排列）

陸雅青

請見審閱者簡介

周怡君

學歷：國立臺灣大學物理治療學士
　　　英國瑪格莉特皇后大學藝術治療研究所碩士
經歷：臺安醫院表達性藝術治療中心藝術治療師
　　　臺北市市立特殊教育學校兼任藝術治療師
　　　臺安醫院兒童發展中心兼任藝術治療師
　　　臺灣藝術治療學會認證藝術治療師（TRAT 2012-002）
現職：臺北市立大學兼任講師
　　　私人執業藝術治療師
　　　中華民國兒童慈善協會兼任藝術治療師

王秀絨

學歷：東海大學社會學系學士

東海大學社會學研究所（社會工作分組教學）碩士

英國雪菲爾大學心理治療研究所藝術治療專業文憑

英國雪菲爾大學心理衛生與相關研究藝術治療博士

經歷：東海大學社會工作學系專任副教授

東海大學（兼）諮商中心主任

臺灣藝術治療學會第三屆理事長

南投家庭扶助中心社工員

臺灣藝術治療學會認證藝術治療師（TRAT 2012-021）

蔡汶芳

學歷：國立臺北藝術大學美術系藝術學士

美國喬治華盛頓大學藝術治療碩士

經歷：美國藝術治療證照委員會註冊與認證藝術治療師（ATR-BC 03-153）

臺灣藝術治療學會認證藝術治療師（TRAT 2012-011）

臺灣藝術治療學會認證督導（TRATS -2016004）

現職：國立臺灣師範大學進修推廣學院講師

林純如

學歷：東吳大學心理學學士

英國基爾大學諮商研究所碩士

英國倫敦大學高登史密斯學院藝術心理治療研究所專業文憑

經歷：中華民國諮商心理師（諮心字第 000550 號）

英國藝術治療學會認證治療師

　　　　臺灣藝術治療學會認證藝術治療師（TRAT 2012-013）

　　　　臺灣藝術治療學會認證督導（TRATS-2016006）

現職：懷仁全人發展中心諮商心理師

　　　　新北市家庭暴力暨性侵害防治中心兼任諮商心理師

許純瑋

學歷：英國倫敦大學 Goldsmiths 學院藝術心理治療博士

　　　　英國倫敦大學 Goldsmiths 學院藝術心理治療碩士

　　　　英國艾塞克斯大學精神分析研究所榮格與後榮格研究碩士

經歷：英國國家醫療與照護工作者專業認證（AS14223）

　　　　英國藝術治療師學會專業認證會員

　　　　臺灣藝術治療學會認證藝術治療師（TRAT 2015-002）

　　　　臺東基督教醫院行動早療藝術治療師

　　　　臺北榮民總醫院新竹分院兼任藝術治療師

現職：英國倫敦大學 Goldsmiths 學院藝術心理治療研究所講師

　　　　（Lecturer，英系學制等同於助理教授）

　　　　英國哈靈頓安寧病房（Harlington Hospice）藝術心理治療師

審閱者序

　　臺灣最早藝術治療概論方面的中文專書為 1995 年遠流出版社出版的《藝術治療的理論與實務》（*Images of Art Therapy*）（Tessa Dalley、Caroline Case 等人合著，原著出版為 1987 年）。本人曾為之寫序，對這個 1981 年正式獲得英國國家認可的專業之發展略識其概廓。1999 年當英國的藝術治療師成為國家註冊的專業時，這個全球發展第一的里程碑為全世界的藝術治療注入了一針強心劑，同感歡欣之餘，也希望能解開「為什麼英國的藝術治療能如此發展」的奧秘。

　　一般同業均以為英國的藝術治療相較於美國的藝術治療更受精神分析的影響。然而 40、50 年代 Herbert Read「藝術應為教育的基礎」的主張和對藝術中表達、想像與自發性的關注，不只影響了當時藝術教學的方向，對早期的藝術治療前行者也大有啟發。由此專業在英美兩國努力成為心理衛生領域被認可的專業之歷史發展和沿革來看，藝術治療亦稱為藝術心理治療，似乎有著在「藝術即治療」和「藝術心理治療」兩個理念之間螺旋似的循環且上行的發展歷程。即便現階段全球藝術治療的發展再度強調藝術的過程和其固有的療癒本質便是藝術治療實務的核心，但在精神分析運動發展蓬勃、已成為文化中重要養分的英國，心理領域嚴謹的精神分析訓練（含被分析的歷程），也成為藝術治療訓練的基礎。開宗明義地，進入此領域接受訓練的學生必須具備藝術或設計學位的先備經驗。藝術治療師的身分認同包含了自身獨特的藝術家的部分。藝術＋心理治療的高度

淬煉，形成較少主導和干預，全然尊重案主自發性創作的藝術治療歷程。厚實的理論和嚴謹的訓練機制（含接受個人心理治療、實務被督導等要求）讓治療師對治療情境歷程中的種種現象得以涵容和領悟。

The Handbook of Art Therapy 自 1992 年初版後（編按：本書為原文書第三版），在英國即為許多場合中藝術治療理論與實務概論類的教科書。第二版（2006 年）的其中幾章也是本人多年來所使用的教學素材。作者之一 Caroline Case 曾於 2009 年應臺灣藝術治療學會之邀，在其年會期間擔任講座講師並帶領工作坊，其言行舉止予人樸實無華、敦厚謙虛且深具人文素養的印象，與書中對治療工作的描述相呼應，可以說是曖曖內含光的表率。

實務與理論的發展息息相關，本書的內容深入且清楚地描述了英國藝術治療的全貌。做為此領域的教科書之一，相對地也反映與形塑了今日藝術治療在英國的樣貌。有感於國內英國藝術治療相關的中文文獻較為不足，且近年來對「藝術即治療」取向的過度簡化，忽略了治療室中創作歷程的心理動力，一直有翻譯本書的念頭。幸運地，本書兩位作者在第二版出版暌違 18 年後的修訂，讓本版書更能反映與貼近當下的需求。

感恩本書的翻譯團隊，在兼顧工作和家庭生活之餘，騰出時間來投入此一不容易的翻譯任務。她們都是國內資深的藝術治療師，多位具英國藝術治療的訓練背景。此翻譯的困難不只在於作者的書寫風格，更在於對背景知識的理解——其中精神分析脈絡下的情境描述往往需要時間去細膩咀嚼，並與自己的實務經驗相對應。相信所有的譯者與我一樣，在此翻譯的過程對自己的藝術治療工作有更多的洞察，也獲得不少專業上的成長。

此外，為方便中文版讀者的閱讀，本書在呈現上與原著有兩點不同。首先，內文中參考文獻的寫法改為臺灣學界普遍使用的 APA 格式。如原書內文中出現的（Case and Dalley 2006）改為（Case and Dalley, 2006）。再者，原書中「除非是描述特定的案例，否則案主和治療師一般都會被稱作『她』」（前言第 xi 頁）的特點，在中文版中，除非文中有明確的指涉對象，否則所出現的第三人稱我們盡量以中性的「其」、「治療師」帶

過，以尊重當代性別平等的社會思潮。

　　絕大多數藝術治療概論類的書籍，通常為一兩位專家學者負責策劃編輯、多位作者負責書寫不同章節形式的構成，但本書確實是由兩位作者一步一腳印的共同完成。從閱讀過幾本同類書的讀者觀點來看，本書之珍貴在於揭示和深化了此專業一些「大家都視為理所當然，但未必確實遵行」的情節，並給予一個有脈絡可循的說法（如第 51 頁的「臨床記錄的保存、實證本位服務以及臨床指南」）；內容的完整性，從此專業在英國的發展，治療師的養成和維持，治療實務現場，理論之演化與應用等，細膩的提點如此周全，恰如兩位作者對藝術治療入門者、同道或對藝術有興趣的心理專業者從頭到尾的關切，稱之為手冊實不為過；最後，即便心理動力取向並非適用於每個個案族群、或個案在特定階段或時候的藝術治療唯一選項，它卻是一個最重要的基礎，而本書提供了最直接而清晰的入門管道，這在本書最後名詞釋義部分，作者所下的工夫──「意在能幫助讀者對文本有基礎的認識，而無須涉入到它的歷史和頗為複雜的概念發展中」（第 325 頁）可見一般。

　　本書中文版的發行，特別感謝心理出版社林敬堯總編輯的支持，在出版業普遍不景氣的當下，願意出版如此小眾的專業書籍，讓本人在退休計畫擬定之後，得以一償宿願，全力投入做翻譯和校閱本書的工作。期待這本以精神分析（本書作者對心理動力理論的通稱）觀點來書寫的藝術治療專書，能為中文世界的心理治療領域注入更多活水，讓心靈的藝術表達可以被關注的傾聽，並真誠恰當的回應。

陸雅青　謹識

2017.05.02

前言

　　本書之稱作《藝術治療手冊》（*The Handbook of Art Therapy*），即在於對藝術治療的理論與實務有清楚的描述。它並非設計來教人成為藝術治療師，閱讀此書的人都不該有這是一本操作手冊的念頭。然而本書的目的，在於給予明確的指引，以及對藝術治療如何執業、對其所依據的理論能有細膩的瞭解。期待這對於對藝術和治療的所有面向都有興趣的人能有所助益，也許能鼓勵一些人因此開啟要成為一名藝術治療師的必要訓練課程。

　　在本書中，除非是描述特定的案例，否則案主和治療師一般都會被稱作「她」。這是因為絕大多數的治療師都是女性，而接受治療的大部分案主也是女性〔編按：請讀者參閱「審閱者序」（p. ix）的說明〕。再者，我們以「案主」來指那些接受「治療師」治療的人，但這與「病人」、「住民」、「成員」可互用，雖然它可能也反映一些治療場域的不同。對英國以外的讀者，國家衛生事務（National Health Service）的縮寫將會以NHS 呈現。

　　我們要特別感謝我們的案主，他們讓我們的經驗得以廣泛地深化；以及我們同儕的協助，他們在本書中有諸多不同的貢獻。透過慷慨地花費許多時間與我們分享他們的個別經驗，使我們的文本活絡起來，且與現實生活中的情境有所連結，讓本書的品質提升了不少。在第三章的更新，我們尤其要感謝 Jen Bromham、Caroline Gilder、Anna Goldsmith、Melody

Golebiowski、Moria Jasieniecka、Vanessa Jones、Clare Morgan、Sarah Parkinson、Dean Peddick 以及 Patricia Watts 他們無價的貢獻。同時對長期包容我們的家人表達謝意，他們的協助與支持事實上是難以估計的。

Chapter 1

導論

定義

何謂藝術治療？

　　藝術治療有著一個來自藝術以及心理動力雙重傳承的思考方式。因而也有著一系列的定義和不同的工作方式。有些治療師強調藝術創作歷程本身的療癒性，而有些則聚焦在圖像（image，或譯成意象、心像、影像）創作過程的情境中與治療師之治療性關係，並將之視為附加的溝通。我們認為我們寧可提出幾個定義讓讀者去思考。藝術治療的定義或特定的工作模式，將依治療師的人格特質以及其理論傾向、案主的族群及其所工作的情境而有所不同，此也意味著在技巧上要有所調適。許多治療師以一種以上的方式與不同類別的案主工作。

　　目前英國藝術治療師協會（The British Association of Art Therapists，簡稱 BAAT）所給的定義如下：

　　藝術治療　為應用藝術媒介來做為主要溝通模式的心理治療方式。轉介給治療師的案主不一定要有藝術的先備經驗或技巧，藝術治療師

並非主要關注在案主圖像的美感或診斷性的評量上。它的實務工作者的一般目標是透過在安全、順當的情境下應用藝術媒材來讓案主在個人的層次上有所改變和成長。

治療關係　治療師與案主之間的關係是極重要的，但藝術治療有別於其他種心理治療之處，在於它是一種在案主、治療師和圖像或藝術品三者之間的歷程。因此它提供了表達與溝通的空間，而這對於那些難以用口語來表達他們想法與情感的人尤其受用。

（BAAT website, 2013）

1940 年代早期藝術治療的先行者，如英國的 Hill（1948）和 Adamson（1990）都非常強調藝術創作本身就是療癒。先驅 Adrian Hill 認為他在結核病的復原過程中用自己的藝術治癒了自己。他將印有藝術作品的明信片給其他病友看，從中注意到他們所選擇之主題以及所選用藝術媒材的象徵性價值。他同時也注意到藝術讓人全然投入，不只是創作時身體上的投入，在思考上亦是如此（Hill, 1948）。Edward Adamson 以藝術家的身分在一處大型的開放性畫室與精神病患工作，後來這成為在心理衛生機構中的庇護所。他將自己的地位置於類似介於病人與醫療人員之間，這與現代的藝術治療師是醫療團隊的成員非常不同。Adamson 與 Hill 一樣將藝術本身視為療癒，認為創作行為本身不應受到藝術家／治療師的干預。這種強調自由表達的想法與當時期藝術教育的思潮相符。他的病人帶著已完成的圖像去和精神科醫師討論，因此創作與瞭解的功能被分成兩個專業來完成。他極度推崇創造性、自我表達以及非批判性（non-judgemental），且非常不鼓勵治療師去做詮釋（Adamson, 1990）。

美國藝術治療先驅 Margaret Naumberg（1953），也在二次世界大戰期間以不同的藝術治療模式工作，她所倡導的是心理動力模式：

藝術治療是精神分析導向的，病人在夢、白日夢和幻想中所表達的潛意識有其根本的重要性……自發性的圖像藝術成為一種象徵形式的語言，它可以是話語的替代，或被當成在療程中能增進更多口語表達的

一種刺激。

(1953: 3)

不同於 Adamson，她將重點放在與治療師關係中對圖像（image）的瞭解：

只將自發性的圖像釋放出來本身不足以完成藝術治療的過程。在此歷程中的移情關係下，病人瞭解其象徵表達意義的能力因而產生。

(1953: 5-6)

1990 年代有一段時間 BAAT 內部曾有這個專業應該稱為藝術治療或是藝術心理治療的辯論，Schaverien（2000）有效地將現今藝術治療的運用區分為幾種不同的路線。三者均推崇藝術所固有的療癒力量，但有以下幾點差異：

第一，藝術治療的重心放在藝術的過程中，但是置於治療關係的基礎上。這種定義下的治療師曾被形容成像是此過程中的見證者（Learmonth, 1994）。

在藝術心理治療中，治療關係為重心與焦點，圖像較像是能舉例說明和描述關係的背景。更重要的是人對人之間的移情和反移情關係。

在分析式藝術心理治療（analytical art psychotherapy）中，Schaverien 描述圖像以及與治療師的關係像是可互換的，並非哪個優先，而是在對圖像的移情上互有關聯，她形容對圖像和對治療師都像是「代罪羔羊的移情」（scapegoat transference）（Schaverien, 2000）。

有些藝術治療師依據他們工作場域的不同來調整他們的取向：

當我們與患有嚴重溝通障礙的自閉症孩子工作時，因藝術治療金三角（Art Therapy Triangle）元素不時依據彼此的關係在更換，而讓媒材、藝術治療師和案主之間的關係變得流暢且更有動力。在與有溝通障礙的兒童工作時，藝術治療師像藝術家般投入藝術創作過程來與之互動與做回應……，因而在此情形下，他們針對圖像來回應與工作，

也促使孩子透過圖像來溝通。

（Evans and Rutten-Saris, 1998: 57）

在前一版的《藝術治療手冊》（2006）中（編按：本書為原文書第三版），我們所提供的定義如下：

藝術治療，有時或被稱為藝術心理治療，涉及案主運用不同媒材來表達及疏通一些她所帶來治療的議題、困擾及掛念。在治療的關係中，藝術治療師與案主共同為瞭解藝術作品的意義來努力。對許多案主而言，以非語言的形式來溝通較為容易，透過與治療師的關係，藉由可提供討論、分析以及反思焦點的藝術作品來明瞭他們的自身經驗。也因為藝術作品通常是具體的，而會有在治療歷程中創作作品以及治療師和案主互動的一個記憶。在治療關係下，介於治療師、個案與作品之間的移情因而產生，賦予一個珍貴的「三次元」（third dimension）或三面向溝通。

（Case and Dalley, 2006: 1）

藝術治療師／藝術心理治療師在被訓練成為治療師之前為藝術家。Case（2005）對此有所反思：

一位藝術治療師在藝術治療中對圖像瞭解的關鍵是他們自己的藝術創作。例如，我發現藝術不只表達和尋找情感的樣貌，它也是一種思考和非語言反思的方式。我的藝術作品有時在我創作前就知道我正在思考和感受些什麼。圖像是隱喻的，同時也是具體的，是情緒學習的建構積木，也是對生命感受的表現。此與語言（抽象的命名和思考模式）並行發展。

（Case, 2005: 4）

在藝術治療的中心，這個由藝術治療師所促成的過程，形成一個三面向的歷程。藝術治療師與案主一起努力來瞭解作品的意義，以及他們之間

發展中的關係。部分的治療關係是在瞭解對治療師和對所創作圖像的移情
（transference）、對治療師的反移情（counter-transference）反應以及對
圖像的美感反應。

　　無論藝術治療的定義在歲月的洪流中如何發展、所強調的重點有何不
同，創作與圖像是重要的：

> 當兒童畫畫或雕塑沒有被批判的恐懼時，富含深刻感受的作品便會產
> 出。隨著時間的推移，我曾見識到藝術療癒和整合的力量，也學習到
> 他們每人所創造出來的、由符號和象徵所形成的獨特語彙。在此歷程
> 中，他們對自己與他人經常有所覺察。
>
> （Halliday, 2013: 129）

　　我們希望讀者在閱讀本書時將這些定義牢記在心，當他們在本書中發
現對藝術治療有進一步的想法時，其瞭解將會有些調整和變得更深刻。

歷史的面向

　　長久以來，曾有多位作者探討過藝術和精神分析間的複雜關係，以
及藝術治療實務如何將兩者合併起來（見第九章、第十章）。Edwards
（1989）透過探討對藝術和對發瘋的態度，以及精神分析在 18、19 世紀
的源起，來追溯不同模式藝術治療的發展。他證明了對如儀式中的藝術應
用、宗教習俗以及人類學領域質問的想法如何鋪成藝術治療「較精緻和持
久的情境脈絡」，即便它早已是一個存在久遠、顯然有別的職業。

　　藝術史及精神醫療史也促成一些藝術治療的模式。Edwards 認為對圖
像編碼、診斷似的態度源自於 18 世紀的新古典主義，而在「合理」的想
法下，從一張圖畫可以讀出一個人的心理狀態。在藝術中的情感表達成為
一種形式，它讓畫者及觀眾仍留待在未涉入的狀態。相反地，19 世紀的
浪漫主義則對想像抱持著一個正向的概念，且珍惜內在經驗的藝術表達。
這樣的態度與藝術具有自然療癒力的信念有關。

　　在藝術治療專業發展的早期，大部分的治療師的確強調藝術的過程和其固有的療癒本質便是藝術治療實務的核心。受到改革者諸如 Herbert Read（1942）以及 Adrian Hill（1941, 1951）兩人的影響，藝術治療的兩個支流平行發展──一個在教育場域，發展出具啟發性的藝術教學；另一個則從醫療的根源，在那裡藝術被用來協助自戰場上歷劫歸來的士兵（Waller, 1984）。像是「藝術應為教育的基礎」之論述（Read, 1942: 1），以及對藝術中表達、想像與自發性的關注，著實影響了當時藝術教學的方向。這對強調藝術的核心本質，就其情緒溝通的可能性以及在治療工作中所蘊含的潛能而言是有意義的。

　　早期精神分析著述的影響，諸如 Jung（榮格）的，支持藝術無論在意識或潛意識層面都是個重要的溝通工具。Jung 的作法在後續幾個章節將會被認為是較有深度的，但他在自我分析期間，畫下了自己的夢和幻想，也鼓勵他的病人如此做：「醫生所要做的，與其說是如何治療的問題，不如說是要開發病人本身的創造潛能」（Jung, 1983: 41）。

　　Jung 的積極想像（active imagination）技術（鼓勵病人那種當下心中的想像，無論是在他們睡夢中或是清醒時，當判斷力暫停、但意識仍未喪失的時候）與那些藝術家和發明家的創造性歷程非常相似。心靈透過一個意象或一連串的意象來流通，而對它們的一些聯想被認為能促成改變，跨越意識與潛意識、內在與外在、私密與公開間的鴻溝（Maclagan, 2005; Schaverien, 2005）。此導引我們更進一步看待精神分析的理論，援引 Freud、Klein 或 Jung，或之後的作家諸如 Donald Winnicott 以及 Marion Milner 的想法，來瞭解在治療情境中的藝術過程（Nowell Hall, 1987; Weir, 1987; Mann, 2006; Gosso, 2004）。

英國的藝術治療

　　藝術治療在英國是健康與照護專業委員會（Health and Care Professions Council，簡稱 HCPC）的一個國家註冊專業。藝術治療執業者依法須向

HCPC 註冊。BAAT 為英國藝術治療師的專業機構，有其執業的專業倫理守則。BAAT 提倡藝術治療，有 20 個區域性的團體組織，一個歐洲和國際的會籍，和維持著一份完整的合格藝術治療師名錄。BAAT 所出版的專業期刊為《國際藝術治療期刊：內在風景》（*The International Journal of Art Therapy: Inscape*），每年發行兩期。*Newsbriefing* 也是一年兩期的期刊，提供這個專業整體性的資訊與聯繫。新的電子期刊《藝術治療線上期刊》（*ATOL: Art Therapy Online*）於 2011 年開辦，有許多諸如發行錄影檔、錄音檔、彩色圖像、專業研討論壇以及回饋的創舉，並均有同步翻譯。

藝術治療師

我們期待介紹給讀者的，是一位符合 BAAT 以及 HCPC 所要求標準來註冊的合格專業人士的臨床實務。這個專業的歷史已有詳載的文獻（Waller, 1991）。1946 年在 NHS 有了第一個藝術治療的駐點，標示了此一顯然有別的專業在 1950 年代試驗性的開始。但直到 1981 年這個專業才正式被**醫療輔助專業委員會**（Council for Professions Supplementary to Medicine，簡稱 CPSM）所認可，成就了後來 1999 年的國家註冊。在 NHS 的體系中，藝術治療師在不同的住宅區和以社區為主的場域工作，私人的健康照護、社會服務、教育、獄政事務，以及諸如在和緩醫療和志願性組織等獨立機構執業。藝術治療師的取向有很大的差異，尤其在與他們所服務個案族群的關係上。有些治療師較關注在瞭解案主情緒經驗和潛意識歷程的內在世界，而有些則聚焦於藝術的過程和治療中的作品。精神分析概念、神經生理學研究、發展中的依附理論，以及藝術理論——自素人藝術到史前的創造力根源、到目前藝術圈的議題，促進了藝術治療實務的持續開展。大量增加的藝術治療效果研究與對誰做什麼有效的文獻更動了我們的想法與臨床實務（Cornish, 2013）。

臨床實務

　　藝術治療師與案主以個別或團體的形式工作。在初次評估之後，療程可以是短期的（在 20 次以內）或者是長期的（Gilroy et al., 2012; Hershkowitz, 1989; Case, 2005; Greenwood, 2011）。無論藝術治療師在哪工作，病人與治療師之間的契約提供了一個架構，例如：會談時間長短（開始到結束）、固定的工作空間，以及對療程長短的一些瞭解（例如療程是否有限制）。藉由每次會面的時間和地點來設限，一種安全、機密和信任的感受油然而生，讓治療的關係得以開展（Schaverien, 1989）。這些限制的維護提供意象（image）在涵容情境中浮現的空間，使得深刻的情感和經驗之表達成為可能。

　　在會談中所呈現的藝術作品讓藝術治療有別於其他以口語為主的心理治療。意象在內在經驗的象徵表現上具有重大意義。透過藝術作品所浮現的潛意識訊息、感受、焦慮和擔心的重點在治療師與案主的關係下被疏通。對移情和反移情議題的關注為歷程中不可或缺的部分（見第四章）。藝術治療師定期接受一位較資深實務工作者之臨床督導來明白在圖像中所蘊含的題材，以及在治療中所發展的移情現象（Killick, 2000; Schaverien and Case, 2007）。在治療期間藝術治療師妥善地保管圖像，因而成為藝術治療歷程中界限和內容的一部分。

　　藝術治療提供了和很多不同案主族群工作的機會。藝術治療師的取向也因此有許多差異。由於創造形象是人的本能，以至於一般人都能畫上幾筆，也因此多少可用到藝術治療。在開始的評估期後，治療師與病人之間便建立了一個治療契約，大部分的藝術治療會談包含圖像創作、談話，和對所浮現的議題做些回應（Dudley, 2004b）。藝術治療師應留意在一次會談中圖像創作的限度。舉例而言，當一位案主花整個會談的時間在畫畫，而沒留什麼時間來反思，或很長的一段時間「沒做什麼」，這些在它們本身就是訊息。這些可以被理解成與一位在口語精神分析治療的案主可能會

說個不停或保持長時間的緘默相當,且都能公開來思索和詮釋。對於那些沒有語言,或由於發展因素無法運用藝術媒材的案主,使用水、沙子、遊戲和身體動作便成為非口語的溝通和表達工具(Rabiger, 1998; Rees, 1998)。

工作場域的分布

　　大多數的藝術治療師在健康、社會福利和教育的公共區塊執業。然而,英國的健康照護正在轉變中,有與日俱增的私人健康區塊,而其角色亦為慈善機構所取代。BAAT 曾做過好幾次藝術治療師分布的調查,在 BAAT 的網站都可以查詢得到。這些調查顯示出一個緩慢的改變——從在 NHS 的社會福利、教育和志願區塊工作的人數降低,到最近在私人執業的增加。BAAT 目前也正在對新進的合格藝術治療師做年度的職業調查。職務是有的,但不盡然都是在藝術治療師的職位上。要能在其他職務上創造工作和使用新技巧需要彈性和膽識。

　　藝術治療師所承攬的業務範圍從嬰兒期至老年期。包括母親與學步期幼兒的團體、家族藝術治療、兒童的身心健康事務、專家和主流教育、學習障礙和自閉症光譜疾患、兒童照護、青少年住院與門診服務,以及飲食疾患單位等不同的背景。藝術治療師與成人的工作在急性心理衛生單位和社區情境、司法醫療、緩刑,以及在監獄業務上。他們也在軍中與患有創傷後壓力疾患者服務,與腦傷和中風、失智症、阿茲海默症、藥物和酒精成癮患者、街友,以及在庇護機構為家暴受暴者提供服務。在自願區塊有許多慈善機構為了特殊需求的情境而雇用藝術治療師,諸如喪親、和緩醫療、安寧、腦膜炎患者、出養等。

　　這些不同領域的業務可由與 BAAT 有協定的特殊團體的數量反映出來。其中包含與以下議題相關的團體——種族、人種與文化、自閉症光譜疾患、教育、學習障礙、老人外展服務、安寧緩和照護、司法和神經學。在本書的最後有一份藝術治療理論及相關領域書籍的清單,對那些希望閱

讀到與特定個案族群工作的讀者可在他們想要的領域找得到文獻。在以下幾個部分我們將描述與某些不同案主團體工作時幾個取向的一些大概的差異。

兒童

投入藝術的過程提供兒童以一個較自發、非口語的溝通方式來表達他們正在努力對抗的困境（Matthews, 1989, 1999; Burkitt and Newell, 2005; Case and Dalley, 2008）。與兒童一起工作的藝術治療師熟悉兒童發展以及與孩子內在世界工作的重要性，依附的議題以及嬰兒早期時的經驗。舉例而言，在**兒童與青少年心理衛生事務**（Child and Adolescent Mental Health Service，簡稱 CAMHS）工作的藝術治療師，身為跨專業團隊的一員，以個人或團體的形式與那些有著非常不同的情緒與行為困擾的兒童工作（Case and Dalley, 1993, 2008; Dalley, 1993; Buckland and Murphy, 2001; Dalley, 2008a, 2008b; Case, 2008）。藝術治療師與其幾位同事在與兒童及其家庭的初次會面之核心評估中一起工作。與在發展上有特殊需求以及特定診斷範疇的孩子，例如那些小於五歲以下者（Meyerowitz-Katz, 2003; Hosea, 2006; Hall, 2008; Meyorowitz-Katz and Reddick forthcoming）、有衝動行為或注意力缺陷過動症（ADHD）的兒童（Murphy, 2004）、在照護系統中被照顧的有依附困擾之兒童（Knight, 1989; Boronska, 2000, 2008; O'Brien, 2004, 2008），以及與那些受創於家庭崩解、哀悼和失落的兒童做藝術治療，這些都已有完備的記載（Donnelly, 1989; Greenaway, 1989; Deco, 1990; Kuczaj, 1998; Mills and Kellington, 2012; Hardy, 2013）。使用藝術、沙子和水來遊戲對那些在評估和治療中害怕說話的孩子特別有幫助，例如揭露過去或現在性侵害歷史的工作（Thomas, 1998; Douglass, 2001; Murphy, 2001; Retford-Muir, 2008）。

那些對情境有儀式性或恐慌性反應，或強迫性衝動疾患（obsessive compulsive disorders）的兒童，可被協助在一個安全、不具威脅的環境

中，運用藝術去探索他們的情感（Lillitos, 1990; Vasarhelyi, 1990）。對兒童而言，在事發突然的創傷和失落中嘗試弄清楚周遭的困惑和混亂尤其是困難的。藝術治療師在諸如**受虐者醫療基金會**（Medical Foundation for Victims of Torture）的創傷診所執業（Kalmanowitz and Lloyd, 2005）。運用繪畫來協助災難後飽受創傷與失落之苦，例如在 2001 年 9 月 11 日美國紐約世貿中心恐攻災難後餘生的兒童（Wise, 2005），以及在自然災難，例如 2004 年 12 月南亞大海嘯中的受難者，這些在報紙上的報導已廣為人知。有些藝術治療師則受雇於那些戰爭、衝突和政治暴力已成為日常生活經驗的區域（Kalamanowitz and Lloyd, 2005; Solomon, 2005; Huss and Alhaiga-Taz, 2013）。

教育

教育場域是與兒童工作的藝術治療師的重要工作範圍。傳統上，藝術治療師在特殊學校或在有情緒及行為困擾兒童的庇護家園工作，這些都以治療性數線的概念運作（Robinson, 1984）。自從 1981 年的教育法令（Educational Act）以及特殊兒童融合政策之實施以來，這種包含的觀點喚起更多治療師被設置在主流學校情境的需求。國家課程和兒童常態性評量的實施讓教師與學生產生額外的壓力。在學校與有特殊需求和有挑戰性行為兒童的治療性工作已日益受到認可，它能協助處理與低自尊、低學業成就，以及蠻橫行為相關的議題。特殊教育需求宣言中能包含為這些兒童提供專家治療（Dalley et al., 1987; Nicol, 1987; Welsby, 2008）。慈善機構的工作，例如在英國許多地方都見得到的「A Place 2 Be and Kids Co」，便是提供團體及個別的藝術治療，以及給校園中容易受到傷害的孩子其他形式的支持。

有中度或重度學習障礙的兒童透過繪畫、沙子、水和遊戲，以不同的藝術治療過程來傳達他們的經驗。藝術治療師關注到這些可能無法使用語言的孩子之溝通細節（Rabiger, 1990; Dubowski and James, 1998; Rees, 1998; Damarell and Paisley, 2008）。自閉症光譜診斷的兒童有特殊

的社交和情緒溝通的困擾，他們常被別人認為是退縮的、儀式性的，和只專注在自己的內心世界中。任何改變都會造成自閉症兒童的焦慮，因此其治療介入是複雜的。藝術治療師在特殊學校、自閉症單位或評估中心與那些患有自閉症或亞斯伯格症候群的兒童一起工作（Plowman, 1988; Fox, 1998; Stack, 1998; Evans and Dubowski, 2001; Patterson, 2008; Tipple, 2008）。一些自閉症兒童展現超乎常人的繪畫能力。有一些廣為人知案例的繪畫技巧遠高於他們的心理年齡，如 Nadia（Selfe, 1977）。它的原因曾被 McGregor（1990）探討過，但至今不明。藝術治療師對這個在其執業中偶爾會發生的現象特別感興趣（Hermelin, 2001; Meyerowitz-Katz, 2008）。（自閉症與亞斯伯格症候群的延伸閱讀可見 Tustin, 1981; Rhode and Klauber, 2004; Fitzgerald, 2005）

青少年

青少年在他們從童年期過渡到成人期的發展道路上面臨著特別的難局。本轉折期的自然現象以在情感上的困惑、不快樂、脆弱性和苦惱於追求個體化和分離為特徵。這些情感經常透過酒精和藥物濫用、暴力情緒波動、自傷和其他自殘的行為來表達，包括飲食疾患（Levens, 1995; Maclagan, 1998; Milia, 2000; Dalley, 2008b; Ewers and Havsteen-Franklin, 2012）。這種情感的強度通常難以涵容於有較強的界限需求以及對問題複雜度有較高的專家認知的治療情境。藝術治療師在住院青少年單位與跨專業團隊以及與外展的社區治療團隊工作。身為這些團隊的一員，藝術治療師或許會讓青少年在家做治療作業。這對當心理失常的青少年抗拒治療或抗拒接受協助時尤其受用。青少年犯罪團隊以及青少年社會服務團隊也雇用藝術治療師來為這群困惑不安的年輕人建構治療性的服務（Bissonet, 1998; Welsby, 1998; Brown and Latimer, 2001）。

成人

　　藝術治療師與成年病人在不同的治療場域，諸如精神科急性住院與門診機構（Killick, 1987; Killick and Schaverien, 1997）、一些有學習障礙者的中心（Rees, 1998; Bull, 2008; Bull and O'Farrell, 2013; Hutchinson and Rothwell, 2011）、與年輕的受刑人在監獄（Leibmann, 1994; Tamminen, 1998）、在諸如藥物和酒精機構的專門診所（Luzzatto, 1989; Waller and Mahoney, 1998），以及在安寧緩和照護機構（Wood, 1990; Pratt and Wood, 1998; Hardy, 2001; Tjasink, 2010; Wood et al., 2013）一起工作。

　　隨著舊式精神科醫院或療養院的關閉，如今病人都住在社區，出席門診日間中心以接受持續的援助和照護（Henzell, 1997; Wood, 1997）。藝術治療師依據臨床的需求以個別的或以團體的形式來工作（Liebmann, 2004; McNeilly, 1989, 2000; Waller, 1993; Skaiffe and Huet, 1998）。在藝術治療中所呈現的圖像表達了他們內在的混亂與衝突，且有些圖畫生動地記錄了情緒的經驗。一些巨細靡遺的個案研究文獻清楚地顯示出這個歷程（Dalley, 1980, 1981; Dalley et al., 1993）。嚴重的情緒波動，從低落到興高采烈、經常迅速地改變媒材的使用法，而這也提供傳達這些反覆無常心態的媒介（Wadeson, 1971）。

在社區工作

　　在醫院住上好幾年的病人可能漸漸會變得機構化，而這本身就會產生社交和難以適應社區生活的問題。與這群案主在門診場域工作的藝術治療師聚焦在發展獨立性、創造並維持社會接觸的機會，以及面對真實世界的需要。病人可能花上好幾個小時在繪畫或其他種類的藝術活動上，例如陶藝，把它當作一種安全地表達孤立感和寂寞的方式，而這也正可以協助他們建立自尊以及與他人的人際關係。開放性藝術治療團體在漫長的復

健道路上為病人提供了一個討論的空間。運用藝術媒材來試驗不同的媒介以及學習新的技法，如版畫、木刻、做畫框等，對求職規劃尤其有助益（Molloy, 1997; Morter, 1997; Skailes, 1997）。

在監獄工作

在獄政事務與年輕的受刑人，或在中、高級庇護性的精神醫療機構工作的藝術治療師，完全在一個機構內與案主工作。這份工作是複雜的，因為有些案主有潛在的暴力和危險性。有一個關於「一個包含個人成長和發展洞察力的治療過程能如何對一名犯人或對在被監禁環境下的病人有所幫助」的提問。藝術治療促成了一個反省和思考的空間，讓被壓抑的挫折透過安全的暴力和憤怒情感的表達得以被釋放。隨著時間的推移，治療關係與運用圖像能幫助建立一個較強壯的自我感，以及對所犯下之罪過的本質有些領悟（Cronin, 1990; Leibmann, 1994; Banks, 2012; Rothwell, 2005, 2008）。在 Barlinnie 的這個特殊機構，便是一個因殺人而被判終身監禁的罪犯如何疏導他們的創造力去生產出一些卓越藝術創作的顯著範例（Laing and Carrell, 1982; Laing, 1984）。

緩和照護與老年期

在緩和照護體系與年長者工作是藝術治療師的另一個重要領域（Pratt and Wood, 1998; Waller, 2002; Strand and Waller, 2010; Byers, 2011）。老年人通常會有寂寞感和覺得被孤立，透過聚焦在過去、追憶許久以前發生的重要事件，治療工作便能協助他們接受年老體衰的事實。對那些患有危及生命疾病，如癌症或 AIDS 的較年輕的病人和兒童，運用藝術能幫助他們表達對未來的不確定感、恐懼和焦慮（Miller, 1984; Case, 1987; Hardy, 2001; Soo Hon and Kerr, 2012）。

研究與實證本位服務（evidence-based practice）

　　這個專業有愈來愈多的研究持續在發展（Gilroy, 2004, 2006）。此乃順應實證本位服務的需求以及政府對參與臨床審計活動的要求。對此BAAT 設立了一個特別小組（ATPRN）來發展這個專業的研究概況。其主要的研究活動集中在效果研究、臨床指引的發展、臨床觀察與服務對象之回饋諸領域（Pounsett et al., 2006）。Edwards（1999）曾探討藝術治療研究中個案研究的角色。這個議題在第二章將有更詳盡的探討。

本書

　　本書旨在為讀者介紹藝術治療理論與臨床的樣貌。本章導論概略地勾勒出一名藝術治療師的工作，並描述其可能執業的不同場域。

　　第二章「藝術治療師」分成三部分，含括了一名藝術治療師的所有工作面向。第一部分與「成為一名藝術治療師」有關，其中包含訓練的發展、目前藝術碩士層級藝術治療訓練課程的內容與要求，以及藝術治療師的實務工作等段落。對這份工作的不同面向，如轉介的流程、評估、治療契約、反饋，以及個案會議有詳盡的介紹。在此之後，有幾個段落描述會面工作、自雇、私人執業，以及目前本專業的就業趨勢。在第二部分，會有些藝術治療師的周邊工作和專業發展的描述，即是那些非直接面對面的接觸，但身為一名註冊的藝術治療師在實務上所必需支持的結構，包括記錄、收藏、督導，以及專業繼續發展（continuing professional development，簡稱 CPD）。第三部分則含括了持續研究和實證本位服務的需求、發展藝術治療臨床指引，以及描述為了本專業的未來在當前所做的一些創新和發展。

　　第三章描述工作的所在——藝術治療室。正如同這個專業的其他面向，藝術治療師的工作場域已有巨大的歷史性變化。在本章我們感激那些

寫信告訴我們，描述他們的工作所在，以及他們如何去適應各種地點的藝術治療師。其中包括從原本大型醫院的「庇護性」工作室，到轉移至社區工作——那兒可能有間特別設置的藝術治療室或是與其他專業共享的、普通的治療室，以及那些與兒童和成人工作的行動治療師所使用的不同空間。

　　第四章解釋藝術治療中的「治療」，以及在治療中創造符號和物件、在治療室中治療師的回應如何是藝術治療過程的要素。其中討論到包括針對圖像和創意、圖像創作和夢境意象之間，以及在治療時空：時間、空間和地點設限的必要性。移情、反移情及藝術作品和案主與治療師之間關係的本質透過詳細的個案資科有所討論，最後則關注到詮釋的作用。

　　第五章對藝術治療中圖像的角色以及藝術創作的過程有深度的解釋。論及圖像能同時做為案主內在與外在世界以及案主與治療師之間橋樑的方式，也探討一些藝術治療中所使用到的藝術創作媒材以及它們的不同特質。討論到使用各種不同藝術媒材的過程，包括弄得一團亂、出現「意外」，以及何以使用媒材能促發那些無法以口語傳達的、非語言溝通的重要面向。本書主要的圖例都集中在這章，展示了在與兒童和成人工作的臨床情境中如何去思考和瞭解在治療中所做的圖像——即最後的成品。許多接受藝術治療服務的學員用他們自己的話語來描述這個歷程，而本章以在多元文化社區中工作時，對文化差異和圖像創作的一些想法做為結束。

　　在第六章，個別藝術治療的歷程被仔細地檢視，描述一位兒童案例的所有治療階段。本章尤其以第二章、第四章以及第五章為基礎，溯及藝術治療師在圖像創作歷程時的工作，以及探討案主與治療師的關係。在不同的階段——初次會面、評估、持續的療程，以及結束均提供了細節。治療歷程中札記的使用顯示了其關係的開展、議題的浮現，以及治療師的因應方式。

　　第七章聚焦在藝術治療團體。本章分為三部份，以一些治療上的考慮，口語團體治療先驅如 Bion、Lewin 和 Foulkes 的貢獻，以及因藝術過程的存在及與圖像工作所導致的團體歷程與動力之顯著不同來揭開序

幕。依據不同的理論取向和案主族群而有不同藝術治療團體風格的發展，例如：工作室取向團體（studio-based groups）、分析式藝術治療團體（group analytic art therapy）、互動式藝術治療團體（group interactive art therapy）和主題式團體（thematic groups），而在臨床的部分呈現這些團體在兒童與成人的運用。最後一節為藝術治療團體實務考慮上的一些反思。所有的章節均有案例的說明。

　　第八章匯集了對理論發展和當前英國藝術治療實務上的不同影響。對一些不同的取向，即工作室取向藝術治療、榮格學派（Jungian）、英國的獨立傳統（British Independent Tradition）、以發展和美感為主的藝術治療（Developmental and Aesthetic theory-bascd art therapy）的想法有寬廣的描述。其他重要理論發展在藝術治療的應用上，如互為主體性（inter-subjectivity）、依附理論（attachment theory），以及神經生理學的研究均非常值得注意，而這些也會依照當前正在發展的心智化（mentalisation）與正念（mindfulness）的概念來探討，開啟了在母—嬰工作，主要照顧者／父母和兒童雙方工作的新做法。最後，新科技的效應，網路、電腦、手機、電子郵件等的使用，及其對傳統藝術治療工作方式的巨大衝擊也會被討論到。展望未來，瞭解到這些雖然不同、但重要的電子圖像和溝通系統的使用將會融入我們日常的臨床實務中，這個專業勢必要因應我們的想法而有所調適（Dalley, 2013）。

　　第九章探討重要的（有些可能是爭議的關鍵）藝術與精神分析的關係，介紹 Sigmund Freud、Anna Freud、Klein、Winnicott、Milner 以及 Jung 的理論。所有這些作者均對藝術治療實務的教導有極大的影響。

　　第十章以精神分析對創造力、美感和象徵的瞭解來發展這些想法和理論，描述不同的精神分析理論在藝術治療的發展中如何去支援不同理論的遷移。本書的最後部分包含一份概括性的名詞釋義彙編以及一份範圍廣泛的文獻書目。

參考文獻

Adamson, E. (1990) *Art as Healing*. London: Coventure.

Aldridge, F. (1998) Chocolate or shit? Aesthetics and cultural poverty in art therapy with children, *Inscape*, 3(1): 2–9.

Alfonso, G. and Byers, J. (2012) Art therapy and disaster relief in the Philippines, in D. Kalmanowitz, J. Potash and S. Chan (eds) *Art Therapy in Asia – To the Bone or Wrapped in Silk*. London and Philadelphia: Jessica Kingsley.

Arguile, R. (1990) 'I show you': children in art therapy, in C. Case and T. Dalley (eds) *Working with Children in Art Therapy*. London: Tavistock/Routledge.

Banks, L. (2012) Free to talk about violence: a description of art therapy with a male service user in a low secure unit, *Inscape*, 17(1): 13–24.

Bissonet, J. (1998) Group work with adolescent boys in a social services setting, in D. Sandle (ed.) *Development and Diversity: New Applications of Art Therapy*. London: Free Association Books.

Boronska, T. (2000) Art therapy with two sibling groups using an attachment framework, *Inscape*, 5(1): 2–10.

Boronska, T. (2008) The sibling bond: art therapy groups with siblings in care, in C. Case and T. Dalley (eds) *Art Therapy with Children: From Infancy to Adolescence*. London: Routledge.

Brown, A. and Latimer, M. (2001) Between images and thoughts: an art psychotherapy group for sexually abused adolescent girls, in J. Murphy (ed.) *Lost for Words: Art Therapy with Young Survivors of Sexual Abuse*. London: Routledge.

Buckland, R. and Murphy, J. (2001) Jumping over it: group therapy with young girls, in J. Murphy (ed.) *Lost for Words: Art Therapy with Young Survivors of Sexual Abuse*. London: Routledge.

Bull, K. and O' Farrell, S. (2013) *Art Therapy and Learning Disabilities*. London: Routledge.

Bull, S. (2008) Wrapping things up: ending art therapy with two adults with learning disabilities, *Inscape*, 13(2): 74–78.

Burkitt, E. and Newell, T. (2005) Effects of human figure type on children's use of colour to depict sadness and happiness, *Inscape*, 10(1): 15–23.

Byers, A. (2011) Visual aesthetics in dementia, *Inscape*, 16(2): 81–89.

Campbell, J. (ed.) (1999) *Art Therapy, Race and Culture*. London: Jessica Kingsley.

Case, C. (1987) A search for meaning: loss and transition in art therapy with children, in T. Dalley, D. Halliday, C. Case, J. Schaverien, D. Waller and F. Weir, *Images of Art Therapy*. London: Tavistock.

Case, C. (1990) Reflections and shadows: an exploration of the world of the rejected girl, in C. Case and T. Dalley (eds) *Working with Children in Art Therapy*. London: Tavistock/Routledge.

Case, C. (2005) *Imagining Animals: Art, Psychotherapy and Primitive States of Mind*. London: Routledge.

Case, C. (2008) Playing ball: oscillations within the potential space, in C. Case and T. Dalley (eds) *Art Therapy with Children: From Infancy to Adolescence*. London: Routledge.

Case, C. and Dalley, T. (2006) *The Handbook of Art Therapy*. London: Routledge.

Case, C. and Dalley, T. (eds) (1993) *Working with Children in Art Therapy*. London: Routledge.

Case, C. and Dalley, T. (eds) (2008) *Art Therapy with Children: From Infancy to Adolescence*. London: Routledge.

Charlton, S. (1984) Art therapy with long-stay residents of psychiatric hospitals, in T. Dalley (ed.) *Art as Therapy*. London: Tavistock.

Cornish, S. (2013) Is there a need to define the role of art therapy in specialist CAMHS in England? Waving but drowning. *ATOL: Art Therapy Online*, 4(1). www.gold.ac.uk

Cronin, P. (1990) A house of mess, Unpublished thesis, London, Goldsmiths College.

Dalley, T. (1980) Art therapy in psychiatric treatment: an illustrated case study, *Art Psychotherapy*, 6(4): 257–65.

Dalley, T. (1981) Assessing the therapeutic effects of art: an illustrated case study, *Art Psychotherapy*, 7(1): 11–17.

Dalley, T. (1990) Images and integration: art therapy in a multi-cultural school, in C. Case and T. Dalley (eds) *Working with Children in Art Therapy*. London: Tavistock/Routledge.

Dalley, T. (1993) Art psychotherapy groups for children, in K. Dwivedi (ed.) *Groupwork for Children and Adolescents*. London: Jessica Kingsley.

Dalley, T. (2008a) The use of clay as a medium for working through loss and separation in the case of two latency boys, in C. Case and T. Dalley (eds) *Art Therapy with Children: From Infancy to Adolescence*. London: Routledge.

Dalley, T. (2008b) Multi-family groups with young people who are anorexic, in C. Case and T. Dalley (eds) *Art Therapy with Children: From Infancy to Adolescence*. London: Routledge.

Dalley, T. (2013) Where now? Looking to the future of art therapy. Keynote speech, Goldsmiths College, University of London.

Dalley, T. (ed.) (1984) *Art as Therapy: An Introduction to the Use of Art as a Therapeutic Technique*. London: Tavistock.

Dalley, T., Halliday, D., Case, C., Schaverien, J., Waller, D. and Weir, F. (1987) *Images of Art Therapy*. London: Tavistock.

Dalley, T., Rifkind, G. and Terry, K. (1993) *Three Voices of Art Therapy: Image, Client, Therapist*. London: Routledge.

Damarell, B. and Paisley, D. (2008) Art psychotherapy and the life transitions of children with learning disabilites, in C. Case and T. Dalley (eds) *Art Therapy with Children: From Infancy to Adolescence*. London: Routledge.

Deco, S. (1990) A family centre: a structural family therapy approach, in C. Case and T. Dalley (eds) *Working with Children in Art Therapy*. London: Tavistock/Routledge.

Donnelly, M. (1989) Some aspects of art therapy and family therapy, in A. Gilroy and T. Dalley (eds) *Pictures at an Exhibition*. London: Tavistock/Routledge.

Douglass, L. (2001) Nobody hears: how assessment using art as well as play therapy can help children disclose past and present sexual abuse, in J. Murphy (ed.) *Lost for Words: Art Therapy with Young Survivors of Sexual Abuse*. London: Routledge.

Dubowski, J. and James, J. (1998) Arts therapies with children with learning disabilities, in D. Sandle (ed.) *Development and Diversity: New Applications in Art Therapy*. London: Free Association Books.

Dudley, J. (2004a) Politics and pragmatism, *AT Newsbriefing*, December: 4–5.

Dudley, J. (2004b) Art psychotherapy and use of psychiatric diagnosis: assessment of art psychotherapy, *Inscape*, 9(1): 14–25.

Edwards, D. (1999) The role of the case study in art therapy research, *Inscape*, 4(1): 2–9.

Edwards, D. (2004) *Handbook of Art Therapy*. London: Sage.

Edwards, M. (1989) Art, therapy and romanticism, in A. Gilroy and T. Dalley (eds) *Pictures at an Exhibition*. London: Tavistock/Routledge.

Evans, K. and Dubowski, J. (2001) *Beyond Words: Art Therapy with Children on the Autistic Spectrum*. London: Jessica Kingsley.

Evans, K. and Rutten-Saris, M. (1998) Shaping vitality affects, enriching communication: art therapy for children with autism, in D. Sandle (ed.) *Development and Diversity: New Applications in Art Therapy*. London/New York: Free Association Press.

Ewers, M. and Havsteen-Franklin, E. (2012) You don't know anything about us! An art psychotherapy group for adolescent girls, *ATOL: Art Therapy Online*, 1(4). www.gold. ac.uk

Fitzgerald, M. (2005) *The Genesis of Artistic Creativity: Asperger's Syndrome and the Arts*. London: Jessica Kingsley.

Fox, L. (1998) Lost in space: the relevance of art therapy with clients who have autism or autistic features, in M. Rees (ed.) *Drawing on Difference: Art Therapy with People Who Have Learning Difficulties*. London: Routledge.

Gilroy, A. (1989) On occasionally being able to paint, *Inscape*, spring: 2–9.

Gilroy, A. (2004) On occasionally being able to paint revisited, *Inscape*, 9(2): 69–78.

Gilroy, A. (2006) *Art Therapy Research and Evidence Based Practice*. London: Routledge.

Gilroy, A. and Dalley, T. (eds) (1989) *Pictures at an Exhibition*. London: Tavistock/ Routledge.

Gilroy, A., Brown, C. and Tipple, R. (2012) *Assessment in Art Therapy*. London: Routledge.

Gosso, S. (ed.) (2004) *Psychoanalysis and Art: Kleinian Perspectives*. London: Karnac.

Greenaway, M. (1989) Art therapy in search of a lost twin, in A. Gilroy and T. Dalley (eds) *Pictures at an Exhibition*. London: Tavistock/Routledge.

Greenwood, H. (2011) Long-term individual art psychotherapy. Art for art's sake: The effect of early relational trauma. *Inscape*, 16(1) 41–51.

Hall, P. (2008) Beginning at the beginning, in C. Case and T. Dalley (eds) *Art Therapy with Children: From Infancy to Adolescence*. London: Routledge.

Halliday, D. (2013) [1987] Peak experiences: the individuation of children, in T. Dalley, D. Halliday, C. Case, J. Schaverien, D. Waller and F. Weir, *Images of Art Therapy*. London and New York: Routledge (Psychology Revivals).

Hardy, D. (2001) Creating through loss: an examination of how art therapists sustain their practice in palliative care, *Inscape*, 6(1): 23–31.

Hardy, D. (2013) Working with loss: an examination of how language can be used to address the issue of loss in art therapy. *Inscape*, 18(1): 29–38.

Henzell, J. (1997) Art madness and anti-psychiatry: a memoir, in K. Killick and J. Schaverien (eds) *Art Psychotherapy and Psychosis*. London: Routledge.

Hermelin, B. (2001) *Bright Splinters of the Mind: A Personal Story of Research with Autistic Savants*. London: Jessica Kingsley.

Hershkowitz, A. (1989) Art therapy in acute psychiatry: brief work, in D. Sandle (ed.) *Development and Diversity: New Applications in Art Therapy*. London: Free Association Books.

Hill, A. (1941) *Art versus Illness*. London: Allen & Unwin.

Hill, A. (1948) *Art versus Illness*. London: Allen & Unwin.

Hill, A. (1951) *Painting Out Illness*. London: Williams and Norgate.

Hogan, S. (ed.) (1997) *Feminist Approaches to Art Therapy*. London: Routledge.

Hosea, H. (2006) 'The brush's footmarks': parents and infants paint together in a small community art group, *Inscape*, 11(2): 69–78.

Huss, E. and Alhaiga-Taz, S. (2013) Bedouin childrens' experience of growing up in illegal villages, versus in townships in Israel: implications of social context for understanding stress and resilience in children's drawings, *Inscape*, 18(1): 10–19.

Hutchinson, L. and Rothwell, K. (2011) Hiding and being seen: the story of one woman's development through art therapy and dialectical behavioural therapy in a forensic context, *ATOL: Art Therapy Online*, 2(1). www.gold.ac.uk

Jung, C. G. (1983) *The Psychology of the Transference* (Collected Works, vol. 16). London: Ark.

Kalmanowitz, D. and Lloyd, B. (eds) (2005) *Art Therapy and Political Violence: With Art, Without Illusion*. London: Brunner-Routledge.

Killick, K. (1987) Art therapy and schizophrenia: a new approach, Unpublished M.A. thesis, Hertfordshire College of Art and Design.

Killick, K. (2000) The art room as container in analytic art psychotherapy with patients in psychotic states, in A. Gilroy and G. McNeilly (eds) *The Changing Shape of Art Therapy: New Developments in Theory and Practice*. London: Jessica Kingsley.

Killick, K. and Schaverien, J. (eds) (1997) *Art, Psychotherapy and Psychosis*. London: Routledge.

Knight, S. (1989) Art therapy and the importance of skin when working with attachment difficulties, in D. Sandle (ed.) *Development and Diversity: New Applications in Art Therapy*. London: Free Association Books.

Kuczaj, E. (1998) Learning to say goodbye: loss and bereavement in learning difficulties and the role of art therapy, in M. Rees (ed.) *Drawing on Difference: Art Therapy with People Who Have Learning Difficulties*. London: Routledge.

Laing, J. (1984) Art therapy in prisons, in T. Dalley (ed.) *Art as Therapy*. London: Tavistock.

Laing, J. and Carrell, C. (1982) *The Special Unit, Barlinnie Prison: Its Evolution Through Its Art*. Glasgow: Third Eye Centre.

Learmonth, M. (1994) Witness and witnessing in art therapy, *Inscape*, 1: 19–22.

Levens, M. (1995) *Eating Disorders and the Magical Control: Treatment through Art Therapy*. London: Routledge.

Liebmann, M. (2002) Working with elderly Asian clients, *Inscape*, 7(2): 72–80.

Liebmann, M. (2004) *Art Therapy for Groups: A Handbook of Themes, Games and Exercises*. London and New York: Routledge.

Liebmann, M. (ed.) (1990) *Art Therapy in Practice*. London: Jessica Kingsley.

Liebmann, M. (ed.) (1994) *Art Therapy with Offenders*. London: Jessica Kingsley.

Lillitos, A. (1990) Control, uncontrol, order and chaos: working with children with intestinal motility problems, in C. Case and T. Dalley (eds) *Working with Children in Art Therapy*. London: Tavistock/Routledge.

Luzzatto, P. (1989) Drinking problems and short-term art therapy: working with images of withdrawal and clinging, in A. Gilroy and T. Dalley (eds) *Pictures at an Exhibition*. London: Tavistock/Routledge.

Maclagan, D. (1998) Anorexia: the struggle with incarnation and the negative sublime, in D. Sandle (ed.) *Development and Diversity: New Applications in Art Therapy*. London: Free Association Books.

Maclagan, D. (2001) *Psychological Aesthetics: Painting, Feeling and Making Sense*. London: Jessica Kingsley.

Maclagan, D. (2005) Re-imagining art therapy, *Inscape*, 10(1): 23–31.

Mann, D. (2006) Art therapy: re-imagining a psychoanalytic perspective – a reply to David Maclagan, *Inscape*, 10(2): 33–40.

Matthews, J. (1989) How young children give meaning to drawing, in A. Gilroy and T. Dalley (eds) *Pictures at an Exhibition*. London: Routledge.

Matthews, J. (1999) *The Art of Childhood and Adolescence: The Construction of Meaning*. London: Falmer Press.

McGregor, I. (1990) Unusual drawing development in children: what does it reveal about children's art?, in C. Case and T. Dalley (eds) *Working with Children in Art Therapy*. London: Tavistock/Routledge.

McNeilly, G. (1989) Group analytic art groups, in A. Gilroy and T. Dalley (eds) *Pictures at an Exhibition*. London: Routledge.

McNeilly, G. (2000) Failure in group analytic art therapy, in A. Gilroy and G. McNeilly (eds) *The Changing Shape of Art Therapy: New Developments in Theory and Practice*. London: Jessica Kingsley.

Meyerowitz-Katz, J. (2003) Art materials and processes – a place of meeting: art psychotherapy with a four year old boy, *Inscape*, 8(2): 60–9.

Meyerowitz-Katz, J. (2008) Conversations with Sally: art psychotherapy with a sixteen year old girl, in C. Case and T. Dalley (eds) *Art Therapy with Children: From Infancy to Adolescence*. London: Routledge.

Meyerowitz-Katz, J. and Reddick, D. (eds) (forthcoming) Art therapy in the early years: art as an intervention with infants, toddlers and their carers.

Milia, D. (2000) *Self Mutilation and Art Therapy: Violent Creation*. London: Jessica Kingsley.

Miller, B. (1984) Art therapy with the elderly and the terminally ill, in T. Dalley (ed.) *Art as Therapy*. London: Tavistock.

Mills, E. and Kellington, S. (2012) Using group art therapy to address the shame and silencing surrounding children's experiences of witnessing domestic violence, *Inscape*, 17(1): 3–12.

Molloy, T. (1997) Art psychotherapy and psychiatric rehabilitation, in K. Killick and J. Schaverien (eds) *Art, Psychotherapy and Psychosis*. London: Routledge.

Morter, S. (1997) Where words fail: a meeting place, in K. Killick and J. Schaverien (eds) *Art, Psychotherapy and Psychosis*. London: Routledge.

Murphy, J. (2004) An art therapy group for impulsive children, *Inscape*, 9(2): 59–68.

Murphy, J. (ed.) (2001) *Lost for Words: Art Therapy with Young Survivors of Sexual Abuse*. London: Routledge.

Naumberg, M. (1953) *Psychoneurotic Art: Its Function in Psychotherapy*. New York: Grune and Stratton.

Nicol, A. R. (1987) Psychotherapy and the school: an update, *Journal of Child Psychology and Psychiatry*, 28(5): 657–65.

Nowell Hall, P. (1987) Art therapy: a way of healing the split, in T. Dalley, D. Halliday, C. Case, J. Schaverien, D. Waller and F. Weir, *Images of Art Therapy*. London: Tavistock.

O'Brien, F. (2004) The making of mess in art therapy: attachment, trauma and the brain, *Inscape*, 9(1): 2–13.

O'Brien, F. (2008) The attempt to attach: simultaneous working by an art psychotherapist with a child rejected by his mother, and the grandmother who cared for him, in C. Case and T. Dalley (eds) *Art Therapy with Children: From Infancy to Adolescence*. London: Routledge.

Patterson, Z. (2008) The development of thought: working with ASD children within education, in C. Case and T. Dalley (eds) *Art Therapy with Children: From Infancy to Adolescence*. London: Routledge.

Plowman, K. (1988) A case study of P: an autistic young man, Unpublished thesis, Hertfordshire College of Art and Design.

Pounsett, H., Parker, K., Hawtin, A. and Collins, S. (2006) Examination of the changes that take place during an art therapy intervention, *Inscape*, 11(2): 79–101.

Pratt, M. and Wood, M. (eds) (1998) *Art Therapy in Palliative Care: The Creative Response*. London: Routledge.

Rabiger, S. (1990) Art therapy as a container, in C. Case and T. Dalley (eds) *Working with Children in Art Therapy*. London: Tavistock/Routledge.

Rabiger, S. (1998) Is art therapy? Some issues arising in working with children with severe learning difficulties, in M. Rees (ed.) *Drawing on Difference: Art Therapy with People Who Have Learning Difficulties*. London: Routledge.

Read, H. (1942) *Education through Art*. London: Faber & Faber.

Reddick, D. (2008) Art based narratives: working with the whole class in a primary school, in C. Case and T. Dalley (eds) *Art Therapy with Children: From Infancy to Adolescence*. London: Routledge.

Rees, M. (ed.) (1998) *Drawing on Difference: Art Therapy with People Who Have Learning Difficulties*. London: Routledge.

Retford-Muir, S. (2008) Gender disorder in the treatment of a young person in care, in C. Case and T. Dalley (eds) *Art Therapy with Children: From Infancy to Adolescence*. London: Routledge.

Rhode, M. and Klauber, T. (eds) (2004) *The Many Faces of Asperger's Syndrome*. London: Tavistock.

Robinson, M. (1984) A Jungian approach to art therapy based in a residential setting, in T. Dalley (ed.) *Art as Therapy*. London: Tavistock.

Rothwell, K. (2005) Mind the gap: art therapy with a violent offender patient, Unpublished M.A. thesis, Goldsmiths College, London.

Rothwell, K. (2008) Lost in translation: art psychotherapy with patients presenting suicidal states, *Inscape*, 14(1): 2–13.

Schaverien, J. (1989) The picture within the frame, in A. Gilroy and T. Dalley (eds) *Pictures at an Exhibition*. London: Tavistock/Routledge.

Schaverien, J. (1995) *Desire and the Female Therapist: Engendered Gazes in Psychotherapy and Art Therapy*. London: Routledge.

Schaverien, J. (2000) The triangular relationship and the aesthetic counter transference in analytical art therapy, in A. Gilroy and G. McNeilly (eds) *The Changing Shape of Art Therapy: New Developments in Theory and Practice*. London: Jessica Kingsley.

Schaverien, J. (2005) Art and active imagination: reflections on transference of the image, *Inscape*, 10(2): 39–52.

Schaverien, J. and Case, C. (2007) (eds) *Supervision of Art Psychotherapy: A Theoretical and Practical Handbook*. London: Routledge.

Selfe, L. (1977) *Nadia: A Case of Extraordinary Drawing Ability in an Autistic Child*. London: Academic Press.

Skaiffe, S. and Huet, V. (1998) *Art Psychotherapy Groups: Between Pictures and Words*. London: Routledge.

Skailes, C. (1997) The forgotten people, in K. Killick and J. Schaverien (eds) *Art, Psychotherapy and Psychosis*. London: Routledge.

Solomon, G. (2005) Development of art therapy in South Africa: dominant narratives and marginalized stories, *Inscape*, 10(1): 3–15.

Soo Hon, S. and Kerr, C. (2012) Benefits of art therapy for an adolescent living with HIV/AIDS, *ATOL: Art Therapy Online*, 1(4). www.gold.ac.uk

Stack, M. (1998) Humpty Dumpty's shell: working with autistic defence mechanisms in art therapy, in M. Rees (ed.) *Drawing on Difference: Art Therapy with People Who Have Learning Difficulties*. London: Routledge.

Strand, S. and Waller, D. (2010) The experience of Parkinson's: words and images through art therapy – a pilot research study. *Inscape*, 15(2): 84–93.

Tamminen, K. (1998) Exploring the landscape within: art therapy in a forensic unit, in D. Sandle (ed.) *Development and Diversity: New Applications in Art Therapy*. London: Free Association Books.

Taylor, S. (1998) There is light at the end of the tunnel: ways to 'good clinical effectiveness research', in M. Rees (ed.) *Drawing on Difference: Art Therapy with People Who Have Learning Difficulties*. London: Routledge.

Thomas, L. (1998) From re-presentations to representations of sexual abuse, in D. Sandle (ed.) *Development and Diversity: New Applications in Art Therapy*. London: Free Association Books.

Tipple, R. (2003) The interpretation of children's art work in a paediatric disability setting, *Inscape*, 8(2): 48–59.

Tipple, R. (2008) Paracosms and paranoia – brief art therapy with youngsters who have Asperger's syndrome, in C. Case and T. Dalley (eds) *Art Therapy with Children: From Infancy to Adolescence*. London: Routledge.

Tjasink, M. (2010) Art psychotherapy in medical oncology: a search for meaning, *Inscape*, 15(2): 75–83.

Turnbull, J. and O'May, F. (2002) GP and clients' views of art therapy in an Edinburgh practice, *Inscape*, 7(1): 26–9.

Tustin, F. (1981) *Autistic States in Children*. London: Routledge & Kegan Paul.

Vasarhelyi, V. (1990) The cat, the fish, the man and the bird, or how to be a nothing: illness behaviour in children – the case study of a 10 year old girl, in C. Case and T. Dalley (eds) *Working with Children in Art Therapy*. London: Tavistock/Routledge.

Wadeson, H. (1971) Characteristics of art expression in depression, *Journal of Nervous and Mental Disease*, 153(3): 197–204.

Waller, D. (1984) A consideration of the similarities and differences between art teaching and art therapy, in T. Dalley (ed.) *Art as Therapy*. London: Tavistock.

Waller, D. (1991) *Becoming a Profession: History of Art Therapy*. London: Routledge.

Waller, D. (1993) *Group Interactive Art Therapy*. London: Routledge.

Waller, D. (2002) *Arts Therapies and Progressive Illness: Nameless Dread*. London: Brunner-Routledge.

Waller, D. and Gilroy, A. (1992) *Art Therapy: A Handbook*. Buckingham: Open University Press.

Waller, D. and Mahoney, J. (eds) (1998) *Treatment of Addiction: Current Issues for Arts Therapists*. London: Routledge.

Weir, F. (1987) The role of symbolic expression in its relation to art therapy: a Kleinian approach, in T. Dalley, D. Halliday, C. Case, J. Schaverien, D. Waller and F. Weir, *Images of Art Therapy*. London: Tavistock.

Welsby, C. (1998) A part of the whole: art therapy in a comprehensive school, *Inscape*, 3(1): 37–40.

Welsby, C. (2008) Seen and unseen: school based art therapy with adolescent girls, in C. Case and T. Dalley (eds) *Art Therapy with Children: From Infancy to Adolescence*. London: Routledge.

Wilson, C. (2002) A time-limited model of art therapy in general practice, *Inscape*, 7(1): 16–26.

Wise, S. (2005) A time for healing: art therapy for children, post September 11 New York, in D. Kalmanowitz and B. Lloyd (eds) *Art Therapy and Political Violence: With Art. Without Illusion*. London: Brunner-Routledge.

Wood, C. (1990) The beginnings and endings of art therapy relationships, *Inscape*, autumn: 7–13.

Wood, C. (1997) The history of art therapy and psychosis 1938–1995, in K. Killick and J. Schaverien (eds) *Art, Psychotherapy and Psychosis*. London: Routledge.

Wood, J. M., Low, J., Molassiotis, A. and Tookman, A. (2013) Art therapy's contribution to the psychological care of adults with cancer: a survey of therapists and service users in the UK, *Inscape*, 18(2): 42–53.

Wood, M. (1990) Art therapy in one session: working with people with AIDS, *Inscape*, autumn: 27–33.

Chapter 2

藝術治療師

　　為了要符合以及騰出空間來描述本專業在英國的一些重要變化，在本書的新版中我們將本章分成三個部分。第一部分我們專注在要成為一名藝術治療師的相關，並分成幾個段落在描述訓練的發展、藝術治療職務上的工作、轉介、評估、治療契約、回饋以及個案研討。對每次會面工作、自雇以及私人執業的討論，反映出當前藝術治療師正如何以不同的方式來確立身分的趨勢。第二部分我們關注在藝術治療師那些屬於治療室外、但提供必要支持架構的工作，如督導和繼續專業發展（Continuing professional development，簡稱 CPD）。第三部分含括藝術治療師的一些像是臨床工作紀錄、札記和藝術作品保存等雖較周邊但很根本的任務。最後，探討到更進一步研究的需求、提供實證本位服務以及使用臨床指南以做為本專業持續發展的必要條件。

第一部分：藝術治療訓練、受雇於機構、自雇以及私人執業

　　藝術治療師在臨床工作上面臨既複雜又困難的任務。藝術治療的理論與實務涉及要求其實務工作者要受過高度的訓練和有豐富的經驗，而在他們初次受訓、取得資格、註冊之後，其技巧仍持續發展。藝術治療師對藝

術的過程相當瞭解，也具備不同理論取向和治療實務的知識。他們在許多不同的場域工作，如住宅區或以社區為基礎的心理衛生機構、提供成人和兒童的學習障礙服務、兒童和家族中心、緩和醫療、獄政事務、主流教育與特殊教育，以及私人執業。此臨床領域的多樣性反映在其訓練以及在與 BAAT 有簽約的特定團體的數量上。

藝術治療訓練的發展

藝術治療為從許多不同的訓練背景中所形成的一個專業：起源於藝術、精神醫療以及藝術教育。這個的重要性源自於藝術治療發展之初，藝術教育學者的理論將原始藝術與兒童美術關聯起來，且對表達與想像產生濃厚的興趣（Viola, 1944）。1940 年代的作家諸如 Herbert Read（李德）和 John Dewey（杜威）認為藝術對「全人」人格的發展是不可或缺的。此想法即是人本上的考慮，無論是教師或是治療師，都是透過遏制（holding back）而非去影響——藉由提供媒材和足以刺激的情境來促成這樣的發展。教育系統中杜威學派的追隨者可視為較前衛的藝術教師，但在衛生事務裡，醫院中藝術家的角色則較不明確。只因為他們能將教育上對藝術的一些想法帶到治療情境，而這些又侵佔到既有職能治療服務的功能而被當作是藝術治療師嗎？

當時繪畫只被精神科醫師用來做分析或診斷，對病人透過畫作來自我瞭解的需求，或將畫作當成關係下的產物勢必也反映關係中的動力這點並不清楚。第一位藝術治療師 Edward Adamson 於 1946 年受雇於 Netherne 醫院，他引用 Dewey 所建議的方法，且更倡導兒童本位的取向。因此即便 Adamson 在醫院工作，提供了一個能促進創造性歷程的情境，但並未介入（Adamson, 1984）。

如同 Waller（1984）所解釋的，當時所有的醫生與 Adamson 會面時對他的角色有很明確的看法——他應該要在最少介入、標準化的條件下產出畫作。他們對於他應該不只是位職能治療師，但不應該去分析、詮釋或

對病人的心理問題表現出任何的好奇而感到焦慮。這是醫生的業務，他們認為藝術作品純粹是病人心智狀態的再現，完全否認有無治療師在場，以及這對病人作品的影響。

　　這樣的立場令在醫院工作的藝術家和美術教師感到挫折，也因而促成他們在 1964 年創立了一個中央性的協會——BAAT，懷抱著澄清醫療體系對藝術治療師角色的看法。部分的澄清便是為其執業開始有較恰當的訓練和架構。最初 BAAT 是與國家教師公會（National Union of Teachers）結盟。然後與科學技術管理人員協會（Association of Scientific, Technical and Managerial Staff，簡稱 ASTMS），接著與 Amicus，到現在與 Unite，反映了一個較醫療相關專業的角色。1990 年代隨著醫療輔助專業委員會（CPSM）的設置，藝術治療師執業需經過國家註冊遂成為必要的。此機構即健康與照護專業委員會（HCPC）的前身。

　　當 BAAT 於 1964 年成立時，衛生與社會服務部（Department of Health and Social Services，簡稱 DHSS）對藝術治療的官方認知是它為特定形式的職能治療，維持著藝術不過是種嗜好或是休閒的方式，也只能被醫生用來協助做診斷的看法。與教師的連結和那些認為他們自己在與病人工作時，藝術可能扮演較具動力性角色之藝術家和美術教師的需求有關，他們不相信自己只是被動的藝術媒材提供者。對藝術治療做為一種獨立專業的發展而言，當時的美術教學可謂提供了最接近的模式。

　　隨著 1970 年代心理治療的走向，藝術治療的理論與實務也逐漸發展。當論及快速增加的藝術治療師執業人口時，這的確也反映了其變化。當美術教學在實務上愈來愈課程導向，有明確的目標和目的以便在教室中積極參與時，藝術治療遂與之漸行漸遠。對藝術治療而言，這感覺不像是能促進發展的沃土。愈來愈瞭解「藝術治療與心理治療有許多基本的連結」，促成 1970 年代早期藝術治療專家訓練課程的設立（Waller, 1991）。

　　過去幾年由於學校提供與日俱增的治療機會，藝術治療又有重返教育的一個變化。愈來愈多的藝術治療師在新的納入政策下被邀請提供教師支

援，將其工作聚焦在處於退學危機、有行為困擾的特定學生身上，同時也關注在有情緒和社交困難，如霸凌和友誼的議題上。

藝術治療訓練

訓練的本質有賴一個主修藝術和設計或與其相當的學位，許多基礎的功課，如就對自我的瞭解、美感鑑賞、批判式的覺察以及創造性問題解決的議題能在其中達成。若無此基礎，這個以藝術為本位的藝術治療專業會是貶值的。它同時也要求藝術治療師對自我（就自己的創造性和內在的過程）有相當程度的瞭解（Gilroy, 2004）：

> 在英國最好的藝術學院學生學會設法與其不適相處，放棄顯而易見或既有的解決方式而去測試不同於其經驗的新方法。如此的取向能促發內在現實的浮現，無論如何混亂，一旦原始素材呈現，便會以較客觀的形像或物體將之形塑於外。
>
> （Schaverien, 1989: 147）

這樣一個藝術訓練的經驗也會讓未來的藝術治療師在一個某些程度上是無秩序的環境中得以發展。此確保學生能對一個人如何在這個環境中持續前進有某些程度上的瞭解，也因而發展出一些對諸如應變力，範圍、限制和規則的需求等議題的個人決定。一位藝術系的學生在其求學的歷程中至少有面臨過某些這樣的議題。Schaverien（1989）建議藝術家／藝術治療師在面對一個科學取向所主導的機構或系統時，可能感受到需要放棄掉其經驗中藝術家的部分。在此情況下，就治療價值和貢獻而言，想到——做為藝術家，我們所帶給治療的是專門且獨特的——這樣的理念是有幫助的（Maclagan, 2005）。

目前合格的訓練課程

依據 BAAT 所設立的標準，在英國和北愛爾蘭共有十個提供註冊藝術碩士（M.A.）學位的合格課程。它們目前位於 Edinburgh（Scotland）；Shefield; Goldsmiths College, London; Roehampton College, London; the Institute of Arts in Therapy and Education, London; Derby; Chester; Hertfordshire; Newport（Wales）以及 Belfast（N. Ireland）。要在英國執業，藝術治療師透過自上述課程之一取得資格來向 HCPC 認證。在取得藝術碩士層級的資格後，在哲學碩士（M.Phil.）或哲學博士（Ph.D.）層級有進一步高等課程的訓練（可在的 BAAT 網站獲得相關資訊）。

藝術治療訓練課程的組成

課程前的經驗

要進入學士後藝術治療訓練課程前需要具備一個主修藝術和設計的學位。對於教師以及畢業自醫療、社會科學和人文領域者，以及那些雖無學位但具備工作經驗的人有特別的入學條件。申請者最低的年齡門檻為 23 歲，但成熟度與經驗被視為珍貴的資產。至少一年的臨床經驗是必要的。許多申請者是熟齡的，可能先前在助人專業領域已具備專業資格，或可能在獲得他們第一個學位後已做過非常不同的工作，然後決定再更換跑道，或在組成家庭後重返職場。在面談時需呈現一套藝術作品集，展現出持續對個人的藝術過程的承諾。若申請者在先前已具備被治療的經驗或當時正在接受個別或團體治療會更好。個別治療為在訓練期間的要求之一，它被視為學生在學習過程中的必要部分。這些課程無論在個人成長或學理上的要求都很嚴格。在學期間學生必須在對發展藝術治療師身分的專業認同上有根本的調適。

在申請受訓之前最好有些藝術治療的經驗。有個不錯的做法就是去參加一個週末或導讀的課程，在學期中的春假或暑假的一個基礎課程。學校在春假或暑假期間提供一週的密集性經驗團體、演講和工作坊。這些導讀的課程和藝術治療基礎憑證（Foundation Certificate in Arts Therapies）為藝術治療的過程和其臨床應用提供了不錯的介紹。BAAT 也提供許多不同主題的短期課程。在申請進入前述訓練學程就讀之前，強烈建議先去報名參加上述一種或多種課程。

藝術治療之藝術碩士（M.A. in art therapy）

目前的藝術碩士學程為全職兩年制或兼職三年制。藝術治療碩士學程的哲學是將藝術創作及其與治療實務的關係視為訓練的中心。經驗性團體及工作坊體驗為訓練的關鍵性要素，得以促進藝術治療師內在藝術家的不斷成長。藝術治療碩士學程提供學生廣泛的、藝術治療關鍵性原則的理論基礎，它們與心理動力以及人本心理治療有關。這些理論研究可說都是形成藝術治療師的背景知識，其中包括兒童發展、心理學、依附理論、精神醫學以及神經科學。實習經驗與督導能促進對臨床工作和藝術治療師專業角色的瞭解。最近在訓練上的一個新要素為與臨床實務相關的藝術治療研究。課程組成的整合是必要的，也因此受訓中的藝術治療師終將從已將自己的定位發展成藝術治療師的課程畢業。

訓練單元（Training units）

1. 經驗性學習

工作坊的實作提供學生時間和空間在治療性訓練的情境中來發展自己的藝術技法。學生被要求在他們受訓的某個時間點舉辦自己的藝術展，使他們在這方面的發展有個聚焦點。藝術治療工作坊賦予了許多在不同臨床場域所運用到的取向和治療介入經驗。訓練團體提供一個封閉式團體的經驗讓學生從中對心理治療團體的歷程，無論在語言或非語言的層次，都能

有所瞭解。學生將被要求就這些經驗做一件反思性的作品，以展現他們對在這些情境下所創作出來的影像及其動力有所領悟。

2. 藝術治療理論與研究

藝術治療理論以兩個主要的藝術治療性關係（案主與治療師以及治療師與創作圖像的關係）為基礎。心理治療與精神分析理論中的移情與反移情現象，無論是藉由口語、圖像或透過物件的創作，結合象徵與象徵式溝通的理念而被瞭解。此包括對圖像以及其與內在和人際間動力的相互關係。講演與研討為學生導入心理治療的原則和藝術創作的概念，提供一個架構去瞭解藝術治療實務和研究所處的情境。這些以及上述提及的那些相關領域的理論將會在研討會、個人輔導時間來討論，且提書面的簡短論文來評量。研究法、文獻探討以及書評協助藝術治療師為展現藝術治療介入之療效與證據的需求做準備。因實證本位服務的需求愈來愈高，小型研究計畫成為訓練中重要的一環。此或許導向探討特定領域的更進一步專長以及未來博士層級的學習（Gilroy, 2006）。

3. 臨床實習與督導

臨床實習共 120 天，全職生每年 60 天，兼職生每年 40 天。實習的場域為在社區和志願性區塊的教育、社會照護和衛生服務機構有提供治療者。這個範圍是廣闊的，包含心理衛生和學習障礙的服務，監獄和成人、青少年戒護所，特殊教育，緩和照護以及兒童和家族中心。學生將每週一次接受一位藝術治療師或其他專業的機構督導，以及在學校以臨床小團體的形式接受督導。在訓練近尾聲時會有工作坊的安排，以協助學生未來之實務與求職。學生的實習出臨床督導和他們的學校訪視講師對他們的臨床經驗做評估，也由他們自己所寫的書面實習報告來做評量。

即便觀察研究並非必修課程，許多藝術治療師，尤其是那些對與兒童工作有興趣者，會接受一些嬰兒觀察的實習訓練。對嬰兒發展做有系統觀察的實習提供觀察者看到嬰兒及其家庭原始情緒狀態的機會。觀察者自己對這個經驗的反應對要成為臨床上有潛能的治療師是有所助益的。

個人治療

　　個人治療是必要的課程，也是訓練的重要部分。學校和治療師之間每週做出缺席確認。受訓者自己需自費去找一位合適的治療師。校方會提供指南給那些已合格的註冊治療師。治療師必須是一位珍惜與不同形式之影像工作的人，無論是平面或立體，心像或夢中影像。個人的個別治療，有別於在課程中藝術治療訓練團體經驗給予人的重要性，它提供了當案主／病人的第一手經驗，而這對往後的個案工作很重要。如此一來，受訓者的個人治療不僅保護了個案，也保護了未來的治療師。提供經常處於壓力情境下工作的治療師，在處理複雜情緒議題的歷程中，能以一個治療性的模式來發展其復原力。作為情意成長和開展的源頭，個人治療在訓練期間提供了個人支持與理解，而這有可能是在情感騷動不安的時刻。在所有層次上這些課程都是嚴格的，也挑戰了先前所有的假設與舊有的防衛。假若實習治療師有自己的未盡事宜或衝突，則當與一位有著類似議題的案主工作時，將較不能在情緒上準備好去投入。

合格藝術治療師

　　當完成受訓、取得資格後，藝術治療師便能向 HCPC 註冊來開始執業。這個組織的會員身分確保專業及臨床標準有所維護，也透過提供病人和實務工作者正式且強而有力的訴訟管道來保護大眾。

　　在多數的情況下，藝術治療師是跨專業團隊中的一員，其臨床工作常在不同訓練背景的同事身旁進行，而他們彼此之間有很好的專業共識。給藝術治療師的轉介將會是經過團隊的討論所決定的。團隊的支持對建立藝術治療契約、展開案主與治療師的關係是有幫助的。同事間的支持也能促進工作的進行，尤其是當其他同事也正在與家庭中的其他成員，如孩子的家長在做個別治療時。

　　藝術治療師也可能獨自工作，例如在大型醫院。即便有同事從病人的利益出發，在轉介時可能是支持的，但有時由於病情的急速變化，以至於有不同病房的人事未能有同樣的理解，而導致支持不足的案例。這可透過維持良好的溝通管道來避免。一再強調維持良好溝通的重要性以及不斷更新所有與病人有關的人事是困難的。病房的動力極為複雜，病人可能與醫療和其他相關工作人員有許多不同的會面。在臨床的團隊中，成員可能有不同的給付、條件和身分，因此最好能對機構的動力和防衛有所瞭解（Menzies, 1977）。藝術治療師可以透過演說、工作坊、臨床提報和出席病房輪值、傳單或任何他們在受訓之後所發現的適用方法來教育其他同事以尋求支持。假如有一位藝術治療師在住院病房帶團體，就像是在一個妥善管理的情境般，需要和相關的同事討論界限的問題。這些可能包括盡可能維持不受干擾、最低的噪音量和最少的常態性病房活動。假如在團體工作開始前便能決定成員名單是有幫助的。在日間病房工作的藝術治療師有賴個案能規律出席，若其對象為兒童，則需與其家長或照顧者有好的合作以確保孩子能出席。

轉介

　　所有的臨床情境中，病人都會被轉介到藝術治療做初次評估，以確立治療的合適性。依據藝術治療師的工作方式，其必然有一個恰當的流程以因應這些轉介。轉介單對於轉介者是有幫助的，因為它提供了一個讓他們得以摘述對病人擔心和希望的焦點，以及對藝術治療介入的期待。對於藝術治療師而言，有一份對目前問題、過去歷史和危機評估、先前的處遇以及它們的成效如何的摘要是有助益的。轉介者是否對藝術治療有所瞭解，他們對這個治療的希望和期待為何？在有些機構情境中將會是病人已有一般的評估，而這樣的轉介是將藝術治療師視為專家。藝術治療師可能接受跨專業團隊的轉介，其考慮為提供病人恰當的治療取向，或這個轉介是源自一個較不瞭解治療的情境。在後者一位病人被轉介可能是因為他們

對他有些「擔心」，即便不清楚是什麼造成了這樣的煩惱。為保持良好的溝通，安排一個轉介的研討會議，與轉介者和病人（在兒童個案也和其家庭）會面去討論他們的希望和期待是有益的。

在藝術治療的早期，轉介植基於病人對美術在行，或對這個活動有興趣是蠻普遍的想法。許多時候我們常聽到像是「這個病人應該去做藝術治療」，「你有看到她的藝術有多棒嗎？」或「她真的很喜歡它」。此與「藝術治療師主要關注在病人藝術作品的美感或診斷評估上」的想法有關。然而，接受病人做藝術治療的標準有許多種，治療師和病人雙方都需要仔細考慮。Gilroy（2012）對當前不同模式藝術治療適合性的想法做了個摘要，不只提及適應症和禁忌症，也從文獻中的不同觀點去討論。

一段時間的評估對建立治療契約是重要的。如此一來，病人不會有被脅迫而來的感覺——治療師也不會覺得是被迫接受這個病人。由於工作人員和資源有限，機構可能有接受轉介的壓力。長的等待名單為分配的決定添增相當的重擔。藝術治療評估考慮到病人的陳述、症狀和當前的情況。承擔評估與否視治療師的個案量而定。藝術治療師會與相關的同事聯繫並從轉介單位或其他已有涉入的專業者處蒐集資訊。此有助於建立這名個案的概況及評估其做藝術治療的合適性。

有些藝術治療師在諸如一個治療性的社區或日間中心工作，在那兒所有的成員都參與治療的方案（Melliar and Brühka, 2010）。此情形不允許用同樣的原則來篩選個案，即便當他們進入社區時，工作人員與成員已認知到藝術治療為方案的一部分。藝術治療師可能在像是安全單位、老人病房或極重度生理障礙孩子的封閉性社區工作——這裡有些個案無法行動自如，且對要參與的活動沒有太多選擇（Hutchinson and Rothwell, 2011; Byers, 2011; Learmonth and Gibson, 2010）。藝術治療師讓自己準備好去迎接案主，在自己的環境中展現自信，敏感地覺察案主的選擇需求。在此情況下，就提供一個規律的時間而言，藝術治療師做了個承諾，而這對這些人的例行生活來說可以是個有力的經驗。就我們的經驗瞭解，一些不良於行、看起來難以接近、沉浸在自己世界裡的老年精神病患，逐漸

習慣於藝術治療師的訪視，開始在他們的藝術活動中開展起來（Rothwell,
2005）。

會見個案：評估

　　評估是一個相互合作的過程，是在做與處遇相關的決定前所需要做
的分立的工作。它是一個反思和回饋以及是否同意持續做藝術治療的停頓
點。或者，藝術治療畢竟可能不是治療的選項。剛開始由藝術治療師和病
人來做這個決定，而後與轉介者共同對其他可能的治療和模式有更進一步
的討論。

　　個案的第一印象非常重要。任何關係的第一次會面對雙方都有影響。
同樣地，這也發生在治療師和個案之間——治療師對個案的反應為何，而
個案對治療師的反應又為何？此將會標示治療關係的開始，而這對某些人
而言，會是段長的旅程，或對另一些人而言，會是個短期的介入。

　　藝術治療師評估個案在其情境中的各個面向時，對轉介的背景以及已
經知道的細節要牢記在心。藝術治療師將說明評估的流程——在好幾次的
會面之後會有一個審查會議和評估回饋，並解釋來做藝術治療是怎麼一回
事和它所需要的承諾為何。時間、地點和哪天做評估的細節則由雙方共同
來決定。治療師要說明保密原則的界限——除非有危急個案或他人時資料
才會被揭露，否則治療的內容是會被保密的。為了保護個案的安全，在與
個案有關的諮詢中，這個訊息將會傳遞給相關的他人。管理藝術作品的細
節要獲得案主的同意。藝術作品在評估及後續的治療期間由治療師安全地
保管著，也不將它們帶離治療室。

　　在最近的一份出版品中，Gilroy 等人（2012）列出了藝術治療評估的
目標在於協助確立診斷、決定病人處遇的適切性，以及評估進展和結果。
本書描述了許多在不同情境中與案主的評估工作。而很多的貢獻是建立自
早期評估方面的文獻（Case, 1998; Tipple, 2003; Dudley, 2004）。絕大多
數同意例如改變的動機、一些建立關係的能力、心理上的意志力，以及在

詮釋／介入後行為上的變化等基礎（Case, 1998）。個案對使用藝術媒材的反應為何？其藝術創作和對圖像和物件思考的能力都可以是評估過程中有用的表徵。

治療契約

　　評估過後，若可行，雙方同意簽訂治療契約，此包括時間、會面的頻繁度，以及對一些外在因素如交通的安排、工作義務等。進入一個藝術治療契約的決定取決於一連串的因素，包括改變的動機和意願，以及根據前一次的評估經驗，治療師和案主覺得適配的程度。有時候藝術治療師下了一個這樣的結論——其他的治療形式，例如認知行為治療、口語心理治療，或其他種的創造性治療，如音樂治療，比較符合病人的需求。評估協助在這個過程中去形成這些印象以及做治療有關的重要決定。治療將由第一次安排好的會面開始，而回顧的日期也將會視情況計畫好。若進入藝術治療團體需經過評估，無論是頭一次或是在進行中的團體有缺額時，同樣的標準亦可適用。預期的成員接受面談，整個團體就人數、性別上的平衡、所呈現的議題而牢記在心，這些便是接受進入團體的基礎。在所有可能的成員尚未為參與團體做出承諾之前，要為他們說明界限、時間和出席的細節（Murphy et al., 2004; Greenwood, 2012; Ewers and Havsteen-Franklin, 2012）。

個案會議

　　藝術治療師工作的職責之一便是出席會議，並對多元團隊的個案研討和臨床會議有所貢獻。聽到不同的臨床觀點往往能對個案如何好轉有所洞察。藝術治療師在制定個案的治療或照護計畫時，提供一個整合式的思考觀點。出席照護計畫審查或同等級的臨床會議做討論是藝術治療師職務的一個整合性部分（Wood, 1990）。

有些藝術治療師在一些對變化期待很少的環境工作（Miller, 1984; Stott and Males, 1984; Rabiger, 1990），透過同事間每個人對病人的關注和回饋能協助瞭解病人，而這能提升處遇的協調和取向的一致性。舉例而言，與非常年長的人或有極重度生理和學習障礙的兒童工作，會涉及一些難以啟齒的、有時是難以覺察到的挫折。治療師有時被認為知道答案或對策。分享與一位少有變化病人工作時的困難與挫折，能幫助整個團隊對其有所瞭解（Sinason, 1997; Waller, 2002）。

反饋

定期會議、出席照護計畫取向（Care Planning Approach，簡稱 CPA）會議、個案會議以及反饋，為所關注的特定個案整合所有的治療及照護輸入的面向。視情境的不同，有些藝術治療師出席每日的工作人員會報，有些則出席為保證所有必要的人員，如其他專業和家庭成員均能出席而事先安排好的、較正式的個案會議。藝術治療師在其中說明自己和其個案關係的發展。為能維持保密性，只提過程摘要和全面性的議題。在個案的同意下，反饋可能包括使用治療中所創作的圖像。

另一種形式的反饋是使用存放在個案總檔案中的臨床紀錄。這在大多數的醫院、評估中心、門診和院舍環境中是標準化的慣例。通常與每位案主的接觸會被記錄下來——不是短的過程筆記就是對整個會面過程做長一些的文件記載。現在大多數的個案紀錄是以電子化的形式存放在總資料庫裡，而藝術治療師對這個病歷系統是有貢獻的。資料保護法案（Data Protection Act, 1998）以及新聞自由法案（Freedom of Information Act, 2000）給病人取得他們醫療紀錄的權利。我們需記住無論是機構內部的筆記和報告或是給其他院外臨床者，例如給家醫科醫師的報告都包含在內。

當藝術治療師與案主的工作告一段落，會將結案報告增錄到檔案裡，因此未來其他的專業人員也能看得到。機密需要被維護，因報告包括工作中的主要議題、所發生的轉變和案主所帶入治療之衝突的解決。當一位藝

術治療師要將個案轉手給另一位時，就每次會面所使用的媒材和藝術治療師所採用的取向之細節可以明確些。對其他同事則無須如此仔細，報告只要以能協助瞭解過程的方式書寫即可。舉例而言，在學校場域，短的過渡時期的報告能以學期為單位來書寫。

自雇

　　許多藝術治療師是自由業的，當一些合格的藝術治療師離開訓練課程在法定的機構覓得專職時，可能有更多的治療師是透過時段的、自由工作的或私人執業的方式被雇用。過去在藝術治療發展早期，藝術治療師一自學校畢業即獲得雇用是常見的事，有時是一個部門裡唯一的治療師，或後來成為部門或團隊中的一員。在這樣的情節中，「萌芽期」的藝術治療師受惠於、也學習自機構和臨床團隊內部的支持結構。離開課程後進入幾個時段的工作或自由接案，都缺乏了工作場域的支持系統，因此需要為自主工作的情況尋求復原力。

　　BAAT 網站對具自雇身分的合格會員有可進入和有用的指南。不像「雇員」有法定的雇用權力，自雇的人沒有生病、假期或妊娠補助，但需要為其年收入報稅、繳納國家保險和發票單據。有些花費能夠抵稅。這些包括專業會籍費用、私人執業保險以及做訓練、督導和繼續專業發展的支出。它們能包括所有形式如郵寄、電話和旅行方面的連繫。在此情況下的藝術治療師常在幾個不同機構的不同時段工作，而這需要有好的社交技巧、組織時間和自我管理的能力。例如，一位治療師可能一天在兩個不同的學校工作而需要與各自學校的工作人員連繫。治療師也可能為一個寄養機構會見一些他們正在照顧的孩子，但需為每位孩子登記不同的使用場地；某個下午在照護之家會見一些成人，而在那兒需要與其他團隊的人連絡，以便能每週帶媒材到某個白天的場地工作。治療師也可能必須為薪資的事與每個機構協商，而這可能包含或不包含媒材在內。它可能是個頗為複雜的工作方式，但可累積寬廣的臨床經驗和提供人際網絡機會，為下一

個永久性的工作鋪路。

　　以下範例為一位與無家可歸的兒童、少年和家庭在他們的住處工作的藝術治療師的話語：

　　我受雇於社區性質的遊民慈善機構，與無家，或面臨無家可歸的兒童、少年和家庭工作，為一名提供支持的工作人員。他們也同時被評估有例如來自家暴、心理衛生議題、物質濫用議題和涉及社工介入的額外複雜需求。

　　我的角色是一般性的，所交辦的事項廣泛，而藝術治療為我所提供的支持的一部分。在任何時候我大概都保有多自與30名兒童和少年的工作，同時也與那些提供我所管理個案之家長支持的工作人員合作，共同為整個家庭的需求提供實際的、情感的、社會的以及重建家庭所必要的支持。我所提供兒童和少年的支持形式是個別的、在他們的手足團體或包含父母的家族團體中，而這將視轉介的原因和他們的支持需求而定。

　　在我的經驗中，被轉介來這個機構的家庭是短暫和難以交涉的，且通常有與服務機構難以相處的過去史，對機構的支持感到懷疑。我所提供的服務基本上是外展的，無論是在家裡、學校或當地社區，因為這似乎是能促進他們與機構連結的最有效方式。再來，由於這些家庭的狀況經常有經濟上的危機，沒有交通工具或可支配的收入前來會面。在評估階段，我們的工作通常在家庭的住處進行，以建立信任關係、鼓勵約定。

　　如果藝術治療被認為是最適合的介入，是因為它能在家庭的住所進行。此種工作方式有其不利之處也有其方便的地方。正因為是在家裡進行，所以我經常能注意到有誰在，以及哪裡是最隱密和安全的空間。但在保持緊密且一致的界限上也有困難的時候，因為家長有時會忘了我們的約定，把它當作是對他們家議題的一種支持，或是利用這個時間去完成家庭的日常工作。有時會有訪客到家裡造成干擾，或是有朋友打電話來叫孩子出去玩，或者是他們也想參與。

　　當在個案的家裡工作時，我注意到自己處於一團混亂下的焦慮。由

於大多數我所工作的家庭居住在臨時屋裡，這樣的焦慮可能與不希望導致屋裡的陳設有任何永久性的損壞有關，因為他們得負責賠償。我試著用所帶去的材料來減緩這樣的焦慮：一大塊浴簾和報紙用來防止溢漏，嬰兒濕巾、塊狀彩料、水性鉛筆、可擦拭簽字筆、寶寶安全水杯以及速寫本。

我的工具箱內有一大票像是家庭可以在一英鎊店和當地大街的便宜店找得到的媒材。假若那家人對某些媒材感興趣，我便告訴他們那些是在哪買的，順便拿一些出來給他們在這次使用。我也鼓勵家庭去善用家裡已經有的東西，告訴他們創意並不需要花費很多錢，鼓勵他們即便我不在場也可以從事創造性的活動。

以此種方式工作的目的在於提供一個彈性的取向去因應家庭的情況以及符合兒童、少年或家庭的需求。它能提供一個修通情感議題或家庭關係的空間，或者提供一個能喘息、展現創意和空想的機會。以此種方式工作的理由是讓這個服務盡可能將這群處於社會邊緣、難以觸及的個案族群納入，且讓他們覺得是容易親近的。在家庭的住處提供藝術治療支援絕非長久的介入方式，但是有彈性和自然的評估過程，經常導致當家庭感覺有能力、準備好參與時，能承接較規律和一致性的支持。

（Patricia Watts 給作者的信，2013）

私人執業

私人執業有何不同？一位時段的藝術治療師是與機構簽約，由機構付費也與其他的團隊成員合作，共同分攤對病人的「照護責任」。而在私人執業中，案主則是直接與治療師簽訂契約，也直接付費給治療師。與兒童工作的私人執業則需獲得父母或照顧者的同意。假若父母並未與其一起同住，則最好也徵得其更廣泛家人的同意。關於治療的同意與結果，最好在開案和結案時能知會其相關的社區和醫療專業人員，如轉介者，或在其同意下與其家庭醫師接觸。藝術治療師不是在家中一間專屬的諮詢室工作（這在理想上能有它自己獨立進出的門和洗手間，使其家庭生活與治療不

會彼此干擾），便是在外租一間諮詢室，有時是一個與其他實務者共用的治療場地。

　　只要是合格的且在 HCPC 註冊，藝術治療師便能設立私人執業。BAAT 彙編了一份最新的註冊私人執業人員以及督導的名錄，要求其成員在畢業後要有相當於兩年的全職受雇經驗，才能提出註冊申請。我們強烈建議報名參加私人執業課程以便能比最低要求多一些課程後的經驗。私人執業需要有好的支持系統、個人的治療以及督導。沒有同事、跨專業團隊或兒童周邊團隊（Team Around the Child，簡稱 TAC）的諮詢管道，一個人會感覺到被孤立。因此，保持接觸、參與地方的 BAAT 團體並承諾繼續專業發展是必要的。

第二部分：督導以及繼續專業發展

　　第二部分探究那些支持合格藝術治療師必要架構的重要性，諸如督導和繼續專業發展（CPD）。

督導

　　合格的藝術治療師持續有深度地探討他們的臨床工作。個案族群、工作場域以及跨專業團隊的回應影響他們臨床實務的重點和取向。有門路進入規律的、好的督導對持續的實務工作是重要的，因為它延展了與理解的對話。

　　臨床工作接受督導是所有藝術治療實務者的必要條件。在取得資格後第一年的工作期間，藝術治療師不只需要支持和引導，也需要有一個涵容的督導關係來促成在治療過程中所浮現的、藝術治療師與病人之間所發展出來的複雜關係議題的處理。即便是有經驗的藝術治療師也將規律性的督導納入他們每週的工作中。由案主、治療師與「督導的聲音」的觀點來看藝術治療的過程可參照一個說明完善的個案研究（Dalley et al., 1993），

以及其他由所涉及的參與者來追溯治療歷程的文獻（Learmonth and Gibson, 2010; Melliar and Brühka, 2010; Woods and Springham, 2011）。

　　Schaverien 和 Case（2007）提供了一篇對一般藝術／心理治療督導的文獻所做的全面性回顧。更多關於與兒童工作的督導可見於 Case（2007）、Dalley（2007）和 Henley（2007），以及在不同場域的成人工作（Damarell, 2007; Schaverien, 2007）有幾篇文章針對圖像的不同取向。Laine（2007）描述她所謂的「圖像協商」的過程，其中「觀看的習慣」被一群不知圖像相關背景的藝術治療師所挑戰。關於研究（Gilroy, 2007）、文化議題（Skaife, 2007）、性別議題（Robbins, 2007），以及對在一個訓練情境中以圖像製作做為督導方式的督導團體之探討（Brown et al., 2007）的文章都環繞在這個議題上，提供了範圍廣泛的討論。

何謂督導？

　　督導提供一個有著約定好的時間和地點的規律空間讓治療師得以將其工作中無論是臨床上的、管理上的或是機構方面的部分帶來討論。督導者與藝術治療師之間的關係是督導工作的重要一環。督導者可能為同一團隊中一位較資深的藝術治療師，或是一位機構同意、藝術治療師他們自己所安排的外聘者。督導的頻率不一，但每週或隔週一次較為理想。

　　一位藝術治療師可能將其工作中目前覺得有困難的部分，或其可能想要更有深度地去探討一段治療關係的動力帶來督導。一位新任命的治療師可能對與特定個案族群開始做藝術治療感興趣，這需要與相關同事小心地規劃和討論，而這在第一時間便是與其督導來商量。通常藝術治療師會將其某一個案或一次團體的詳細過程紀錄和畫作帶來。在督導中，每週鎖定一位案主做深度探討是一般的做法。受督者可能帶著對工作的情緒來——舉例而言，擔心個案且感覺一直掛念著這個人，或個案的畫作令人擔心或感到迷惑。治療師可能有像是被淹沒般的感受，或是感覺到無法進入案主的世界。治療師也可能對自己與一位案主工作的能力感到懷疑且缺乏自信。進一步地探索，它可能變得顯而易見——過去生命中部分的自己轉移

到現今的人際互動上。探討反移情，尤其是與案主之間的關係，是督導工作的主要焦點之一，因而能預示及協助工作的進展而非去阻礙它。在督導本身，一些可能是無意識的議題也可能在討論時浮現，而這能對治療性的關係有更透澈的瞭解。假如每次的治療都能仔細地以過程記錄的方式來呈現，則能對素材做慎密的審查，而這對所發生的事便能有更深刻的理解。

　　機構的議題，諸如與同事的關係和治療師日常的工作情形也可以帶到督導。在有些機構，治療師可能不是案主唯一的治療師，例如一位個案可能接受個別的藝術治療，也同時參加團體心理治療。一位有困擾的案主可能因同時有兩位「父母」而感到難以整合兩個取向，而這樣的議題需小心地去監控、共同合作以免跟丟。現今的經濟局勢下有許多財政削減、團隊重整和易動的情形正在上演。這對治療師和病人都會造成焦慮，也會影響到他們一起的工作。這三個個別督導範圍——個案工作、管理和機構議題，無可避免會有重疊處，也可以分開來思考和瞭解，但都是整體過程的部分。督導者在督導的任務之一，便是協助治療師去整合其工作生活中的不同範圍。

督導和治療之間的界限

　　Peter Hawkins 曾描述一位治療師如何需要去確立和協議其私人世界與其工作生活的界限（Hawkins and Shohet, 1989）。督導者能協助受督者進入案主的世界，但在其中不至於迷失自我的方式之一，便是去澄清何者是帶來督導的素材，何者是帶去治療的素材。督導者能協助受督者在適當的時機進入其自己的治療。

　　讓我們來看兩個督導的場景。在第一個案例中，受督者一攤開要呈現的資料，眼淚便不自覺地流下來。當探索這些情感便發現，治療師的處境明顯地與一位請病假的同事，以及幾件逐漸緊繃的事件有關，這樣的局勢導致壓力的形成，這件事後來顯然已被妥善地處理。淚水意味著有人能分享焦慮的部分是極大的安慰。治療師在其同事請病假時一人獨撐大局，需有人協助去降低治療的次數或個案量。治療師能探索對於此事的罪惡感，

在協助下領悟到自己的健康需要擺置在優先地位，否則其工作的品質將會惡化。治療師對於自己化解潛在劇烈事件之能力，以及處理殘留憤怒的自信心也隨之被強化。這種對所顯露出來情感的探索無疑地與機構的議題有關。

第二個場景，督導才剛開始，受督者一攤開要呈現的資料便淚如雨下。在此，其煩惱的內容看起來完全是家裡的關係。推究其原因，原來在她決定再也無法與一位有著長期嗑藥問題的伴侶共處後，正處於離婚的階段。她表達了對一人獨處的恐懼，然後首度提及在工作中不想休假，因為無法忍受一人獨自在家的情形。在一連串的探索之後證實她的工作已成為其私生活的避風港。她缺乏對自己獨居的自信，換個角度看，可以說是有被人需要的需求。在這次，她被協助和鼓勵再進入治療，一再保證對其工作的支持，也肯定她的知識和經驗，其他支持的結構也被逐一檢視。

在此危機過後，她有創意地利用督導時間來探索其工作中的所有面向。在後續幾次的會面中，家庭中的狀況呼應其醫院中的變化顯得愈來愈清楚。藝術治療部門後來要搬到社區，因而得以去探討她對離開「熟悉」的醫院，「獨自」到院外去設立基地的恐懼。在對表達出來的情感所做的探索中，從醫院到社區和信心確保危機，依賴母機構及害怕一人出去闖天下，顯然都是督導的素材，然而嘗試去改變一個依賴的重複週期，和一直支持「壞」伴侶的決定，則為更適合個人治療的素材。

治療和督導的界線對督導者如此難拿捏，部分的原因是因為在督導和治療的角色中都運用到了類似的技巧。有時這樣便一腳跨進去，比退一步盡量客觀地去看所呈現素材中那些需要去質疑的議題「容易多了」。督導的本質並非只是去看「已經呈現在那裡」的事務。治療師與個案的關係也會在督導者和受督者的關係中起共鳴。通常臨床會面的動力也會反映在督導會面本身。舉例而言，一位受督者帶來一份冗長、描繪多次會面細節的資料，以單調的聲音費力地帶過。她大多談論一些工作上的安排，很少討論到內容。團體成員的作品被「遺忘」、留在醫院。在這次會面中，督導者被受督者搖籃曲似的、好像「一切都很好」的語調搞到昏昏欲睡。當督

導者從這個催眠似的情境中驚醒,而自問到底是怎麼一回事時,便逐漸明白這些情感事實上反映了所陳述的那幾次藝術治療療程。因為害怕深入去探討創作,讓藝術治療團體停留在一個表象的層次;治療師與感覺上「一切都很好」的團體動力串聯,在表象之下似乎沒什麼好探索的。此時對藝術治療師的恐懼或能加以探討,其對再進入個人治療的為難,或也反映在她剛開始帶來討論的那個對藝術治療團體無法深入的議題上。

督導中的圖像

圖像若能帶到督導時討論最好,雖然那並非經常可行的事。脆弱的物件或大型作品在攜帶上是不容易的。然而督導者與受督者一起觀看和分享對在治療中所創作圖像的反應,是進一步深度理解媒材過程不可或缺的部分。若圖像未能呈現,則督導工作的進展或許會遇到瓶頸。藝術治療師或許有其他不同的方式將藝術作品帶去接受督導。舉例而言,一些人不方便將圖像帶出受管束的治療機構,這樣的情形可能發生在當藝術治療師不夠瞭解自己的工作性質、錯估臨床互動的局勢而將圖像帶來「秀」給督導者看時。有些人認為有過程紀錄便已足夠,在反移情中治療師自己本身所帶著的「內在形象」便是能瞭解這些治療互動本質的最佳指南。當真實、脆弱的作品不方便攜出工作機構時,數位相機和手機便能用來記錄圖像和沙圖,並整合至過程紀錄帶來給督導者看。關於拍攝之事需顧及法律規範,得在徵得同意後才能執行(Damarell, 2007; Case, 2007)。

三個主要領域的督導實務

在一個 NHS 的情境中,臨床和行政上的督導概念已根深蒂固。督導由藝術治療師自己安排,其可能洽商一位在類似領域工作的較資深藝術治療師、心理治療師或分析師,而此人願意以心理動力的架構來與圖像工作。大型醫院或藝術治療部門可能有好幾位藝術治療師都接受其主任藝術治療師的督導。

此狀況在社福機構截然不同,部分原因是因為少有人以藝術治療師

的身分工作。有藝術治療訓練的人有可能以團體職工、方案職工、居家
服務職工等不同的頭銜在工作。他們可能在整個工作中有角色上的調配，
例如，一位需帶幾次藝術治療的主要職工。Hawkins 的《員工督導映像繪
製》（*Mapping staff supervision*）（1982）對在社會福利機構的督導工作
有非常實用的探討，其中他提及督導內容的幾個形式，以及社福機構在本
質上的困難，對受督者而言，督導可能扮演著一個複雜的角色，諸如直屬
上司（升遷、推薦等）、同事和在臨床上一起共事的夥伴。

　　教育場域較少有已建立好的督導文化。在學校工作的藝術治療師，無
論是在主流教育或是特殊教育，行政上隨時都能得到同事的支持，但需要
在機構外為自己的臨床工作找一位督導。情緒和行為困擾孩童的專門學校
以及一些住院青少年的單位都是動力取向的，或許能透過一位訪視的心理
師、精神科醫師或心理治療師來為整體工作人員提供督導。這樣的會面傾
向集中在對特定孩童的全面性審查以及在對工作人員團體動力的關注上。

一位好督導的特質及責任

　　督導者遵循已約定好的空間和時間界限。督導一旦建立，契約在第一
次會面即已訂定。督導者對個案、轉介機構以及有時對工作人員的工作以
及學生負責。督導者會與受督者共同密切地去處理所呈現的臨床素材，並
協助其在治療會面經驗上的學習。這包括對移情和反移情過程的關注，以
及如何瞭解會面中的潛意識溝通。當知道其他專業者能提供受督者的工作
更好的協助時，督導者有責任提供其與除了自己以外的其他專業人員聯繫
的支持，當一位受督者轉換職場或在其工作中發展出一個督導者並不熟悉
的新作法時，這樣的事情便可能發生。督導者必須相當熟悉所談及個案族
群的相關法律和保護程序，並能促進受督者在專業認同上的成長（Dalley,
2007; Retford-Muir, 2008）。

　　一位好督導具備哪些特質？這個人需要有扎實的理論和實務背景，
尤其是對這樣的一個工作感興趣，而這會對會面帶來熱誠和想像。也需要
有同理心，一種能夠進入別人經驗的能力，對受督者以及所討論的個案抱

持著開放的態度。維持界限能創造出一種不只讓受督者對自我探索能有所忍耐的安全感，同時也讓雙方都覺得夠安全、可以甘冒說出困難議題的風險。督導者不需要是全能的！困惑與遲疑是過程的一部分，但它們能提供受督者一個如何處理這個議題的模式。督導者需要知道受督者正在做什麼，但無須以理論來灌爆這個人。學習應有讓雙方的經驗都得以開展的步調。受督者需要有被認可、支持和受到關照的感受。

團體督導或個別督導？

　　督導能以團體或個別的形式來執行，兩者各有其利弊缺失。在個別督導時，親密的工作關係較容易建立，而這有利於反移情議題的探索。受督者每次會面都出現，而這為雙方在此歷程中營造出一種持續性的經驗。在團體督導則需要較長的時間來建立信任和安全感，它的好處是與同儕和團體成員分享臨床討論，以及學習到他人的經驗和貢獻。在一個已建立的權威／依賴關係中較不可能有督導者和受督者去分享類似盲點的議題。就時間和金錢而言，團體督導較經濟實惠（Skaife, 2007）。

督導者／受督者關係的困難點

　　「督導者……在一個感性地充電的助人過程中是一位積極的參與者，其焦點在於學習以及個人成長」（Ekstein and Wallerstemn, 1958: 178）。督導可以在將受督者當作「在接受治療」到一個盡可能避免有治療師的情感涉入之「教學取向」的兩極端間擺盪。正如同所有的關係，其所發展的動力將會對治療師個人的工作風格有所影響。假若督導者以威權式的取向介入，治療師便有進入依賴關係的危機、有強烈的移情反應。假如督導者對與影像工作並不熟悉，藝術治療師便可能會經驗到困難。關係中的任何一方均可能感到困惑、被貶抑，對自己或對方的取向有所防衛，假如這些困難能在「此時此地」的督導關係中解決是有所助益的。McGlashan（2003）就不同階段或不同類型督導者的個體化有些討論（就涉及督導契約上的承諾，確認是否是正確的督導人選等來做出適切的決定）而這對在

個人過程上的反思上是有幫助的。就像是在其他所有的角色般，無論治療師或督導都需要去學習和發展。每位治療師學習自受訓時的督導經驗，以及之後的每位督導。許多人當他們發現自己對其他人有督導責任時，便會去修一門督導課。BAAT 為那些在他們的工作場域中被升格成具較資深督導角色的藝術治療師提供常態性的督導課程。

繼續專業發展

　　繼續專業發展（continuing professional development，簡稱 CPD）為取得資格後很重要的部分，也是實務工作者要持續向 HCPC 註冊的條件。藝術治療師必須以許多不同的方式對 CPD 展現承諾。此可透過新的出版、參加更進一步訓練課程或當前理論與實務發展的研討會來維持。許多的課程是理論性的和經驗性的，可以由 BAAT、區域性團體、以藝術為主的相關治療機構或精神分析的機構所主辦。另一個 CPD 的重要部分是督導，無論是個別、工作團體或同儕團體。CPD 也能由藝術治療師的藝術性——透過其私下的持續創作或藉由開畫展來展現。

　　投入 BAAT 區域性團體活動也是重要的領域——出席聚會、扮演較領導或組織的角色，或是去帶領工作坊、去演講。當藝術治療師有足夠的經驗時便能向諸如《國際藝術治療期刊：內在風景》（*Inscape, the International Journal of Art Therapy*）或《藝術治療線上期刊》（*ATOL: Art Therapy Online*）投遞文章或臨床報告。考慮到研究有助於臨床知識和經驗的發展，被選為本專業組織決策核心委員會的成員，投入其策略的規劃與發展亦然。

第三部分：臨床紀錄的保存、實證本位服務以及臨床指南

　　由於大多數的醫療紀錄現在都在總電腦系統中操作，因此做為跨專業團隊一員的藝術治療師對每次臨床接觸的輸入都要留意。本節的第一部分將依據藝術治療師專業指南，以及那些工作所在的守則，來探討紀錄保存的實際運用情形。藝術治療師能記錄會面資料來做自己被督導和臨床時使用，而這些不同的取向將會有些深入的討論。會面中所完成的藝術作品也是紀錄之一，其收藏且安全地保管為藝術治療師職務的重要面向。

記錄

　　臨床筆記的長度與細節大有不同，範圍從長的臨床報告以及為個案研討和照護計畫會議所做的構想，到每次會面，包括當次出席和主要議題摘要的簡要紀錄。要給專業網絡使用的紀錄規格與藝術治療師自己要用到的、較仔細的歷程手記有所不同，這或許會花費較多的時間，但為能充分經歷與反思當次所使用的媒材是必要的。這些過程紀錄被藝術治療師用來做為臨床督導中個案提報的素材。

　　在此，我們要來檢視一些這種形式的個別和團體藝術治療過程紀錄的範例。在忙碌了一整天、一陣忙亂的治療結束時，通常難以去意會到團體工作中無論是整個團體的動力或是個別成員的過程。當帶領兒童團體時，舉例而言，每位成員可能正在畫畫、使用沙盤、講故事或扮演某個角色，不與人互動，也不理會團體成員、團體和治療師的介入。團體的議題也會以每位成員有個別意義的方式浮現。同樣地，與成人的個別工作，每次在內容和活動上也可以有巨大的差異。有可能和一位沒有語言、用 15 張紙敏捷地畫著、運用許多非語言溝通形式的學習障礙者；或與一位沮喪的成人患者，其在一張紙的小局部緩慢地塗抹；或與另一位在整個會面中說個不停、臨別時快速地畫下了一個符號的精神科患者工作。

　　藝術治療早期當大多數的執業是以工作室為主時，個案與治療師間的比例是很大的，任何的紀錄都盡可能精簡：只要記下日期、保存圖像或再添加一些文字來描述聊天的主題。的確，當在治療會面中的作品可以被討論，圖畫中的圖像經常蘊含著治療師、個案和團體間的關係密碼時，我們又何須做記錄？假若治療會面的紀錄仍以圖像的形式保存，這可能會掩飾了那些對瞭解該圖像有所貢獻、已發生的其他象徵性形式的溝通。當治療師依賴圖像來做工作記錄，而其當時的結論是「這次治療會面真是永難忘懷的」，則在好幾個月之後回想到時很少仍被證實，「要是當時能將它仔細地記錄下來就好了」。治療師的職務之一是為案主做連結，因此在一次治療會面中治療師協助其回顧先前的事件、議題、回溯過往創作的圖像。假若記錄做得好，則回溯會較為容易。紀錄會促進反思，而行為的模式和情緒的揭露亦會浮現。可能最重要的是，它透過讓會面在治療師心目中「活現」而予以紀錄本身回饋（Atkins, 2007）。

　　所有的紀錄都將是主觀的，或也帶有個人的偏見，但是其目的是在於做一份客觀的摘述，有許多可行的方式，而這可由目前的治療潮流來建議何者是最恰當的模式。在此，我們來檢視以三種不同的方式來記錄同一次治療會面的素材和其各自的優缺點。這決不是要耗盡可能的方式；每位治療師都會發展出適合其個案族群的個人風格。

　　我們先從「觀察」法來檢視，這像是傳統紀錄的普通寫法，但嘗試「在書寫時發展出保留評價的能力……紀錄觀察到的資料而不考慮其實質意義」（Henry, 1975）。此為從 Tavistock 學院嬰兒觀察課程記筆記方式演化而來的方法（Waddell, 1988; Miller, 1990）。當治療師從孩童處接收到一連串的投射時，這樣一個治療取向和記錄方式特別有用。我們從一個主流小學兒童藝術治療團體的範例來看：一個在三人團體中已來了好幾次的孩子一直說他「不想來」，「寧願待在教室比較有趣」，他「每次在團體都沒事幹、超級無聊」。此時，在這個範例中的治療師開始將此話當真，懷疑自己扮演「恰恰好」治療師的能力。

一個治療會面的短期觀察紀錄

三人組兒童團體：八歲的 Hassan、Betty 和 Imran

當我去接他們時，Hassan 誇張地說：「喔，完了！」Betty 和往常一樣親切地和我打招呼。Imran 也是如此，雖然看起來有些安靜和被壓抑的感受，而且沒認真回答我問他上週生病沒來的事。他決定將他的馬塗上黃色，接著橘色，接著畫紅色的地面。Betty 坐在他旁邊畫她的存錢筒，兩人都相當投入。Imran 接著感覺很篤定地用陶土塑一棵樹。Betty 說她想要做一個小豬存錢筒。提到想把它們賣掉，也提到要開一間店鋪。Imran 加入這個話題，說他和他哥哥想開一間糖果店，然後又說一家餐廳。

Hassan 整個過程都極度掌控：大聲叫囂、賣弄、挑釁、發脾氣。像機器人一樣地說話、繞著房間走來走去。他說因為 Imran 在這兒，所以他不想來，他大聲地唱歌、製造機器的吵雜聲音、講話。說他叔叔在摩洛哥給他所有的東西吃，說他叔叔是霹靂遊俠的故事。在黑板上寫「我愛 C 老師」、「我愛 M 老師」。Imran 或 Betty 每次和我說話時都會被他打斷。

Imran 突然用拳頭將他的樹摧毀，說他不能做樹要做一個農場。我坐在他旁邊鼓勵他，然後他又開始做樹。顯然他受到了 Hassan 噪音疲勞轟炸的影響，有時也會模仿他。Hassan 不是大笑就是圍在他旁邊說要揍他。Imran 最後做了一段向上的枝幹，上面有一個三隻鳥在裡面的鳥巢（見圖 2.1）。他開始在樹上挖一個洞，說它是一間樹屋。他放了一個小男孩在外面，而裡面放了一個門鈴——警鈴——魔法，好像他知道那兒曾經有人似的。他為鳥兒做了個可以降落的棲木，黏上白色的保麗龍碎片當門鈴和當作四處飄落的雪花，樹像是有圍籬環繞。他今天看起來比較成熟。

Betty 開始做她的小豬，她告訴我她想要怎麼做，她曾在電視上看過用兩個杯子來造型再上色。小豬後來變得很髒——她用咖啡色來上色，成了髒兮兮的小豬。最後才畫上臉，然後忽然首次要求幫忙做耳朵，然後又突然決定說它是一條狗，「髒兮兮的狗」，接著放聲大笑，對它很滿意。

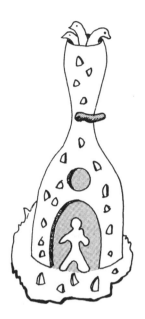

圖 2.1　一棵樹、一個鳥巢和三隻小鳥

　　Hassan 最後蒐集 Imran 用剩的保麗龍碎片和陶土材料，又要了樹脂土，說他要做件東西。他做了一個有頭和身體，沒有手臂、雙腿，也沒有五官的女人。他對著她愚蠢地嘲笑（？），然後說它就是我。決定好了以後他就加上壓扁的樹脂土來做眼睛和嘴巴，在非常耍寶地離開時送給我當禮物。

觀察方法

1. 治療過程像在腦中播放的一段影片般，治療師能對其所工作的兒童團體或個人有所回想。

2. 它讓治療師有機會反思其介入，從「批判性的觀察者」部分給予「治療師」部分回饋。

3. 能看到整個治療中孩子的全部狀況。例如，Hassan 在整個過程中不曾停歇的動作和吵鬧的需求可視為涵容他那尚未整合好、有跡可尋的恐懼之方式。他是和媽媽住在一起的唯一孩子，而一位住在

國外叔叔的訪視給他頗多規範上的支持。在歷程中提及叔叔讓治療師推測他可能最近才離開，所以造成 Hassan 現在的焦慮和缺乏界限。他因而感覺藝術治療室和教室之間的遊走是一個難以容忍的分裂：「我愛 C 老師」，「我愛 M 老師」。

4. Hassan 最後終於做出東西的方式帶有很多訊息。他蒐集了 Imran 聚精會神做完作品後所剩下的廢物，用那些碎屑材料做了一個可憐的、沒價值的人，說那就是治療師且把它送給她，可以說是一種苦痛的洩盡，對一個在過程中被撐著、無能部分的自己的一種嘲諷。

5. 讓治療師能觀察、試著變得更為接納，而不是覺得因為 Hassan 如此焦慮，所以她必須要做些什麼；使治療師能看得更清楚，看看自己那個「我不是一個很好的治療師」的無聊想法是打哪來的。現在這些具體地呈現在一個物件上讓我們可以開始來工作。

6. 治療師能暫時停止對這次治療什麼是重要的有立即的評價，不考慮它們當時的實質意義，而只去記錄那些觀察得到的資料。例如 Imran 並未認真地回答上週他缺席的事，後來才知道因為他的父親生病無法工作，他為了要兼職打工賺錢，所以那一年有幾天請假沒上學。

7. 細膩的觀察和反思能促成模式的浮現；例如，這些觀察中的孩子看起來多小，以及為何沒什麼可記錄。

8. 記憶的缺失在一次治療後會變得明顯。治療師在某週的紀錄中寫道：「Betty 說了一個前一晚所做的夢。」在那之後另外一個孩子馬上打翻了洗筆筒，然後治療師發現她無法記得那個夢。這簡直是把那個記憶抹掉。幾天之後這個夢的記憶在治療師的心中浮現，她才意識到是它令人不安的內容導致了當時的那場「意外」。

9. 此種記錄方式方便聚焦在事情過去以後當時所說的話。

10. 對回想細節有用，有條理，過程有節奏感。

11. 非常耗時。

12. 無法輕易地比較不同次的治療。

照片／圖畫和清單紀錄法

　　此種方法涉及利用既定的標題將孩子自同一次治療中帶出，使用此方法時可先備幾份複本，以便不管想要聚焦在哪個標題都可隨時提出。

姓名	Imran
團體	9.30 至 10.30
媒材	陶土、保麗龍碎片
口語	與 Betty 交談、糖果店、和哥哥開餐廳。環繞在那棵樹的故事。
肢體語言	向內的、緩和的但是快活的，緊張與癡笑交替。
互動	Betty：關於開店的幻想，對未來的投射。 Hassan：模仿的行為，陰影似的，想要發怒？ 治療師：分享困難，我被他所需要，說那棵樹的故事。
選擇	沉著的決定。
態度	投入於創作，被 Hassan 的騷擾所攪亂而隱退到魔法中？對成品感到滿意。
過程	極少時候有憤怒、挫折的表達；其他情況下帶有非常穩健、明確的工作氛圍。
成品	為上週的飛馬上了黃色、橘色以及塗紅色的地面。樹、一段頗堅固的樹枝、鳥巢、三隻鳥、男孩、門鈴、警鈴。籬笆圍繞著它、下雪。做得完整、夠堅固、保存著。
內容	三個小孩等於三隻鳥？可能是防衛、Hassan、隱藏於魔法中、圍護的期盼，與魔法的飛馬有所連結。
洞察	無進一步可探討故事的安靜片刻。

　　1. 這可以說是對觀察個別案主或在團體中「看」一位成員最有用的方法。例如，像在這樣有位非常焦慮、動個不停成員的團體，那些比較克制的成員可能會被忽略。

2. 較容易與其他次治療做比較——治療師只要看一眼就明瞭行為的模式和不尋常的事件。

3. 它相對快速地可以填寫，當很匆忙時這是一大優勢；最後的作品可以手繪或照相記錄。

4. 它提醒治療師在這幾個類目下去思考，實質上是個清單，因而常為能擴展觀察範疇的方法。

5. 在類目下思索是針對行為的部分而非整體，例如，當某件事情發生後當時所說的話變得沒什麼意義。

6. 因注意力放在團體上，治療師在治療中所漏掉的和「漏看到的」孩子變得清晰。

7. 它讓焦點放在孩子，而非治療師與孩子（們）。

8. 較難呈現複雜的團體互動。

9. 在治療中時間變得沒太大意義。

團體治療互動計時圖

最後一個記錄法的範例是採自 Murray Cox（1978）著述中的團體治療互動計時圖。它通常是用來記錄口語的治療，但如果添加上圖畫或相片，亦適用於藝術治療。

圖 2.2 顯示如何使用一個計時圖的單位。一個圓圈代表每個人的治療時間，第一個四分之一圈（I）是治療開始的階段。接下來的半圈（II）是主要實質的階段，而最後的四分之一圈（III）則是結束的階段。視團體的成員數，可先準備直接影印好的幾頁來填寫，因而，例如，一個有八位成員的團體含治療師共九位，其計時圖則能繪製如圖 2.3。

圓圈間的箭頭只用來代表正面或負面的溝通，創作內容可用極小的素描畫在代表每位成員的圓圈旁，假如團體討論時依圓圈將作品放在地板上，則它們能反映出這個實際的做法，例如，遠離當事人、放在椅子下或椅子後、藏在他人的作品下或橫跨整個圓圈獨霸空間。圖 2.4 便是以此法來記錄先前同一三人組兒童團體早些治療時候的範例。

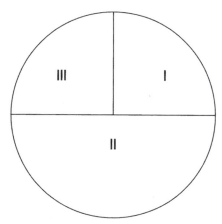

圖 2.2　團體治療互動時間記錄表

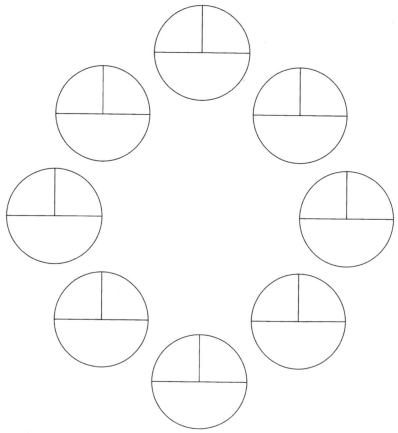

圖 2.3　繪製團體成員的進展

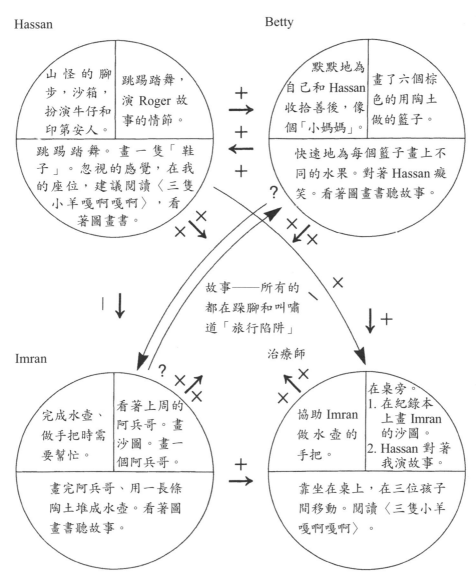

圖 2.4 三位孩子與治療師的工作紀錄

1. 計時圖很容易填寫。
2. 此法打破整個歷程而聚焦在特定幾個階段和時間。
3. 它對治療師和對其他團體成員一樣地關注。
4. 它讓治療師能聚焦在結束和開始，在這些經常有突發狀況的時候。

5. 它藉由簡單的正面或負面的說法將焦點聚在團體成員間的互動上。

6. 它關注到那位被孤立的人，在此案例，兩位顯然無覺察到彼此的成員。

7. 它清楚地顯示此團體如何能在說故事時感覺就像「一個人」般被涵容。

8. 它記錄了主要的行動，而非細節或對話。

9. 創作圖像和陶土作品必須另外用素描或相片來記錄。

10. 要比較不同次治療的行為模式時相對地簡單。

11. 非常難去記錄那些在治療中古怪但有意義的時刻，舉例而言，在這次治療中有位成員以貶抑的語氣提及了一位已離開團體三個月的孩子，而另一位成員隨即強烈地為他辯護，而這總共花了不過幾秒鐘的時間。

12. 它難以記錄肢體語言，例如，Hassan 愁眉苦臉地望著食人魔的圖像，而在後來一週他的圖畫中以其變身的形式呈現。在這次治療中 Imran 在沙盤中畫了一個圖像。類似這些圖像以及容易變形的陶土構成最好能以圖形、小素描或數位相機來記錄。有些藝術治療師，尤其是那些在家族治療的架構下工作者，可能會將治療加以錄影，以便在處遇歷程中和團隊以及家庭一起來討論。錄影的方法對家族治療理論取向或是利用單面鏡的系統取向者是很重要的。錄影也能用來記錄團體工作以做為督導或訓練之用。治療一開始即須取得家庭的書面同意書方能執行。

治療後的圖像：藝術作品的保存

安全且機密地保存藝術作品是必要的。我們建議任何的圖畫或圖像、包含病人的名字，在其允許下寫在背面，儲放在文件夾後鎖到櫃子裡安全地保管。每一次病人想看文件夾就可以看得到，而這讓其學習到所有的圖像和藝術作品都一直在這個治療室，也是屬於歷程的一部分。治療結束

時，病人通常有機會被問到他們是否願意把藝術作品帶回去，這經常在結
束的過程中是病人和治療師關係非常重要的面向（Bull, 2008）。假若病
人決定這件作品應該留在治療的空間中和治療師在一起，則 BAAT 建議
作品可以被存放到治療後五年。無論任何因素，當這位病人後來又回來治
療時尤其受用，而這有時會發生在與兒童或家庭工作的案例中。

圖畫或圖像即是「證據」

　　有時藝術治療師會被要求提供孩子已可透過他們的圖像或在治療中
已用口語表達出來的「證據」。例如，對受肢體或性虐待的孩子，藝術治
療的涵容往往促成一個信任和夠安全的情境讓孩子能自我揭露，而這可能
包含一些繪畫的圖像。當這樣的情形發生時，可依循標準化的兒童照顧及
保護程序，將資訊與負責該童照護的特定專業人員分享。有時兒童被其他
專業人員要求去畫他們的親身經歷以做為具體證物，在這樣的診斷取向中
孩子已意識到審判，有可能經驗到一些脅迫感，這與孩子和治療師在安全
的涵容關係下，表達其所浮現到意識層面的內在經驗樣貌是不同的歷程。
藝術治療師被訓練要自圖像創作的歷程中敏感地去挑選訊息，而更重要
的是當孩子飽受煎熬時能等待、抱持和涵容其焦慮和不確定感，因此大
多數的藝術治療師對訊息的意義不願馬上做過早的詮釋和評斷。這也說
明藝術治療師也許需要在接下來的幾個月間朝鼓勵兒童將其經驗說出來的
方向邁進，而非只使用得自某次治療時的實際藝術素材（Case and Dalley,
1990）。

　　藝術治療師將治療關係的神聖‧信任以及空間視為最重要的，不認為
　　圖畫能自動地比擬成文字的陳述。有時考慮孩子問題的急迫性，或有
　　來自治療團隊其他成員需貢獻此事「證據」的壓力，但根本之道在於
　　此訊息乃得自這個關係，且或能透過圖像來溝通。

（Case and Dalley, 1990: 3）

　　例如在兒童虐待的案例中，這個虐待非常有可能透過「弄得一團糟」來表達，此可由移情和反移情過程，而非透過一張畫在特定時候某人對某人做了某事的圖畫來獲得理解（Sagar, 1990）。

　　此點可由以下的臨床描述來說明。這位藝術治療師在學校與一位十歲的男童工作。

　　Michael 在輪到他治療時遲到了，他上次已經缺席了一次，這非常不像他的作風。他是神經質的，一開始不確定要做什麼——他看起來心不在焉、漫無目的地翻閱一本書，視線停留在一個人在揍一隻小狗的圖片，然後試著將他描繪得一模一樣。他小心翼翼地、專注地工作，但隨即變得十分沮喪，無法完成這個圖像。他也無法說出他的感受，只裝作若無其事地把它們草草了結。後來就在他與治療師的談話中提到他的圖像，他被父親揍了一頓因而沒來上學，但也無法告訴任何人這件事——雖然他身上有蠻明顯的傷痕。此突顯出重要的兒童保護議題必須與孩子的社工師討論，後者早懷疑 Michael 父親照護的能力。Michael 的處境著實令人擔憂，他的圖畫表達了他對想與父親住在一起，但同時又害怕的衝突。藝術治療師有義務為 Michael 說明因為他們談到發生了一些讓他處於危險情境的事，她想讓他的社工師和導師知道以保護他的安全。在兒童保護的案例中，小心地記錄是重要的，以免在法律事務上這些紀錄會用得著，但也必須能反映出所涉及的這些複雜情感的情境與過程。

研究、實證本位服務，以及臨床指南

　　藝術治療專業近幾年最主要的變化之一，是亟需對所界定的個案族群提供實證本位的臨床實務研究，在爭取那些前所未有的、躊躇不前的資源時，這些有著強而有力證據基礎的核心專業持續獲得資金。**國家臨床卓越學院**（National Institute for Clinical Excellence，簡稱 NICE）指南在對成人心理衛生服務的臨床推薦中提及了藝術治療，尤其是在對思覺失調症的

處遇上。實證本位服務的需求改變了藝術治療師的養成訓練、那些以藝術治療師身分來工作的人的責任，以及這個專業的協會。假若這個專業要持續存在，研究便是所有藝術治療師在職的必要條件。

早期藝術治療的先驅由其所見、憑直覺來工作，通常源自於其自身所體悟到的藝術療癒潛能（Hill, 1941）。當這個專業建立得愈來愈穩固之後，一些藝術治療師開始將其與個案工作的經驗寫下來，而這對後來的世代經常是深具啟發的（Adamson, 1948）。早期的研究多半透過深度的個案研究去發展理論和衍生想法，以便能類化到其他相似的個案上。這些案例可參考早先出版的《國際藝術治療期刊：內在風景》（*Inscape, the Journal of Art Therapy*）之前幾期期刊。

隨著此專業的發展，幾個合格的治療學程也改變了它們的資格，由授予學士後文憑到授予碩士學位，而這就有了要求研究的成分。隨後的哲學博士學位課程賦予質化和量化研究新的樣貌，而在這之前主要是以個案研究為基礎。目前，指向公部門且影響預算的實證本位服務、NICE 指南、病人及其親屬，以及在藝術治療世界的同行，提供了一個緊密地結合著的研究基底，正證明其成本效益也更鏗鏘有力地說出藝術治療的理論與實務。

剛自藝術治療訓練課程畢業的新研究者，已看過書籍回顧、批判性評價的文獻，也寫過研究計畫。他們將會熟悉那些乍看之下很嚇人的專業術語、研究取向、策略和方法。然而，對那些早期受訓者如果想再回去讀書和做研究可能會覺得混淆。過去十年已有不少研究和研究法的書籍出版，這對不熟悉這個領域的人是一大福音。音樂治療師 Ansdell 和 Pavlicvic（2001）寫了一本對藝術治療新進人員做研究非常受用的指南；美國的 McNiff（1998）則有一本關注於藝術治療師內在的藝術家，以治療師自己的創作做為研究之部分的研究法。Gilroy（2006）為英國藝術治療的研究情況提供了一個最周全的回顧，她有效地區分調查和研究，周旋於量化研究和質性研究方法學上的辯證，也回顧以往和當前的研究，可以說是一本極具前瞻性、可啟發和賦予可能的藝術治療研究者活力的書。

　　相關領域的有用書籍還有 Denscombe（2005）對小規模社會研究設計的研究指南。舉例來說，這會看到不同的研究策略、個案研究、調查、實驗、人種論、現象學、紮根理論、行動研究，以及這些所有的綜合。它同時也會討論到方法，如問卷、訪談、觀察、文件，以及量化和質性的資料。新進的研究者需要對其研究的議題充滿熱誠，因為它將帶領他們走過無可避免會有起有落的旅程。其他較新的書包括美國 Kapitan（2010）所著的一本藝術治療研究導讀；Karkou（2010）所關注的藝術治療在學校的研究與實務；以及 Gilroy（2011）那本審視當前在英國的研究實務的書。

　　最近在研究態度上有個顯著的變化，絕大部分歸因於倫敦大學 Goldsmiths 學院 Andrea Gilroy 博士及其同僚的開創性工作。此學院的哲學博士課程設立得很完善，提供了重要的研究基礎，而其研究計畫為所有藝術碩士訓練課程中的主要訓練條件。BAAT 發展了一個**特殊議題研究群組**（special interest research group），許多藝術治療師正在適應並運用他們自己獨特的成果衡量指標，將之與在特定工作場域所要求的較一般性的成果衡量指標並列。這些小型的研究使用改編過的問卷，對一窺全體研究的輪廓有所助益（Ewers and Havsteen-Franklin, 2012; Jasienieka and Bromham, 2013; Bromham, 2013）。一些研究結合個案研究的取向，嘗試以統計的方式來評量或量化治療變化的特定面向（Greenwood, 2012; Dalley, 1978, 1980）。

　　研究同時與提問和好奇、探索新的觀看方法、發展對理論的認識以及審視複雜的議題有關。一些來自訓練同儕的重要論文，拋出了有趣的研究問題引起我們對特定臨床實務領域的關注，而這在 21 世紀的多元文化社會需要有更進一步的考量。舉例而言，許多藝術治療師與來自日漸多元的族群、宗教和社會出身的病人工作，一些有限制或禁止含意的影像由於社會、政治、宗教或機構的因素，讓自由聯想和自發性表達有所侷限。藝術治療師要對文化差異有敏銳度，就需要對其臨床取向以及其衝擊有特別的領悟（Khan, 2012; Tuffery, 2011; Rothwell, 2008）。只要藝術治療師需要

研究以持續在臨床和理論上能適應那些不斷在變化的病人族群，這些發展都是令人欣慰的。

臨床指南

藝術治療指南對在處遇計畫以及在地方、區域和國家層級極有限分布的資源下要做的那些決定是非常關鍵的。

> 這些指南被置於當實務開始成為實證本位，有賴研究、臨床共識以及 CPD 來成長上。它們揭示了臨床工作。指南因而不只是勾勒藝術治療現有文獻，鏗鏘有力、簡要地強調實證基礎的策略性重要工具而已，它也是在本質上讓藝術治療師能以批判性的評價和系統性的回顧來看待實證，對研究有更多覺察，以及發展技法的有用過程。
>
> （Gilroy, 2006）

正如 Gilroy 所言，這些指南的目的是在於「協助對能導向最佳成效之最佳過程的認同」。Gilroy 清楚地勾畫了一個發展臨床指南的地圖，界定指南的軸向、形成發展小組、徵詢使用者代表、創設「專家座談」、搜索文獻、評價文獻、投入讀書會、系統性地回顧以及臨床上的共識。這個被公認有用的安排便是依據 Delphi 法的設計（Skulmoski et al., 2007）。該名稱取自古希臘以神喻聞名的 Delphi 城。在此的用法即是，對與特定個案族群或在特定情境工作者發出問卷，從中產生一些想法，因而這份問卷便能再流通給更廣大族群的臨床工作者使用。這些問題與答案提供關於現今工作的實務和想法的各式資料。而這可藉由他們將主要的實務問題提到「專家座談」上，去徵詢由其經驗出發的更多想法來重新定義這個問題。如此透過問題與答案的一再輪轉，便能逐漸地發展出臨床指南來。

Caroline Case 最近對臨床指南中的「藝術治療對偶組」（dyadic art therapy）議題有所參與和貢獻。此研究通過諾丁漢研究評論次委會（Nottingham Research Review Sub-Committee）的審查（Taylor-Buck et al., 2013）。Taylor-Buck 等人（2013）使用一份改編過的專家審閱問卷，將焦點放在「當藝術治療師邀請父母或其照護者與其孩子一起做藝術治療時會有什麼事發生」。他們針對 5 至 12 歲兒童中期的孩子，這個議題較少在這個年齡層有什麼是有效的實證。他們聚集了一群在這個領域工作、有臨床經驗的專家，同時也產生了一份「核心原則、實務與勝任性」（core principles, practices and competences，簡稱 PPCs）的建議清單。其中的例子有：「治療性的工作在於謀求強化照護者對孩子情感上和行為徵象上的敏銳度；治療性的工作包括幾段由孩子自己所引導的活動。」參與者收到這些清單並被邀請在有九個等級的量表中去做評量。他們同時也被請求去提供更多的 PPCs 建議。Taylor-Buck 和其同儕之後便分析結果並將新的和舊的 PPCs 連同其中幾個尚未獲得共識、可以再評量的題目一起寄回。參與者也被邀請去補充更多的建議和想法。

　　以此種方式去產生指南有許多好處。研究的想法可得自無論是在當地或國內的一群人，他們或定期在如讀書會碰面或在線上討論。問卷在「專家諮詢」時可透過網路或郵寄發送。研究的發表提供更多的實證依據，對進一步的募款和策略性事務規劃有實質的助益。指南反饋至臨床工作以及從事相似臨床領域之臨床者間的網絡。

　　最近還有兩個以相關手法透過 Delphi 問卷所發展出來的臨床指南。Gilroy（2007）公布了一份由 Brooker 等人（2006）所做的研究，研究者為一群 13 位藝術治療師的組合，幾乎清一色來自 Oxleas NHS 信託基金會：「藝術心理治療與有精神病傾向病人工作時的藝術運用：臨床實務指南。」此乃為那些在一級和二級成人心理衛生照護單位與患有思覺失調症者工作的治療指南。類似這樣的實證包括「批判性的評價和對不同種實證的系統性回顧（組織上的、口述的以及實務上的），其中含括藝術心理治療的研究以及相關文獻、專家實務者的想法、地方習俗與實務以及與接受服務者的協商」（Gilroy, 2007: 49）。

　　Springham 等人（2012）概述「人格疾患者的藝術治療：英國專家共識指南、發展歷程與結果」。這組是由 BAAT 新成立的**特殊議題小**

組（Special Interest Group，簡稱 SIG）為那些與人格疾患（Personality Disorder，簡稱 PD）者工作的治療師所印製的。臨床者的實務領域包括成人心理衛生、成人司法心理衛生、兒童與青少年心理衛生，以及學習障礙成人司法服務。此種臨床指南的產生方式並未包含文獻回顧，但聚焦在「治療師的實務反思」上。BAAT PD SIG 最初提了兩個問題：與這個族群的藝術治療我做了什麼？以及與這個族群的藝術治療我沒做什麼？他們依據這些問題來填寫週間上班的工作日誌，然後依據一個輪返三次的 Delphi 問卷方式來建立實務上的共識。

我們聚焦在臨床指南的產生，因為我們深信這是每位藝術治療臨床工作者都可以用得上的。這些想法的產生與分享能為那些正打算唸博士班的人導向更多的研究機會，也是一種同儕支持和反思實務的形式。

參考文獻

Adamson, E. (1984) *Art as Healing*. London: Coventure.

Ansdell, G. and Pavilicvic, M. (2001) *Beginning Research in the Arts Therapies: A Practical Guide*. London: Jessica Kingsley.

Atkins, M. (2007) Using digital photography to record clients art work, *Inscape*, 12(2): 79–87.

Bromham, J. (2013) Preliminary report on art therapy service with mothers and infants: drawn together. Unpublished document.

Brooker, J., Cullum, M., Gilroy, A., McCombe, B., Mahoney, J., Ringrose, K., Russell, D., Smart, L., von Zweigbergk, B. and Waldman, J. (2006) The use of art work in art psychotherapy with people who are prone to psychotic states. London: Goldsmiths College.

Brown, C., Meyerowitz-Katz, J. and Ryde, J. (2007) Thinking with image making: supervising student art therapists, in J. Schaverien and C. Case (eds) *Supervision of Art Psychotherapy: A Theoretical and Practical Handbook*. London: Routledge.

Bull, S. (2008) Wrapping things up: ending art therapy with 2 adults with learning disabilities, *Inscape*, 13(2): 74–78.

Byers, A. (2011) Visual aesthetics in dementia, *Inscape*, 16(2): 81–89.

Case, C. (1987) Group art therapy with children: problems of recording, in *Image and Enactment in Childhood!* Herts College of Art and Design Conference Proceedings.

Case, C. (1998) Brief encounters: thinking about images in assessment, *Inscape*, 3(1): 26–33.

Case, C. (2005) Observations of children cutting up, cutting out and sticking down, *Inscape*, 10(2): 53–62.

Case, C. (2007) Imagery in supervison: the non-verbal narrative of knowing, in J. Schaverien and C. Case (eds) (2007) *Supervision of Art Psychotherapy: A Theoretical and Practical Handbook.* London: Routledge.

Case, C. and Dalley, T. (eds) (1990) *Working with Children in Art Therapy.* London: Tavistock/Routledge.

Cox, M. (1978) *Coding the Therapeutic Process: Emblems of Encounter.* London: Pergamon.

Dalley, T. (1978) An investigation of the efficacy of art therapy in psychiatric treatment. Unpublished thesis, University of Hertfordshire.

Dalley, T. (1980) Art therapy in psychiatric treatment: an illustrated case study, *Art Psychotherapy*, 6(4): 257–65.

Dalley, T. (2007) Piecing together the jigsaw puzzle: thinking about the clinical supervision of art therapists working with children and young people, in J. Schaverien and C. Case (eds) *Supervision of Art Psychotherapy: A Theoretical and Practical Handbook.* London: Routledge.

Dalley, T., Rifkind, G. and Terry, K. (1993) *Three Voices of Art Therapy: Image, Client, Therapist.* London: Routledge.

Damarell, B. (2007) The supervisor's eyes, in J. Schaverien and C. Case (eds) *Supervision of Art Psychotherapy: A Theoretical and Practical Handbook.* London: Routledge.

Denscombe, M. (2005) *The Good Research Guide for Small-scale Social Research Projects.* Buckingham: Open University Press.

Department of Health and Social Security (1982) Personnel Memorandum PM (82) (6 March).

Dewey, J. (1934) *Art as Experience.* New York: Minter Balch.

Dudley, J. (2004) Art psychotherapy and the use of psychiatric diagnosis, *Inscape*, (9)1: 14–25.

Edwards, D. (1989) Five years on; further thoughts on the issue of surviving as an art therapist, in A. Gilroy and T. Dalley (eds) *Pictures at an Exhibition.* London: Tavistock/Routledge.

Ekstein, R. and Wallerstemn, R. (1958) *The Teaching and Learning of Psychotherapy.* New York: Basic Books.

Ewers, M. and Havsteen-Franklin, E. (2012) You don't know anything about us! An art psychotherapy group for adolescent girls, *ATOL: Art Therapy Online*, 1(4). www.gold.ac.uk

Gilroy, A. (2004) On occasionally being able to paint revisited, *Inscape*, 9(2): 69–71.

Gilroy, A. (2006) *Art Therapy, Research and Evidence-based Practice.* London: Sage Publications.

Gilroy, A. (2007) The use of art work in art psychotherapy with people who are prone to psychotic states: a clinical practice guideline, *Inscape*, 12(1): 49–50.

Gilroy, A. (2011) *Art Therapy Research in Practice.* New York: Peter Lang.

Gilroy, A. (2012) What's best for whom? Exploring the evidence base for assessment in art therapy, in A. Gilroy, R. Tipple and C. Brown (eds) *Assessment in Art Therapy.* London and New York: Routledge.

Gilroy, A., Tipple, R. and Brown, C. (eds) (2012) *Assessment in Art Therapy.* London:

Routledge.

Greenwood, H. (2012) What aspects of an art therapy group aid recovery for people diagnosed with psychosis? *ATOL: Art Therapy Online*, 1(4). www.gold.ac.uk

Hawkins, P. (1982) Mapping staff supervision. Unpublished paper from Richmond Fellowship.

Hawkins, P. and Shohet, R. (1989) *Supervision in the Helping Professions*. Milton Keynes: Open University Press.

Haywood, S. (2012) Liminality, art therapy and sexual abuse, *Inscape*, 17(2): 80–86.

Henley, D. (2007) Supervisory responses to child art therapy: assessment, intervention and outcome, in J. Schaverien and C. Case (eds) *Supervision of Art Psychotherapy: A Theoretical and Practical Handbook*. London: Routledge.

Henry, G. (1975) The significance of the insights in both infant observation and applied psychoanalysis in clinical work. Unpublished paper.

Hill, A. (1941) *Art versus Illness*. London: Allen & Unwin.

Hutchinson, L. and Rothwell, K. (2011) Hiding and being seen: the story of one woman's development through art therapy and dialectical behavioural therapy in a forensic context, *ATOL: Art Therapy Online*, 2(1). www.gold.ac.uk

Jasieniecka, M. and Bromham, J. (2013) Drawn together. Report, June 2010–2013. Unpublished document.

Kapitan, L. (2010) *Introduction to Art Therapy Research*. London and NewYork: Routledge.

Karkou, V. (2010) *Arts Therapies in Schools: Research and Practice*. London: Jessica Kingsley.

Karkou, V. and Anderson, P. (2006) *Art Therapies: A Research-based Map of the Field*. London: Elsevier Churchill Livingstone.

Khan, T. (2012) Musings on the impact of aniconism and the practice of art therapy within a Muslim community, *ATOL: Art Therapy Online*, 3(1). www.gold.ac.uk

Laine, R. (2007) Image consultation: supporting the work of art therapists, in J. Schaverien and C. Case (eds) *Supervision of Art Psychotherapy: A Theoretical and Practical Handbook*. London: Routledge.

Learmonth, M. and Gibson, K. (2010) Art psychotherapy, disability issues, mental health, trauma and resilience: 'things and people', *Inscape*, 15(2): 53–64.

Lillitos, A. (1990) Control, uncontrol, order and chaos: working with children with intestinal motility problems, in C. Case and T. Dalley (eds) *Working with Children in Art Therapy*. London: Tavistock/Routledge.

Maclagan, D. (2005) Re-imagining art therapy, *Inscape*, 10(1): 23–30.

Mann, D. (2006) Art therapy: re-imagining a psychoanalytic perspective, *Inscape*, 11(1): 33–40.

McGlashan, R. (2003) The individuating supervisor, in J. Wiener, R. Mizen and J. Duckham (eds) *Supervising and Being Supervised*, Basingstoke: Palgrave Macmillan.

McNiff, S. (1998) *Art-based Research*. London: Jessica Kingsley.

Melliar, P. and Brühka, A. (2010) Round the clock: a therapists and service user's perspective on the image outside art therapy, *Inscape*, 15(1): 4–12.

Menzies, I. (1977) *The Functioning of a Social System as a Defence against Anxiety*. London: Tavistock.

Miller, B. (1984) Art therapy with the elderly and the terminally ill, in T. Dalley (ed.) *Art as Therapy*. London: Tavistock.

Miller, B. (1990) *Closely Observed Infants*. Perth: Clunie Press.

Murphy, J., Paisley, D. and Pardoe, L. (2004) An art therapy group for impulsive children, *Inscape*, 9(2): 59–68.

Rabiger, S. (1990) Art therapy as a container, in C. Case and T. Dalley (eds) *Working with Children in Art Therapy*. London: Tavistock/Routledge.

Read, H. (1943) *Education through Art*. New York: Pantheon.

Retford-Muir, S. (2008) Gender disorder in the treatment of a young person in care, in C. Case and T. Dalley (eds) *Art Therapy with Children: From Infancy to Adolescence*. London: Routledge.

Robbins, A. (2007) The art of supervision, in J. Schaverien and C. Case (eds) *Supervision of Art Psychotherapy: A Theoretical and Practical Handbook*. London: Routledge.

Rothwell, K. (2005) Mind the gap: art therapy with a violent offender patient. Unpublished thesis, Goldsmiths College, London.

Rothwell, K. (2008) What anger? Working with acting out in a secure setting, in M. Liebmann (ed.) *Art Therapy and Anger*. London: Jessica Kingsley.

Sagar, C. (1990) Working with cases of child sexual abuse, in C. Case and T. Dalley (eds) *Working with Children in Art Therapy*. London: Tavistock/Routledge.

Schaverien, J. (1989) The picture within the frame, in A. Gilroy and T. Dalley (eds) *Pictures at an Exhibition*. London: Tavistock/Routledge.

Schaverien, J. (2005) Art and active imagination: further reflections on transference and the image, *Inscape*, 10(2): 39–52.

Schaverien, J. (2007) Framing enchantment: countertransference in analytical art psychotherapy supervision, in J. Schaverien and C. Case (eds) *Supervision of Art Psychotherapy: A Theoretical and Practical Handbook*. London: Routledge.

Schaverien, J. and Case, C. (eds) (2007) *Supervision of Art Psychotherapy: A Theoretical and Practical Handbook*. London: Routledge.

Sinason, V. (1997) The psychotherapeutic needs of the learning disabled and multiply disabled child, in M. Lanyado and A. Horne (eds) *Handbook of Child and Adolescent Psychotherapy*. London: Routledge.

Skaife, S. (2007) Working in black and white: an art therapy supervision group, in J. Schaverien and C. Case (eds) *Supervision of Art Psychotherapy: A Theoretical and Practical Handbook*. London: Routledge.

Skulmoski, A., Hartman, F. and Krahn, P. (2007) The Delphi method for graduate research, *Journal of Information Technology Education*, 6, 13–34.

Springham, N., Dunne, K., Noyse, S. and Swearingen, K. (2012) Art therapy for personality disorder: 2012 UK professional consensus guidelines, development process and outcome, *Inscape*, 17(3): 130–34.

Stott, J. and Males, B. (1984) Art therapy for people who are mentally handicapped, in T. Dalley (ed.) *Art as Therapy*. London: Tavistock.

Taylor-Buck, E., Dent-Brown, K. and Parry, G. (2013) Exploring a dyadic approach to art psychotherapy with children and young people: a survey of British art psychotherapists, *Inscape*, 18(1): 20–28.

Tipple, R. (2003) The interpretations of children's art work in a paediatric disability setting, *Inscape*, (8)2: 48–59.

Tuffery, H. (2011) Are you looking at me? The reciprocal gaze and art psychotherapy, *ATOL: Art Therapy Online*, 2(2). www.gold.ac.uk

Viola, W. (1944) *Child Art*. London: University of London Press.

Waddell, M. (1988) Infantile development: Kleinian and post-Kleinian theory of infant observational practice, *British Journal of Psychotherapy*, IV(3): 313–28.

Waller, D. (1984) A consideration of the similarities and differences between art teaching and art therapy, in T. Dalley (ed.) *Art as Therapy*. London: Tavistock.

Waller, D. (1987) Art therapy in adolescence, in T. Dalley, D. Halliday, C. Case, J. Schaverien, D. Waller and F. Weir, *Images of Art Therapy*. London: Tavistock.

Waller, D. (1991) *Becoming a Profession: History of Art Therapy 1940–1982*. London: Routledge.

Waller, D. (ed.) (2002) *Arts Therapies and Progressive Illness: Nameless Dread*. London: Routledge.

Waller, D. and Gilroy, A. (1992) *Art Therapy: A Handbook*. Milton Keynes: Open University Press.

Wood, C. (1990) The beginnings and endings of art therapy relationships, *Inscape* (autumn): 7–13.

Woods, A. and Springham, N. (2011) On learning from being the in-patient, *Inscape*, 16(2): 60–69.

Chapter 3

藝術治療室

創作場域或「潛在空間」

　　藝術治療室或藝術治療部門是治療師和個案發展治療關係的場域。這個空間基本上是個有著密實的外在界圍的私密空間，能提供涵容感、安全感、不具侵入感以及平靜和反思的氛圍。治療室的陳設、規劃和設計成為一個創作「場域」或「潛在空間」，用以建立和維持治療師、個案和藝術媒材之間的治療性互動。執業藝術治療師們以各種不同的說法描述藝術治療室，比如「容器」、「化外之地」、「聖域」，或者是「避風港中的避風港」，因著其理論取向和治療所在機構的不同而有不同的說法（Brown, 2008）。

　　每個進入藝術治療室的個案都將使用這個房間，和這個空間與治療師形成一個獨特的關係。個案對治療室的第一印象是很重要的，因為這將是建立信任以及有目的且深入思考的工作所發生的地方，而每個個案對同一個空間的體驗也將是不同的。所以在治療歷程中，實際的治療室成為一個象徵性的空間。

　　治療工作通常有一定的時間架構，每星期在特定的時間，而每次會談的時間長度也是固定的，通常每次 50 分鐘。對於極為缺乏關係上一致性的個案而言，這個每週造訪的空間提供了一種規律性；是其獨有的空間和

時間，治療師則是在這個空間中的固定人物。藝術治療室盡其可能提供相同的媒材和創作空間，安全界圍的架構保護了這個空間，並透過使用藝術媒材以及和治療師的關係，給予去探索內在思慮、擔憂、問題和困擾的可能性。

> 這裡發生的事情是與日常生活事務脫離的，而且是被觀看的而非只是對事情有所行動。這是至關重要的，因為若非這個脫離的空間，我們很可能就依著我們一般的社交關係不自覺的行動和反應。在此，架構提供一個治療師能維持一定的客觀和治療距離的情境，讓個案得以脫離日常，而可以在退化的同時還能有觀察自身行為的能力。
>
> （Shaverien, 1989: 149）

　　一個組織良好、陳設考慮周全的藝術治療室提供治療工作必要的架構。光線、溫度、足夠的活動空間、媒材的拿取、水槽和水都給了這個環境一個結構，在這裡也包含了各式各樣優質的美術材料，比如顏料、調色盤、水彩筆、洗筆筒、蠟筆、鉛筆、剪刀、膠水和絕對足夠的紙。雕塑材料如陶土和黏土是很好用的材料，另外其他可以做 3D 創作的材料像是可供拼貼的雜誌和「垃圾」──紙盒和紙箱等。和藝術家一樣，許多藝術治療師對於不同媒材的特質相當熟悉，而他們強調使用優質媒材的重要性（Schaverien, 1992）。

　　圖 3.1 是一個陳設良好的治療室範例，這個治療室主要作為兒童的個別和團體治療、家族治療和專業會議使用。有一張工作桌而且材料就在手邊，良好的儲藏室、懶骨頭、沙箱、娃娃屋，還有能坐下來談話的地方。房間的擺設是為了讓個案和治療師在治療工作的歷程中能發展出一個安全且有創造性的空間。它是乾淨不雜亂的，桌面和室內的任何地方都能是工作的地方。至於水槽，有的話最好，但並不是必要的。

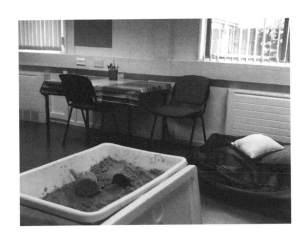

圖 3.1 藝術治療室

調整治療室為不同個案族群所用

現在多數的治療室都是多用途的，和跨專業團隊裡的其他專業或醫生共用，和同事們共用的治療室通常會有一個登記系統。至於有藝術治療專用治療室的藝術治療師們，則應尋求將治療室設計得更符合特定個案族群的需要，以能讓治療發揮到最大潛值（Tipple, 2006）。有一位和視覺障礙族群工作的藝術治療師，將她的部門設計成能引導個案到她想要他們去的地方。牆面四周裝有把手，桌邊高起讓個案能感覺邊緣並能防止物品掉落，水彩筆和調色盤按不同顏色編碼等諸如此類的設計（Broadbent, 1989）。在倫敦皇家 Marsden 醫院和癌症病患工作的 Camilla Connell 描述她如何將治療工作帶到無法下床的患者床邊進行（Connell, 2006）。

Vera Vasarhelyi（2006）是倫敦 Bloomfield 診所中跨專業團隊的一員，主要工作對象是兒童，圖 3.2 就是她設計的藝術治療室。

圖 3.3 是為了母嬰團體設計的空間的一個例了，媽媽們和她們的嬰兒和治療師坐在地上的抱枕上進行治療，玩具和媒材都放在觸手可及的低處。類似的例子還有像是托兒所中的藝術治療部門，使用低矮的椅子、沙箱和一些適合五歲以下幼兒的安全玩具，以及美術材料（圖 3.4 和圖 3.5）。

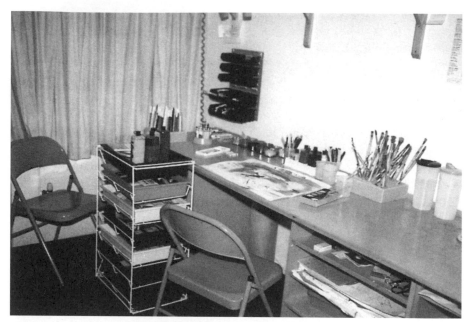

圖 3.2 Bloomfield 診所的藝術治療室

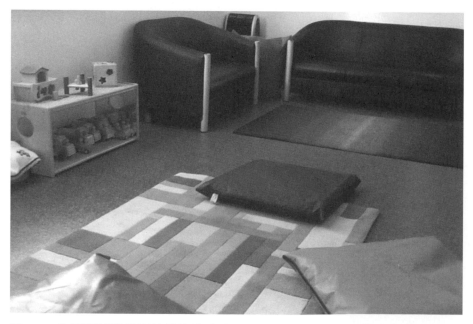

圖 3.3 為母嬰團體設置的藝術治療室

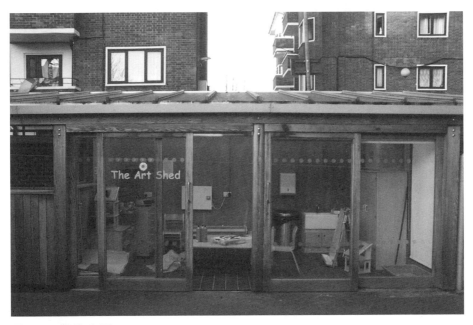

圖 3.4　藝術小屋

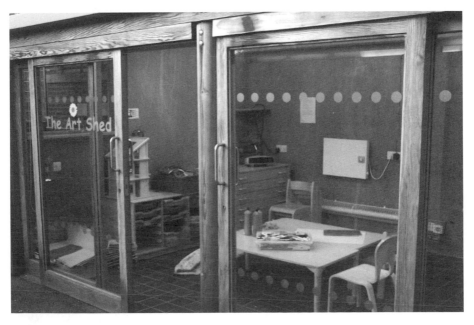

圖 3.5　藝術小屋

治療室的陳設對於藝術治療師和個案的治療工作有重大的影響，治療室可以有許多不同風格和不同計畫工作空間的方法。很多非全職的藝術治療師，可能是在多個機構或是為同一個機構中的不同部門工作。多數的機構中，要有一個有著儲藏空間和設備完善的專屬藝術治療室可能是很難的。Damarell（2011）、Michaels（2011）、Garber（2011）、Stein（2011）和 Allaker（2012）都曾提出這樣的想法，即在設置治療室時的一些實際的考量，並讓這樣一個有象徵性意義的空間能夠成立。Arguile（2006）描述他與有特殊教育需求的孩子工作的治療室如下：

> 治療室看起來像是較乾淨的畫室，目的在於如果孩子製造了髒亂，就顯然是他們的髒亂和他們的混亂，而不會和其他人的混亂混為一談，而那可能是他們平常的經驗。孩子會學到藝術是從混亂和混沌中產生秩序，但因為匱乏，他們平常對於髒亂和失序的經驗往往是負面的。缺少情緒包容，意味著他們生活在混沌之中。在治療裡，空間的乾淨是為了能讓他們釋放他們的混沌，並有創意的從中找出自己的秩序，然後能再調整自己去面對新的狀況。治療室的陳設有助於歷程的進展。

> （Arguile, 2006: 30）

治療室界圍（boundary）的重要性——內在世界和外在世界的工作

> 每個治療室都是藉由內在和外在的力量而成形的，且因著藝術治療師的性格差異、理論取向、前來治療的個案族群和機構看待藝術治療的態度而有各種樣貌。治療室外的環境，甚至是機構所在的地方，都會直接或間接的附加於治療之上，並影響會談，因為個案不只使用治療室內所有的東西，也接收了外在環境所給予的一切。

> （Lillitos, 2006: 29）

Aleathea Lillitos（1990）曾在倫敦的聖湯瑪士醫院（St Thomas's Hospital）工作，那裡可以眺望泰晤士河的好景色，也可以看到首都的著名景點，像是對岸的國會大廈和大笨鐘，她曾描述如此的景色如何挑起許多個案的回憶、感覺和幻想，而且在藝術治療會談中扮演重要的角色。

兒童會以很多方法使用治療室和家具，有些接受治療室原本的樣貌，並且每一週都坐在同樣的位置上；有些孩子會想要用家具蓋房子、船、帳篷，或者像有個小女孩想做一個「像媽媽工作的辦公室」。上鎖的儲物櫃也能引發投射作用：一個七歲的男孩，是個難以接受年紀較小的手足的個案，表達出他對儲物櫃內容物的好奇，於是用厚紙板和黏土做了櫃子的模型。經過了數週的精心製作，他完成了一個門和抽屜都可以打開的模型。在他的櫃子裡放了「非常多的奶瓶」，想像這就是治療室的櫃子裡放的東西。顯然櫃子象徵了母親的身體和心思，而「媽媽」治療師則是有著其他如手足的個案。藉著他的櫃子模型，我們可以修通他關於母親體內的幻想，他對於母親能夠生出嬰兒的嫉羨，以及他對於在他之後出生的嬰兒的嫉妒。

即使不特別去注意窗外的景色，但它在兒童的藝術治療會談中扮演了重要的角色。國會大廈和大笨鐘在我們的社會裡是一個深植人心的印象，也常是被投射的對象。水、船和橋也擁有象徵意涵。窗下流淌過的泰晤士河，可以只是安靜的一彎水流，船隻愉快的航行其中，或是象徵會將你捲進又深又危險的暗流，或是充滿會咬人的鯊魚和鱷魚。看向窗外可能是治療中遇到困難時的一種逃避，但外面的風景可以將孩子領進他們其實想要逃避的幻想中。我曾經治療過一個五歲的小女孩，她很擔心繼父的離去，在治療中經常望向窗外（在尋找他），這曾經讓我很不勝其擾，覺得她在浪費時間。然而，在一次會談中，她指著一艘正拖著大貨輪的小拖船說：「那小船多聰明啊！能拉著大船。」我明白了她是要告訴我，她是如此的年幼，而竟然要照顧她的母親。之後，我們能夠繼續談論她覺得繼父的離去她是要負責的，以及因為他的離去，照顧母親的重擔如今便落在她的身上。與其說是逃

避，她看向窗外的舉動是一種反思而且是重要的。

（Lillitos, 2006: 31）

昔日──避難所中的避難所

從 1930 年代起，藝術治療部門被設立在大型的精神專科醫院服務慢性病患，有些病患在醫院已經住了好幾年。在有先進的精神科用藥之前，對於有精神病（psychosis）、思覺失調症（schizophrenia）、妄想症（paranoia）和幻想（delusional）心理診斷的病患，長期住院是主要的治療處遇。這些醫院通常位處郊區，遠離市區人群，這意味著這群住戶從日常生活中被隔離開來，有時候便成了「被遺忘的人們」（Skailles, 1997）。

多年來，藝術治療師們寫下他們在這些療養院內工作的經驗（Wood, 1997; Skailes, 1997; Morter, 1997; Goldsmith, 2006; Hammans, 2006; Charlton, 1984）。Wood（1997）追溯從 1938 年起英國藝術治療在精神科內的發展，並討論不同治療取向的影響。她特別提到 Edward Adamson（1984）和 E. M. Lydiatt（1971），這兩位先趨創立了開放畫室，提供來此工作的病人一個沉靜詳和的氛圍和創造性活動。

> Adamson 為他多數的個案提供了一個有強大包容力的容器。他邀請個案創作的方法非常簡單：他會請他們坐下來，然後詢問是否想作畫。
>
> （Wood, 1997: 153）

這樣的開放畫室的工作模式在很多大型的維多莉亞式機構建立了起來，Charlton（1984）是這樣形容機構內生活的衝突和經驗。

> 多數長期住院的病人已有多年被構機照顧的經驗，他們已經從外在世界的文化中被隔離，也不知道如何應付日常生活。他們多數的時間就

是在病房後的走廊上來回的走著,如果他們走出了醫院,來到了當地的街上或是購物中心,他們會被認作是--群有著怪異的行為和姿態、穿著不得體、自言自語和格格不入的氛圍的人。如果說在這樣的環境中,許多病患仍然有著豐富的內在生活,一種他們所重塑的,得以立足的有現實感的個人文化,是否令人驚訝呢?

（Charlton, 1984: 174）

在這些機構中的藝術治療部門散發著一種安靜詳和而能啟發思考的工作氛圍,在這裡時間彷彿靜止了。病患進進出出,找到他們平常在畫架或桌邊的位置,然後以開放結局的方式繼續他們的創作,而這個作品可能持續創作很多年了。這些舊時的工作室成了「避風港中的避風港」,在這創作活動的範疇內,住民們可以做自己的選擇,而無須擔心後果。在創作的過程中隱約地暗示著,製造髒亂、實驗、神遊或發明都是被允許的。工作室同時也成了住民們的家,如 Willoughby-Booth（1990）所述,「再發現的客體」（objets trouvées）。

其他成立多年的部門,像是在 Gogarburn 醫院的,曾一度「堆滿了20 年來累積的作品」。有個男人佔用了交誼廳的一角,把他收集的化石、書和其他該放在他的病房內的個人物品放在那裡。

（Willoughby-Booth, 2006; Brooker, 2010）

這樣的工作室型態的空間有著能讓創意恣意發展的氣氛,當人們不被干擾地創作時,有些住民利用這個空間創作出充分表達他們在妄想狀態下,破碎且混沌的內在世界的畫作。這些畫絲毫沒有西方藝術的傳統風格,像是透視或比例,有些畫面有一種直接而原創的風格,這樣的一種「素人品質」後來與「精神病」藝術和非主流藝術運動（Maclagan, 1997）連結在一起。Prinzhorn 畫選（1880-1920）和 Jean Dubuffet 的「樸素藝術畫選」（Collection de l'Art Brut）都包含了精神專科機構內慢性病人的作品,而多數的作品是在大量藥物治療之前所收集的。

與慢性精神病患工作──一個專門的取向

Anna Goldsmith 曾任 Hill End 醫院藝術治療主任多年，她發展出一種與慢性精神病患和邊緣型精神病患工作的專門取向，強調發展一種「全人」的關係。作為「工作室」場地（圖 3.6）的寬廣空間讓每個個案能用自己的步調來進行創作而不被打擾，而個別治療會談則在特定時間進行，以誘發和發展與治療師之間的關係。至於那些掙扎於精神病態性焦慮、失去自我結構，以及對於內在世界和外在現實「正常」知覺和經驗的病患而言，這個架構誘發一個連結象徵和具體概念的中間地帶。同樣地，這個空間也能提供那些能夠與界限和關係協調，並以更一般的象徵程度溝通的患者的需要（Killick, 1987; Killick and Schaverien, 1997; Goldsmith, 2006）。

地理位置、醫院以及治療室所在部門的空間設計，在在都讓它成為一個有著極高價值的空間來對這個患者族群執行這個特別的取向。

> 治療室作為一個空間，在此個人內在材料能夠對外展示，在一個涵容且安全的氛圍中，依著個案自身的經驗、空間不同的功能和意義，以及和治療師的關係而有不同程度的安全感，同時也依著我們治療師能維持可經驗結構的能力而異（如時間、保密協定、作品維護）。
>
> （Goldsmith, 2006: 47）

在一個工作室型態的空間，來去可以是自動自發的，允許精神病患者在他們「覺得準備好」的時候來，並在他們感覺「夠了」的時候離開，他們和空間的關係取決於在當下趨使他們的自我面向。

> 從個別空間往大空間趨近彷彿讓個案有一種解脫，而不必真的離開整個部門空間。如此，精神病患者能夠做到的任何程度的參與，即使只是與這個沉穩的空間本身共處，也是一種參與。如此這便是治療師能夠加以利用的協調基礎。
>
> （Goldsmith, 2006: 49）

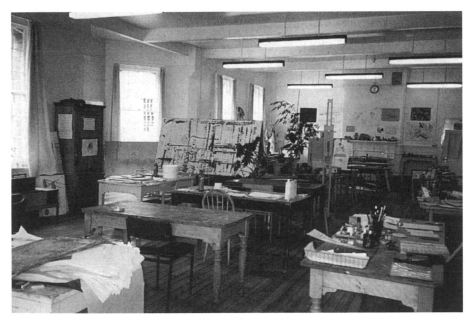

圖 3.6　在 St Albans，Hill End 醫院的藝術治療室

　　在倫敦和布里斯托的 Upstairs 工坊（Studio Upstairs）也使用相似的手法，他們提供工作室空間給居住在社區裡，希望藉此得到自己的創作作品，且正在接受精神科治療的案主，以支持個人的、創造性的復原過程。工坊在治療性社區機構中提供藝術資源、教育和支持給處在心理和情緒壓力中的人們，以及從藥物和酒精中復原的人。Upstairs 工坊是從成員們共同對於想成為有創意的、有人性的事物的一部分之願望所產生，而大多數的成員覺得在主流健康照護沒有得到足夠的支持。它是一個人們可以選擇去發展人際關係，並輕易地被告知他們能夠決定如何使用的工作室。他們可以創作和使用藝術做為個人和社交上改變的催化劑。

　　這個工作模式牽涉到探索複雜的人類經驗，而藝術是重頭戲。當我們提到感覺、想法、感受、表達和連結時，藝術創作便是一種「處世」之道。工坊鼓勵創造性的工作，把它看作是一種嚴肅的勞動，同時提供一個具啟發性的友善環境，有著多樣的美術媒材和工具，並支持成員發展作為

一個藝術家的自我認同。強烈的自我認同是自我價值、自信和尋找生存方式和理由的關鍵。成員、工作室管理員和志工們在一起平等的創作和討論他們的作品。因此在 Upstairs 工坊的人不是藝術家，就是正在成為藝術家的路上（www.studioupstairs.org.uk）。

　　Sarah Parkinson 提過一個有著相似的哲學、以藝術為本質的方案，她在一個地區藝術中心設立藝術治療服務，做為一個新的社區精神健康團隊的一部分，此舉讓藝術治療服務進入了藝術社群和城鎮的中心。黑天鵝藝術（Black Swan Arts）有一個美術工作室、一個工藝工作室、兩個藝廊、一間商店和咖啡廳。藝術治療工作室在建物頂樓——一個很大的閣樓，三面開窗，還有水槽。空間足夠個別工作，或是一個六到七人的團體，成員們都能輕鬆的在空間中活動（圖 3.7、圖 3.8 和圖 3.9）。

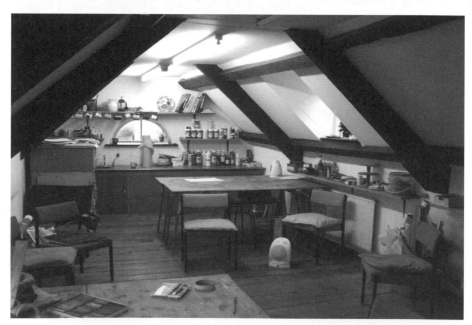

圖 3.7　黑天鵝工作室

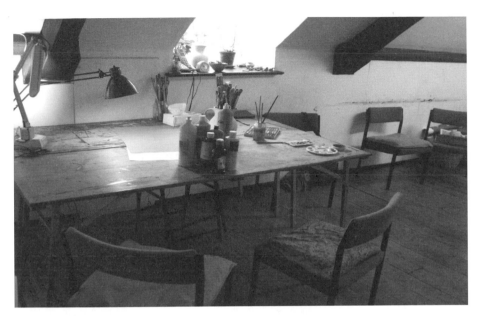

圖 3.8　黑天鵝工作室

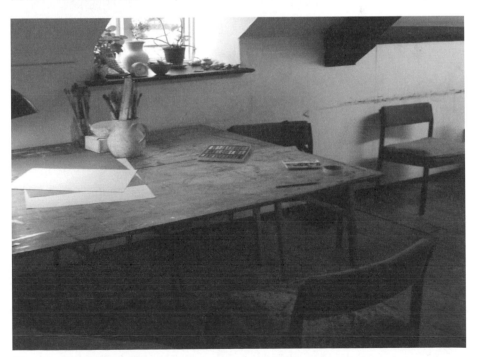

圖 3.9　黑天鵝工作室

　　黑天鵝主辦當代、全國性和地區展覽，有些使用者在藝術治療會談或團體開始前會去藝廊或咖啡廳消磨時間。常有個人的作品進入展覽，還曾有人在其中的一個藝廊舉辦過個展。與地方藝術社群和樓下藝廊的連結，給了這個治療性空間另一個面向，或者說是在私密的、隔離的治療室之外的外在架構。

> Ellie 想要參與一個公開展覽，但是她在治療中所創作的充滿反思而且嚴肅的作品並不是她想呈現給她社交圈朋友的畫作。無計可施之下，她帶來一些她請弟弟幫她畫的畫——「骷髏頭和十字骨」，這是弟弟最拿手的畫而她也很喜歡。可是她可以把這幅畫當成自己的畫展出嗎？她不確定。
>
> Joyce 移動到工作室的另一邊讓自己可以用一整張桌子，因為她想把顏料塗滿整張紙，刮出圖案然後繼續創作，她說能和他人一同回顧孩提時期的恐怖經驗讓她覺得如釋重負。而同時在樓下她正和當地的藝術社團聯展，她在搬來此地時加入了這個社團，而展示的是一幅巨大而優雅的花卉畫作。
>
> （Sarah Parkinson 給作者的信，2013）

　　Parkinson 描述她如何與不同的成人患者工作，包括定期的飲食疾患者、產後憂鬱症母親、嚴重依附疾患和人格疾患者的團體，以及精神病患者的長期團體。她的同事們也和兒童、青少年和他們的家人在工作室工作。在這樣的機構工作引發了諸多問題，像是作品是公開的／私人的本質、「被看到」的焦慮或是使用「藝文空間」的不自在。這些前所未有的嘗試，需要中心職員對所有來到藝術中心的人對於心理健康議題的社會包容度保有謹慎和高度的覺察。

進駐社區

　　隨著大型精神專科醫院的關閉以及社區照護運動的進展，在較主流的

治療性環境中的藝術治療師已然調整他們的治療取向以適應這樣的切換和轉變，而這也意味著一個非常不同形式的藝術治療室。如今來到藝術治療室的患者們是居住在家中，只在特定的會談時間出現。Morter（1997）曾描述藝術治療部門如何遷移到一個舊馬車車庫改建的兩層樓建築，有一個大的工作室，擁有足夠作為個別治療和團體治療使用的空間。可能的話，和已經在接受藝術治療的患者在新的場地繼續他們的治療。例如，Darren是一位患有嚴重精神病症的年輕人：

> 工作進行的這個小工作室是在藝術治療部門裡的一個私密的房間，除了彩繪、素描和雕塑的媒材之外，還有牆面可以供作畫或觀畫之用。還有可以儲放個人作品的架子、一個電爐、一扇向外開展的窗和一面鏡子。其他 Darren 使用的物件包括特定的書本、漫畫、一條毯子、照像機和卡式音響。在剛開始和之後有幾次，當他感到特別焦慮時，他會離開治療室去外面的走廊來回踱步。他使用空間和物件的方式幫助我去思考他的內在世界以及他和我的關係，儘管有著漫長的沉默，但感覺我們之間有很多事正在發生。
>
> （Morter, 1997: 222）

維持和 Darren 的關係的連續性，並在這個新環境裡建立一個安全的藝術治療空間，對他進展中的穩定性而言是首要之務。

在 1980 年代末期，Hill End 醫院和許多同樣的機構都關閉了，Goldsmith（2006）記錄了轉移到新的社區機構的過程，對於一些有著思覺失調症和精神病，已經習於住院的前任患者們而言是多麼複雜。

> 要人們回來找我們繼續治療，意謂著他們早上一醒來就要處在一個要存活就得來的明確狀態，可以起床、穿衣、搭公車和付車費。然後，忍受這趟路程、抵達鎮上，早到的話要在辦公室等到治療師來接你。接下來，是經驗和一個人在同一時間，同樣長度的時間，共處一室，然後離開時被尾隨下樓，把之前的事倒著再做一遍，最後回到公寓裡。

這一連串的自願性動作仰賴一個足夠統整的自我／自體（self/ego）來完成。它必須能抵抗如潮水般來去的想法和逐漸堆疊起來的威脅，那可能由在公車上一個陌生人不經意的一瞥、無意間聽到他人談話中的字眼、身體灼燒的感覺，和對「誰知道什麼」的相對動作開始。想要去做治療就是要帶著一種渴望和參與感，可以調節相對帶來的恐懼和焦慮。也就是能夠認知到這些渴望是自己的，而且覺得它是「好的」，還同時能信任另一個人。這些都不是精神病患的特質。

　　Andrew 是在 Hill End 的一個高個子年輕人，有一天他出現在花園面向大工作室的門口，踮著腳，穿著迷彩褲。他轉身離開，而隔天又出現。在這幾天後，他離開前和我有很短的眼神交會。終於，一點一點的接觸足夠讓我們在他來的時候給他一張桌子。之後他同意約個時間，帶著他的作品來旁邊的小房間會談，但也同意他想要的話隨時可以結束。在幾週的時間內，他一星期工作好幾天，創作他那複雜的圖像，也和治療師見面，而治療師的工作是看看他如何和她說話以及談些什麼。他談論他的想法、他如何理解這個世界、揭露更多他的自我結構，同時和他人發展一個討價還價的親近關係；治療師則是抗拒著想突破他的防衛並看看在防衛後面的是怎樣的一個人，亦即感受這一切內在的那個人。如此一來，工作的重點在於持續幫助他去協調出更多能在與其他人關係裡「存在」的實質方法。

　　對於要轉移到新的機構的企圖，他在認同上需要夠清楚和一致，而且能表明在交談時自己的身分。有一、兩個星期的時間，看似有效，但之後還是潰散了。他沒有辦法在正確的時間到達正確的地點，雖然大家都是初來乍到，但還是努力照顧他，希望可以讓轉移輕鬆點。然而，這些「凝聚」自己的工作已經使得他沒有內在資源可以接受治療，他一直不穩定，最終不再出席。他在新的小工作室裡，大約是原本六分之一大小的空間，從來沒有放鬆過。離開工作室的門，他隨即進入的是一個和許多他人共處的空間，而不是像在醫院內中性的走廊或花園，一個原本讓他可以保持點距離的地方。他不再出席，幾

個星期後我們聽到他在他的房裡放了把火，然後住到急性病房，之後是去了上鎖的低戒護病房。

　　顯然他是墜入了自己的焦慮之中，因而產生了較嚴重的症狀。其結果是，藉由再次入院，他創造出一種確定的關係——病人和護士的關係，以及用醫院這個容器把一切聚集在一起。在那裡他可以是「瘋的」，且是以其他病友做為參考架構，而不是和醫院外的普羅大眾相比。當他在某種程度的焦慮和心智破碎的情況時，自我架構無法維持，而醫院則替代了自我架構。往後的十年，這個年輕人穩定下來，自行出院，出國又回來，住院了幾次，終於在一個低戒護病房住了很長一段時間（沒有總是在症狀獲得緩解後就出院）後，能有較有效能的（對他而言）參與。這使得人際關係和技巧在一個涵容的架構裡得以緩慢發展，其後他住到一個有輪值人員的住所，雖然他再也沒有想要回來做藝術治療。

（Goldsmith, 2006: 56）

戶外藝術治療：和大自然一起工作

　　政策的改變和工作的方式有時真是在繞圈圈。做為治療計畫的一部分，病人在戶外工作，比如在大花園裡、醫院的農場、溫室、菜園或是維護板球場，因為療養院的關閉，這種工作形式的年代也隨之結束（Goldsmith, 2006）。最近又有一股往戶外去工作的潮流。生態治療（ecotherapy）這幾年正在這風尖浪頭上，而各種心理治療師也將臨床工作從診療室帶到戶外去。走到戶外讓治療師和個案共同在一個中性的、時常是公共空間的環境中工作，而自然、空間、地景和自然元素被融合到治療工作裡（Jones, 2012）。

　　Vanessa Jones 形容她的藝術治療專門興趣是在主流健保系統中的成人，急性和社區心理健康服務：

　　不管是在室內或戶外，藝術治療師的角色基本上還是一樣的。對我來說，在戶外工作並不是因為在室內的限制或缺點，而是它反映出大自然的多面向在心理治療性質工作中的好處。在戶外讓藝術治療的歷程能在多個層級中展開（比如內在／外在、自我／他人、具象／象徵、感覺／想像、身體／精神），是一種身歷其境、體現的方式（Soper, 1995）。

　　第一個戶外藝術治療團體以一個小的前導研究的方式開始，是一個12週的封閉性團體。成員為有焦慮症或憂鬱症診斷的個案，由藝術治療師帶領，全程都在戶外進行，就在醫院內一個尋常的草地上。這個藝術治療團體演變成為期一年的封閉性團體，團體成員為就業年齡層的成人，有著慢性和長期的憂鬱症、複雜性焦慮症、社交孤立以及複雜的個人，社會和人際關係困難。團體從春天開始直到秋天，在倫敦的一個 NHS 心理服務團隊裡，每次會談開始時加入正念的練習，然後一起走過醫院庭園和周圍的一些地點。在這些創作前的漫步中，治療師邀請團體成員收集一些自然媒材，並做感官覺察練習，然後在一個較隱密的庭院裡展開對談。

　　藉由在戶外工作，參與治療的個案本質上會遇見他們所直接感受到的，在一個無時間性卻又尋常的大自然的視覺語彙中，活化和述說他們的議題。Jones（2012）聲稱在與大自然和所處生態系統有所連結的工作中，儘管聽起來不受歡迎，但這可促進更多的自體感和可行策略以應付個人的困難。戶外世界是一個免費的資源，對所有人都是開放的，而且當個案離開機構的標籤之後，還能再自行去接觸，就是一種自助式的自我維持。大自然和自然環境提供大量的療癒機會和資源，而我們做為藝術治療師則應好好思考並善加利用（Cimprich, 1993; Jones, 2012; Nakamura and Fujii, 1992; Soper, 1995; Ulrich, 1984）。

（Vanessa Jones 給作者的信，2013）

四處接案的工作型態

　　有些藝術治療師或許有一個專用的藝術治療室，但可能只把它當成基

地，而時常外出去拜訪個案，像是去日間照護中心或是個案的家裡。在社區的環境中，獨立的空間可能不盡理想，但至少要夠好到能為治療師和個案所營造的內在空間提供一個外在的架構。藝術治療師的工作可能在幾個不同地區，而橫跨廣大的地理範圍。Paulin McGee（2006）在 Aberlour 兒童照護中心（Aberlour Child Care Trust）工作，那是一個蘇格蘭的志工機構，資金來源是地方政府、城市援助和捐贈等。工作範圍涵蓋整個蘇格蘭的家庭中心、中途治療計畫、兩個獨立的婦女組織、學習障礙青少年和兒童的住宿學校，以及類似的情緒障礙兒童和青少年的住宿學校，最後是一個青少年諮商服務中心。她當時是唯一的藝術治療師，在一星期裡同時進行數個不同的計畫。在這個情況下，當藝術治療師穿越整個國家和各個個案族群和工作團隊工作時，勢必要調整她的工作方式，還同時得適應得來不易的空間。這些實務上的困難，在治療師原本的工作壓力上又大大的增加了額外的壓力。儘管有種種的挫折，某種程度上，這些環境所給的難題給團體成員一種團結的氛圍，誘發出團體認同和凝聚力。然而，這是一個微妙的平衡，因為這樣侷促的工作空間、不足的媒材也會增強個案既有的、低落的自我價值、缺乏認同感和不夠格的感覺。

　　Helen Thomas（2006）在教育體系工作，她是一個和有情緒和行為障礙兒童工作的團體之一份子。身為唯一的藝術治療師她必須四處接案，沒有一個固定空間，而且衡跨一個廣大的區域，使用在學校或機構中能挪用的空間，從飯廳到廚房的一角、儲藏室、閣樓甚至是櫥櫃。Melody Golebiowski 描述她如何每天在不同業務內容的四個不同的機構中，從事藝術治療工作，雖然她企圖藉由工作室的治療模式來維持她工作的延續性（Melody Golebiowski 給作者的信，2013）。

治療室的使用：一些兒童藝術治療工作的個案簡述

　　Clare Morgan 在教育體系工作的藝術治療師，寫下一些情境，當孩子用不同的方式使用治療室時，一定會有一些必要的改變和彈性來提供「夠

好的」治療性結構。在教育機構工作，她在各個學校間穿梭，得把很多不同的空間轉換成治療室來進行每週的工作。

藝術治療師首要的目標就是提供一個為治療而作的擺設，它有著一致性，每次會談都盡可能不做變動。治療室是兩個人之間在進行溝通時的背景，當治療室在各個方面都不改變時，我們知道當治療中發生了什麼，那是因為其他的因素，而不是對於物理環境改變的反應。很多的治療師能提供一個一致的空間，但我通常辦不到。而且我也沒辦法提供一個是不被其他人在治療以外的時間拿來做為其他用途的治療室。

治療室的突然改變尤其讓學生和我都覺得不舒服。儘管不希望有這些變化，但有時卻也無法避免，我們都需要調適。它們需要在治療中充分地被意識到並加以修通。

Sally

學生和我對於我們工作的空間都會有所反應，對國中或小學的孩子來說，可能早已熟悉這個空間，可能有正向或負向的聯想。有時候，在他們第一次的會談時，孩子可能會說一些和這個空間有關係的話。六歲的Sally 有一次在接待室時告訴我這裡曾經是她的教室，她對這個空間有一個正向的連結。我有時會問孩子以前是否來過這個房間，是在什麼情況下來的。對於空間的評論也可能是無意識的指向治療師，在廚房進行的治療可能會引起對媽媽和家的聯想。我有時會被問是否能烤餅乾或蛋糕，這個提問是具體的也是象徵性的，對於滋養的聯想，有時也是想要獲得一個已錯過的經驗的希望。

John

有些空間會引起焦慮，像是常被提到的，一個剛剛裝潢好，換上新地毯的房間。雖然有些顯而易見的方式能保護新的裝潢和地毯，但是髒亂仍很快就產生，從手上轉移到意想不到的地方。如果房間很小，那麼藝術活

動和遊戲就會受限。我發現面對在某些方面不合用的房間，孩子們通常都有自己的、獨具創意的解決方案。畢竟他們對這個房間應有的功能並沒有預設的立場。

當八歲大的 John 想在一個小房間裡玩足球，他的解決方式是用紙和膠帶做一個小小的足球，然後他可以用力的把球踢到這個小房間裡任何他想要的地方，而且不會傷害到家具、房間或是我。他似乎也不認為玩躲貓貓是不可能的，我們就假裝看不見他躲在桌下。話說回來，小房間可以提供一個實體的涵容空間，一個能提升安全感和親密感的空間，特別是和年紀小的孩子工作的時候。

Billy

在一個共用的房間工作，房間裡面什麼東西都有，而且不是藝術治療會用到的東西，這確實引起了很根本的問題。如何使用一個不是為藝術治療所設計的空間，且空間內的物件也非治療之用，哪些要被含括在藝術治療的空間？哪些可被當作是治療的部分？孩子可以使用正好放在房間裡的東西，或是在治療的過程中意外被提及的東西嗎？如果某樣對孩子變得很重要的東西被拿走了會怎麼樣呢？

和這位十歲的男孩 Billy 的治療工作就是一個例子。Billy 因為他的怒氣、挫折和悶悶不樂而被轉介來，他常常對其他的孩子很兇，而他們都怕他。在家裡，如果事情沒有照他的意思，他就會顯得挫折。我們唯一可以工作的地方恰好就是在遊戲場另一邊的幼兒園。在那兒，我們不會被打斷，也不會因為附近有人而被干擾。可是這個房間滿滿都是幼兒園孩子活動的痕跡，許多的藝術作品垂吊在天花板上，所有的牆面和檯面上都是畫、遊戲或玩具。這個房間簡直就是個充滿色彩和香氛的寶庫，但是 Billy 對這個房間的反應又是如何呢？在這個顯然是為年幼兒童所使用、非常忙碌的空間中，放在桌面上的美術材料好像看不到。

在第一次的會談時，他開始探索幼兒園。他打開一些抽屜並發現一些「他小時候家裡也有」的東西，有一個有很多小洞的板子，你可以把各種

顏色的小棍子放進洞裡做出圖案。Billy 用小棍子寫出自己的名字，我們得以談及他小時候的一些經驗。

　　Billy 的媽媽告訴我，因為 Billy「霸占和搶奪玩具」，她曾經被叫到幼兒園。現在他再次進入幼兒園，並獲得一個不同的經驗。現在，幼兒園的環境是在他完全的掌控之下，不會再有任何不合宜的感覺，因為這裡所有的活動他已經都能輕鬆上手。他只選了一些幼兒園的活動，而且會重複在一次次的會談中執行，因而慢慢出現了一些模式，且 Billy 能持續解決某個特定的問題。舉例來說，他拿娃娃屋的大人人偶來思考關於性和成人關係。他會像幼兒一般坐在地上玩，他在學校裡明顯的對抗和防衛的表象行為消失了，幼兒園的環境提供了一個讓 Billy 退化的機會，並讓他擔心的議題用直接的方式表達出來。將他放進這樣一個，他早年遇到困難的環境使治療變得更容易。

Harry

　　孩子們通常會想要用到整個空間來玩房間裡的所有東西。孩子可能會透過除了美術媒材之外的東西來表達自己，特別是透過遊戲。沙箱、小玩具、樂高和娃娃屋提供了多樣性的玩具，其實房間裡的任何東西都能引起聯想和反應，像是蜘蛛網、蜘蛛、暖氣機、電燈開關之類的。

　　當這類的情況發生，觀察並思考其意義可獲得許多資訊。當他們與治療師產生連結並覺得這麼做是安全時，孩子們傾向離開治療師，進入他們自己的遊戲中。這或許是個重要的時刻，它可能是一個嬰兒發展階段的鏡映，這個就是當學步兒能夠離開母親身邊，但仍然是在母親的看顧之下，到稍微遠一點的地方玩耍的階段。然而，有時候離開治療師的身邊可能反映出需要製造一點和治療師之間的距離，或許是為了減少強烈的移情作用。孩子對於空間的好奇心或是熟悉感會激勵他們去探索整個空間，要是有這個舉動，藝術治療的空間便已擴展，也增加了遊戲、表達和溝通的可能性。

　　十歲的 Harry 有溝通障礙，有時候他會站在教室裡爬行並使用物件來

傳達話語。Harry 常常生悶氣，而他的身體表達了他的感覺。他忍著前來治療，沒說什麼話，且很有技巧地畫了一些展現出防衛世界的畫。人們總是躲在裝甲坦克或是建築物裡，無法觸及也看不見。Harry 的畫非常的詳細，看得出來他對於他所畫的東西有過仔細的觀察。他並不喜歡討論他的作品，也不喜歡和治療師講話，治療裡的親密感對於 Harry 來說是極大的威脅，在某些時刻感覺上使用美術媒材是為了不要產生連結，因為他在創作時是很忙的。這些會談讓人非常不舒服且緊張，對他和治療師都是如此，Harry 常常會看著時鐘，這個小動作傳達出他希望治療趕快結束的訊息。

　　數次會談之後，Harry 有時候會從桌邊站起來在房間裡走動。我們在一個不會每天用到的大教室裡工作，Harry 會指著東西問它們是什麼，或是裡面有什麼。離開桌子似乎讓他放鬆一點，讓他可以專注在物件上。他會注意到並凝視房間裡治療師不會注意到的東西，工作檯上的洞、從地板上突出沒有封住的管子、中央空調的控制面板，有一天他還發現在天花板角落的紅外線感應器，他告訴治療師這個東西可以感應人的體溫。他繼續說著他家裡的一個小型的感應器，它被放在一個空房間裡，線路經過他的房間，而目前已經沒有用了。他不斷的說著，想到家之後又讓他想到別的事情。探索空間和其中的物件給了他一個在其他的狀況下無法達成的安全溝通方式，而這帶來的意義是可以和治療師一同去探討的。

Martin

　　孩童有時會從家裡帶特別的物件到治療中，但他們也可能想從學校帶東西來。八歲大的 Martin 因為教職員們很擔心他的心理狀態而轉介來藝術治療，他的情緒表現很極端，有時非常沮喪，甚至大哭。他在很小的時候目睹了家暴事件，是個焦慮且易受驚嚇的男孩，無法專注在學習上。在遊戲場上，他用暴力行為隱藏他的害怕。他看起來像是個年紀更小的孩子，在發展上也是落後的。在學校，Martin 會被突然的聲響嚇到，像是我們治療室附近突然出現木工工作的聲音，他總能喚起周圍女性教職員的母

性反情感轉移（counter-transference），對我也是。雖然我們在一個非常小而涵容的醫務室，房間裡有著一些玩具，他卻總是和我坐在桌邊，用著美術材料或是一些學校提供的小玩具。有一天他告訴我，他看到一個大箱子，問我他可不可以把它帶到治療室來。

我們一起走到走廊，把箱子清空，然後教保員幫我們把它搬到治療室。箱子側放的話，Martin 可以輕易的躺進去；倒放時，如果他站進去裡面，是看不到他的。這個箱子相當重要，而且變成治療的中心角色。它是一個涵容、溫暖的黑暗地方，讓 Martin 覺得安全。這是一個他可以躲藏的子宮，並承認他覺得外在世界是不安全的。他花了一次會談的時間把箱子嚴嚴實實的封起來，讓它在倒放時，不會有光線照進去，後來他又剪出一個門和幾個窗戶。有時候箱子需要被修補，因為一再被使用讓它變得更脆弱。Martin 會躺在箱子裡面假裝睡覺、把玩具帶進去箱子裡玩或是從箱子誕生。他的依附如此強烈，所以當治療不幸地提早結束時，他花了好幾個會談的時間，費力地用剪刀把箱子拆了，因而可以把它一片片地帶回家，這展現出他同時對箱子攻擊和保存的需要。

在他的遊戲裡，透過把紙箱當作表現出他對於安全需求的一個大的立體形式，Martin 能夠說出並處理他的想法和感覺。這許多的可能性讓藝術治療師們更能體現一個觀點，那就是有彈性和能調整的取向能讓孩童的溝通以及他內在經驗的需求展現在象徵性層次上。在維持安全界圍和限制的同時，治療師有時也需要能夠「玩」。

（Morgan, 2006）

藝術治療室和包容髒亂

使用美術材料可能會搞得很髒，不同美術材料的治療性價值就在於實驗髒亂的可能性和潛能，這提供了機會去探索病人與髒亂、與失控有關的控制和焦慮的內在關係（Lillitos, 1990; Aldridge, 1998; Sagar, 1990）。理想的情況是，治療室是能表達髒亂的實體容器，提供地板鋪上可清洗的油

布，能擦拭的檯面，基本上就是一個能允許製造髒亂，並能將它清除，也就是能體現出「從混亂中產生秩序」的工作環境。藝術治療師則提供心理容器，那就是其思考和理解它這個創作在不同情境脈絡中意義的能力。有時候一個髒亂且混沌的藝術治療室可能指涉的是在治療師和個案之間正在發生的歷程還沒被處理和涵容，那是一種難以承受和失控的意象。

　　有些治療師會給較多的限制，像是在醫院病房使用美術材料和製造任何的髒亂都會造成問題。一位在綜合醫院兒童病房工作的藝術治療師有獨立的空間讓孩子能自由但含蓄的使用材料。有時候對髒亂的焦慮就在那即將浮現內容的可能性裡，在「吐實」的潛在性裡或是在那些未被涵容的感覺裡。它可能被投射在媒材上，因為它需要被控制以及被涵容。

總結

　　不同的機構，藝術治療師的藝術治療室和工作空間有著相當大的差異，但他們都企圖提供一種恆久的、一致的「化外」之地或「創意場域」的意境，讓治療師、個案和媒材之間的互動發生。

　　設置治療室的考量、它接續下來的使用和這個空間的功能會在第五章有更深入的思考。首先，我們將檢視這「化外」之地的原由、經驗的一致性和藝術治療治療性歷程的重要性。

參考文獻

Adamson, E. (1984) *Art as Healing*. London: Coventure.

Aldridge, F. (1998) Chocolate or shit? Aesthetics and cultural poverty in art therapy with children, *Inscape*, 3(1): 2–9.

Allaker, S. (2012) in ATOL Art Therapy Studio Project: a (re)introduction, *ATOL: Art Therapy Online*, 2(3). Available online at http://eprints-gojo.gol.ac.uk/389/1/ATOLArtTherapyStudioP.pdf

Arguile, R. (1990) 'I show you': children in art therapy, in C. Case and T. Dalley (eds) *Working with Children in Art Therapy*. London: Tavistock/Routledge.

Arguile, R. (2006) The art therapy room, in C. Case and T. Dalley (eds) *Handbook of*

Art Therapy. 2nd edn. London: Routledge.

Broadbent, S. (1989) Certain considerations using art therapy with blind adults. Unpublished thesis, Herts College of Art and Design.

Brooker, J. (2010) Found objects in art therapy, *Inscape*, 15(1): 25–35.

Brown, C. (2008) Very toxic. Handle with care. Some aspects of maternal function in art therapy, *Inscape*, 13(1): 13–24.

Charlton, S. (1984) Art therapy with long-stay residents of psychiatric hospitals, in T. Dalley (ed.) *Art as Therapy: An Introduction to the Use of Art as a Therapeutic Technique*. London and New York: Tavistock Publications.

Cimprich, B. (1993) Development of an intervention to restore attention in persons with cancer, *Cancer Nursing*, 16(2): 83–92.

Connell, C. (2006) The art therapy room, in C. Case and T. Dalley (eds) *Handbook of Art Therapy*. 2nd edn. London: Routledge.

Damarrell, B. (2011) in ATOL Art Therapy Studio Project: a (re)introduction, *ATOL: Art Therapy Online*, 1(3). Available online at http://eprints-gojo.gol.ac.uk/389/1/ATOLArtTherapyStudioP.pdf

Garber, M. (2011) in ATOL Art Therapy Studio Project: a (re)introduction, *ATOL: Art Therapy Online*, 1(3). Available online at http://eprints-gojo.gol.ac.uk/389/1/ATOLArtTherapyStudioP.pdf

Goldsmith, A. (2006) The art therapy room, in C. Case and T. Dalley (eds) *Handbook of Art Therapy*. 2nd edn. London: Routledge.

Hammans, S. (2006) The art therapy room, in C. Case and T. Dalley (eds) *Handbook of Art Therapy*. 2nd edn. London: Routledge.

Jones, V. (2012) Practice definition: art therapy outdoors, *AT Newsbriefing*, June, 14–15.

Killick, K. (1987) Art therapy and schizophrenia: a new approach. Unpublished thesis, University of Hertfordshire.

Killick, K. (2000) The art room as container in analytical art psychotherapy with patients in psychotic states, in A. Gilroy and G. McNeilly (eds) *The Changing Shape of Art Therapy*. London/Philadelphia: Jessica Kingsley.

Killick, K. and Schaverien, J. (1997) *Art, Psychotherapy and Psychosis*. London and New York: Routledge.

Lillitos, A. (1990) Control, uncontrol, order and chaos: working with children with intestinal motility problems, in C. Case and T. Dalley (eds) *Working with Children in Art Therapy*. London: Tavistock/Routledge.

Lillitos, A. (2006) The art therapy room, in C. Case and T. Dalley (eds) *Handbook of Art Therapy*. 2nd edn. London: Routledge.

Lydiatt, E. M. (1971) *Spontaneous Painting and Modelling*. London: Constable.

Maclagan, D. (1997) Has 'psychotic art' become extinct?, in K. Killick and J. Schaverien (eds) *Art, Psychotherapy and Psychosis*. London and New York: Routledge.

McGee, P. (2006) The art therapy room, in C. Case and T. Dalley (eds) *Handbook of Art Therapy*. 2nd edn. London: Routledge.

Michaels, M. (2011) in ATOL Art Therapy Studio Project: a (re)introduction, *ATOL:*

Art Therapy Online, 1(3). Available online at http://eprints-gojo.gol.ac.uk/389/1/ATOLArtTherapyStudioP.pdf

Morgan, C. (2006) The art therapy room, in C. Case and T. Dalley (eds) *Handbook of Art Therapy*. 2nd edn. London: Routledge.

Morter, S. (1997) Where words fail: a meeting place, in K. Killick and J. Schaverien (eds) *Art, Psychotherapy and Psychosis*. London and New York: Routledge.

Nakamura, R. and Fujii, E. (1992) A comparative study of the characteristics of the electroencephalogram when observing a hedge and a concrete fence. *Journal of the Japanese Institute of Landscape Architects*, 55: 139–44.

Sagar, C. (1990) Working with cases of child abuse, in C. Case and T. Dalley (eds) *Working with Children in Art Therapy*. London: Tavistock/Routledge.

Schaverien, J. (1989) The picture within the frame, in A. Gilroy and T. Dalley (eds) *Pictures at an Exhibition*. London: Tavistock/Routledge.

Schaverien, J. (1992) *The Revealing Image: Analytical Art Psychotherapy in Theory and Practice*. London: Routledge.

Skailes, C. (1990) The revolving door: the day hospital and beyond, in M. Leibmann (ed.) *Art Therapy in Practice*. London: Jessica Kingsley.

Skailes, C. (1997) The forgotten people, in K. Killick and J. Schaverien (eds) *Art, Psychotherapy and Psychosis*. London and New York: Routledge.

Soper, K. (1995) *What Is Nature? Culture, Politics and the Non-human*. Oxford: Blackwell.

Stein, N. (2011) in ATOL Art Therapy Studio Project: a (re)introduction, *ATOL: Art Therapy Online*, 1(3). Available online at http://eprints-gojo.gol.ac.uk/389/1/ATOLArtTherapyStudioP.pdf

Thomas, H. (2006) The art therapy room, in C. Case and T. Dalley (eds) *Handbook of Art Therapy*. 2nd edn. London: Routledge.

Tipple, R. (2003) The interpretation of children's art work in a paediatric setting, *Inscape*, 8(2): 48–59.

Tipple, R. (2006) The art therapy room, in C. Case and T. Dalley (eds) *Handbook of Art Therapy*. 2nd edn. London: Routledge.

Ulrich, R. S. (1984) View from a window may influence recovery from surgery, *Science*, 224, 420–21.

Vasarhelyi, V. (1990) The cat, the fish, the man and the bird: or how to be a nothing. Illness behaviour in children: the case study of a 10 year old girl, in C. Case and T. Dalley (eds) *Working with Children in Art Therapy*. London: Tavistock/Routledge.

Vasarhelyi, V. (2006) The art therapy room, in C. Case and T. Dalley (eds) *Handbook of Art Therapy*. 2nd edn. London: Routledge.

Willoughby-Booth, S. (1990) The art therapy room, in C. Case and T. Dalley (eds) *Handbook of Art Therapy*. 1st edn. London: Routledge.

Willoughby-Booth, S. (2006) [1990] The art therapy room, in C. Case and T. Dalley (eds) *Handbook of Art Therapy*. 2nd edn. London: Routledge.

Wood, C. (1997) The history of art therapy and psychosis, in K. Killick and J. Schaverien (eds) *Art, Psychotherapy and Psychosis*. London and New York: Routledge.

Wood, C. (2000) The significance of studios, *Inscape*, 5(2): 40–53.

Videos

Art Therapy (1985) Tavistock Publications (shows Sue Hammans working with clients in an art therapy department, Leytonstone House).

Art Therapy – Children with Special Needs (1987) Tavistock Publications (shows Roger Arguile working with children in the art therapy department at St Mary's School).

Chapter 4

藝術治療中的治療

　　在思考過藝術治療室這個「空間」，本章要探討在這個治療空間裡發生的治療歷程。藝術治療的本質在創作，這個創作的歷程與其產物、其藝術的形式，在治療裡都是非常重要的。藝術創作的歷程誘發內在經驗和感覺的出現，有意識也是無意識地透過美術媒材表達出來。藝術作品可能呈現出混沌原始的樣貌，但卻是治療師和個案之間反思和理解的起點（Ramm, 2005）。

　　創造藝術的形式和印記是存在於人類之中的普遍活動。自遠古以來，人類或用畫或用雕或用刮來做為個人表達和溝通的形式，這些原始的記號對於瞭解藝術如何被用來做為一種溝通的工具非常重要。Cardinal（1989）將「這些人類徒手刻出的粗糙而具有表達性的符號」視為「原始刮畫」。

> 研究那些幾乎消失不見的痕跡的一些方式可以是我們建構原始社會模
> 型，以及對人類普遍記號之理解的基礎工作。
>
> （Cardinal, 1989: 113）

　　透過比較塗鴉（graffiti）、Camunian 岩上的史前刮畫與米羅（Miro）和米修（Michaux）的畫，他認為那都是一種「繪畫最基本的形式」，是觀看和觀察那些畫作的第一手經驗造成了它們的衝擊和意義──記號有其

本身的意義，而它被創作時的時間、地點和創作的原始原因都有其意義。

　　Steven Mithin（1998）的作品探討多元智能，他認為不同智能間的區隔在舊石器時代前期被破除，進而有了互動式智能，像是藝術是由混合了有意的溝通和創作記號的意圖所產生。Lewis-Williams（2002）也探索了在舊石器時代前期所謂「創造性爆發」的源頭，他思考的方向是薩滿文化、改變心智狀態的藥物，以及意識狀態的改變。Whitley（2000）認為有兩個不對等的系統──男人和女人，薩滿和非薩滿；兩者於創造性爆發、洞窟藝術和早期的記號創造的活動中，暗示著性別、政治性組織和社會關係的不平等。藝術治療師在與個案作品工作的同時，要能夠覺察圖像暗喻內容的本質及其多元面向，亦即：圖像既包含也代表了個案所處的社會、政治、個人和文化背景（Campbell et al., 1999; Sayers, 2007; Ellis, 2007）。

　　創作記號和藝術作品是治療中使用圖像的基本元素，記號的意義存在於它被創作的場所（治療室）、它是如何被看的（治療師的反應），這些是構成藝術治療治療性歷程的基本參數，我們將在此為這些參數的不同組成做一些細節的討論。其中圖像最重要的部分是它們在不同的層次上有不同的意義，並反映出影像被創造和解讀的文化背景。在治療關係中，藝術家／病患從自己所在的「文化」中付予圖像個人的意涵，並將之帶入治療室的「文化」場域中來觀看，而病患和治療師雙方隨之感受到衝擊和共鳴。藝術治療非常重要的執行重點，就在於讓這多層次的溝通保持開放並能覺察到它們的存在。

　　　圖像，即使是完成的圖像，也會引起行動和誘發關係，但卻無法被解讀。我們可以解讀地圖，在地圖上的圖像和記號通常不會意指不是它們自身的東西。即使是平面的影像在某個意義上也可說是立體的，因為它充滿了多重潛在意涵，而且彼此共振迴響。沒有圖像可以完全用語言來解說，如果可以那就不需要創作了。

　　　　　　　　　　　　　　　　　　　　　　　（Schaverien, 1989: 153）

　　治療中所創作的作品是隱晦、矛盾和多重層次表達的實體化，很難用語言細述。再擴大點說，這可以用創造力源頭的複雜性來解釋，以及當藝術家／病患開始創作時發生了什麼事。2 月 17 日 Tchaikovsky 在 Florence（1878 年 3 月 1 日）寫的一封信上說：

> 通常未來作品的種子總是突然而至。如果土壤是準備好的——也就是說，都已經部署好了，那麼它就會以驚人的力量扎根，並迅速的冒出芽來，接著長出枝幹、葉子，最後開花。除此之外，我沒有其他的說法可以比擬創作歷程。最大的困難在於種子必須出現在適當的時機，其他的也就會水到渠成。
>
> （Newmarch, 1906: 274）

　　在這裡我們能理解創作的不可預期性、潛在的混亂、原始、創新和實驗性。「創造力是對個人而言，讓新的事物誕生的能力」（Storr, 1972: 11），我們也可以從環境對這個內在歷程的影響來看。「我對創作歷程的定義是，它一方面是個人行動的展現，另一方面也關乎媒材、事件、人或是其人生境遇」（Rogers, 1970: 139）。

　　創作經驗在之後的章節將有更深入的討論，但就某方面而言，創造東西或圖像創作的歷程涉及個人的內在現實，也就是說展現了某些潛意識的歷程。為了要瞭解藝術和創作歷程為什麼可以做為治療方法，有一個好方法是將創作歷程和夢境相比較，特別是在展現潛意識的部分（Schaverien, 2005; LaNave, 2010）。一個明顯的不同是，藝術活動是意識歷程，它給予那些通常是潛意識的感覺一個具體的形式。夢能與之比擬的是在清醒時試圖去理解一個生動的夢境，但它不像畫作般有具體的形式，可做為經驗的紀錄來誘發整個歷程。描述夢境和作夢是很不同的兩件事，相同地，描述圖像與創作圖像也是不同的經驗，但對圖像成品的反思能引發相似的感覺和聯想，即便當我們用語言述說時套用了一種較理性的方法。當我們以語言來描述夢境或圖像時，某些無法控制的內在感受和經驗被外化了。「藝術家本身扮演著面對創作時的混沌之觀察者角色」（Ehrenzweig,

1967: 80）。

　　理解圖像的歷程借助一個事實，那就是具象的形式保留了創作的實際過程。畫不會像夢一樣蒸發，雖然夢境對作夢者的影響在清醒後還會延續一段時間。我們常有在夢境中突然醒過來而想要再回去睡覺、繼續作夢的經驗。畫畫也常被打斷，但是可以再回頭去創作，當然創作的狀態可能已經被干擾了。的確，圖像在創作的當下，藝術家／病患對其有特別的聯想，而這個連結可能隨時間而改變，隨著內省和理解力的增加，而產生新的意義。不同於夢只能成為一種經驗記憶，圖像能存在很長一段時間，也因此「藝術作品的分析在夢境分析終止時仍持續著」（Ehrenzweig, 1967: 4）。

　　藝術形式的存在所造成的複雜性正是藝術治療的獨特之處。這個關係的強度則是藝術治療歷程的基礎。精神分析取向的藝術治療師鼓吹將內在經驗圖像化的歷程，也就是將藝術視為一個從潛意識釋放自發性圖像的歷程。這個歷程類似於 Freud 所發明的，作為精神分析基礎原則的自由聯想。在自由聯想中，患者說出任何所想到的事，不論是多麼瑣碎或是不愉快。而這讓我們看到一連串無意識的聯想，以及潛意識想要溝通的訊息。在詮釋夢的時候，象徵意義固然重要，但要知道夢的意義還是要透過患者的自由聯想。夢會收集患者的潛意識事件，而對它的一些聯想則透過語言將之外化。作畫提供了另一個外化這些感覺和事件的途徑，但正如同夢境只有部分能被記住，圖像的實體本質則意味著它們有自己的生命。患者在藝術治療中創作的畫作或圖像也能同樣以患者的自由聯想方式被理解，這些作品可能是隨手素描、塗鴉或意外的記號，而且可以被摧毀或大幅更改。它們可能是完成的，完整性高的，用上好幾週的時間來完成的作品。也可能是那些患者和治療師在會談最後會反思，但並不被看作是作品的作品。在創作的過程中，有時患者會安靜地沉浸在自己的創作裡，彷彿從團體或治療師的凝視下抽離，直到完成了才會回神。這和無言的靜坐有很大的不同，因為圖像的創作是很深層的內在對話，而其產品被外化，以圖像或物品的形式被其他人觀看。就像是一個人將私密的想法或夢境畫在紙

上，因而不能冒險在創作的中途被看到。

　　這澄清了一點，在治療中所創作的作品，其目的不同於，例如為了展覽而創作的作品，在展覽中作品大都以美學的觀點被觀看。作品和創作過程都同樣的重要。然而，在治療場域中的創作過程可能被眾多的因素所影響，包括治療室、個案本身，和影響最大的治療師。Schaverien（1989）以展示完成的作品這件事來強調這一點：

> 完成作品的藝術家現在該思考要在哪裡展示其作品。藝術家可以選擇不要展示，維持私密的狀態。此時作品成為她私下的創作經驗，可能覺得太珍貴或力量太強大而不能示人。它可能是自我的對話或難以啟齒的內容，也可能預期其他人會排斥它。很有可能其動機不明，就是覺得不該展示它。在治療中的個案也很可能有經驗到類似的，是否將作品展示給治療師看的經驗。從私密過渡到公開是所有藝術所共有的特質，它是從圖像創作歷程到接受圖像是一件產物的一步。
>
> （Schaverien, 1989: 152）

　　圖像創作的歷程以及最終的成品在治療場域的界限內如何被接納，形成藝術治療之治療性歷程的基礎。在此治療師的工作取向就如何接納和處理圖像而言是很重要的一環。第三章，我們討論了一些不同的治療取向，而治療取向形塑了藝術治療師的執行方法。藝術治療師提供了一個環境，在此療癒得以發生，並能與先前所壓抑的、分裂的和遺失的自我面向重新建立連結。過往的事件、聯想和感覺能從圖像中浮現，而藝術治療師做為一位藝術家去理解這個歷程。治療師能否提供讓這一切發生的情境端賴於其理解這個歷程的能力。而這個能力，反之，在界限以及理解移情關係的考量下，有賴於治療師用與其個案一樣的方法來創作圖像時感覺如何的個人認知而定。

界限

　　在療程開始前，治療師和個案之間會有一個契約，這有助於建立治療性聯盟。社會性互動是藉由後天學習而來的行為準則來維持，是建立在可預期然而卻是非正式，且通常未以口語說出來的模式上。治療性關係的不同在於有些規則是在藝術治療師和個案之間以契約的形式成立，包含會談的時間、場地以及要持續多久的時間。契約裡若包括了費用，則形成一個額外的承諾，就是個案同意支付會談的費用，不論她是否有出席。

　　這些條件建立了一個治療性工作得以開始的架構。架構就像是一個容器。若架構讓個案覺得不安全，或覺得是動搖或可討價還價的，那麼她就會被影響，而不是將會談的界限當作是她可以倚賴和信任的架構，在這裡她可以開始表達她內在的困難和脆弱。會談變成了一個允許感覺和想法浮現的安全空間。

　　藝術治療師的工作有一個會談的外在架構和一個藝術創作的內在架構，治療性的架構包括時間、空間、地點和治療的限制。治療師是架構的一部分，要對架構負責，但又同時是此內在圖像中的一部分。在任何心理治療情境，環境和治療師這個人是主要的常數。在藝術治療中，除了前述兩者還有一個在架構中心的元素，那就是個案創作的圖像。有時候當外在架構的界限不明，比如在精神醫療院所，圖像，這個治療的內在架構，仍然能做為一個穩定的因子（Schaverien, 1989: 148）。

　　不論藝術治療室的空間如何，藝術媒材提供個案尋求一個更隱密空間的機會。如同我們在第三章所說的，有一些兼職的和只工作某一段時間的藝術治療師要適應提供給他們的各種不同空間，而通常無法有長久不變的感覺。另外有一些藝術治療師工作的場所無法挪出固定的時段和空間——比如在大型機構裡的開放性團體。他們在不同的變數下執業，不像那些能以規律時間和治療空間來維持界限，而且可能以移情模式工作的藝術治療師，然而，兩者都以觀看創作的圖像來做為會談的焦點。

時間界限

　　維持時間界限也就是說會談開始和結束在約定好的時間，而這就在精神性容器中設立了一個架構。治療師和個案雙方都知道會談將何時開始，何時結束，所以有部分的治療工作可能聚焦在如何使用這段時間。舉例來說，如果時間被改變，不論是由治療師或是個案所提出，個案遲到或提早很多時間到，這就需要在會談時間內加以探索。治療師需要牢記在心，將之視為是一種溝通並善加利用，也就是說將會談裡的所有素材都當成是一個整體來理解。雖然在意識上可能有個很好的遲到「理由」，但潛藏的原因還是可以探索的。相同地，如果治療師對要和某位個案見面有特別的感覺，她可能會發現自己會不由自主地遲到或毫無理由的早到且準備妥善。如果治療師能去思考及理解對個案的感覺，即反移情，是很有幫助的。為什麼這會發生？為什麼這個個案會讓她有如此的感受？

　　在會談最後，或許會很想提早結束，因為「好像沒發生什麼事」。而這可能會讓材料在還沒浮現之前就被截斷。治療師坐等著，停留在會談結束之時以及隨之而來的分離所帶來的感覺和衝擊，因為結束和分離可能是個案有困難的部分，如果以治療師的焦慮來回應個案，等於是讓個案無法去瞭解這件事。相同地，如果因為在會談最後的幾分鐘突然有件非常重要的事被提起來而延長會談的時間，就引來這樣的疑問，為什麼這星期可以，下星期就不行？這會讓個案有不安全感和不確定感，且無法允許她去反思為何她選擇在會談將結束時提起這個重要的話題。

　　有許多的例子顯示個案使用治療時間的方式傳達了意識和潛意識的重要溝通歷程。那位總是在最後十分鐘出現的個案，或是那位因為無法停留在治療中所引起的困難感受而提早離開的個案，可以說是抗拒去探討這些議題的。治療師要提醒她時間的界限，以幫助她去瞭解她在治療情境下的行為所帶來的衝擊。「行動化」（acting out）或破壞治療界限，是個案表達她的困難最明顯的形式。因為其行為而外顯，雖然其深層的原因是被否

認的。治療師將之視為個案心理歷程的重要指標。

佈置場景或治療空間

「治療空間」由場所和時間兩者所構成，因著治療師臨床取向的不同
而在術語上有不同的應用。Jacob Moreno 將之形容為「舞臺」，是心理劇
上演的地方，而其他的治療師則用它描述一個心理的內在空間，也就是說
人格內能被操作和成長的空間。Cox（1978）以隱喻的方式來使用這個術
語，描述一個治療師和個案所見面、有著無形界限的空間，也是移情與反
移情現象的「所在」（Cox, 1978: 42）。他進一步指出治療空間指的是在
正式心理治療聯盟之兩造，及其之間所共享的空間。換句話說，它包括了
個案和治療師的內在心理空間和他們之間的人際空間。「治療空間就是他
們所共同呼吸的空氣」。

具體的來看，人際空間是可以被澄清的。個案所使用的空間需盡可能
維持不變。我們已經介紹過許多不同形式的工作空間，而其中有一些一般
性的原則。舉例來說，藝術治療師可能會說個案可以隨意取用美術媒材，
會談中必須待在治療室內，而治療中創作的圖像或物件都必須留在治療室
內直到治療結束。通常藝術治療師會提供個案一個強調可安全保管的個人
資料夾或是層架以存放他們在治療中的藝術創作。通常個案會好奇還有誰
使用這個空間，而這也引發了個案強烈的情緒。

事實證明，其他個案的作品佔據多大的空間是要被顧及的，個案可能
會選擇銷毀自己的作品。我們可將其理解為是一個關於她的自尊、自我評
價和她創作了什麼的重要溝通，她可能感覺自己是「廢物」。藝術活動可
能變得相當髒亂，可能是水、沙或顏料噴濺得到處都是，這給了治療師一
個機會讓個案可以獲得一些對涵容「釋放感情」的瞭解和經驗。如同治療
室的物理空間，媒材被使用的方式也有助於瞭解個案的心理歷程和內在經
驗（Sagar, 1990; Case, 2005）。治療師可以理解無法克制的髒亂和混亂使
用媒材的現象是無法克制和混亂的感覺（O'Brien, 2003; Lillitos, 1990）。

其他例子像是，孩子選擇使用一整袋的陶土，一個生氣的青少年將桌子弄髒，患有失憶症的人喝下顏料，幾個重症精神病患者將所有媒材混在一起；這些時候需要治療師維持住她的界限，也就是她認為什麼是合宜或是可以容忍的，對這樣的情況才有幫助。反之，這個活動就會被經驗成是失控的，會焦慮到無法忍受。設下底線讓個案得以容忍焦慮。

　　有一些關於身體接觸的其他想法，比如什麼程度的碰觸是可容忍的，或是肢體暴力的程度。如果這些界限沒有被清楚的建立，治療師的工作便是要去糾正這樣的行為，而不是在會談中將此做為材料而去詮釋它是否恰當。一些在小學裡進行的兒童治療性團體就是個例子，治療師將「不准打架」和「不准說髒話」這兩件事說清楚。雖然治療師和小孩都同意這個約定，但孩子們常常在互動中，無論是在肢體上或語言上都彼此互相凌虐。當這個情況發生時，探討這種行為的意義並幫助孩子們瞭解他們的暴力是可行的方式。有一天，甜食被帶進團體，雖然這在學校也是不被允許的，這就挑戰了治療師和孩童之間的關係以及團體的界限。此時以動力的角度去思考團體在大機構中的位置是很有幫助的。

　　治療空間提供了一個大社會的縮影，孩童在此經驗到治療師、校方和外在世界如何互相調適。當這些較「具體」的事物在治療空間中被建立起來之後，它在這個幻覺性質的空間中開闢了一個途徑。治療師和個案都對治療空間有一種根植於幻想和身歷其中的感受。對治療師和個案雙方而言，它都是具體而真實存在的事實。在一篇名為〈幻覺在分析性空間和歷程中的角色〉（*The role of illusion in the analytic space and process*）的文章中，Khan（1974）寫道：

> 就臨床上而言，Freud 的獨特成就在於他為個案和分析師發明且建立了一個治療空間和距離。在這個空間和距離裡，唯有透過維持幻覺以及與其工作，連結才變得可行……我的論點在於 Freud 創造了一個空間、時間和歷程，讓象徵性對話的幻覺領域有付諸實現的可能。
>
> （Khan, 1974: 94）

治療性空間的臨床經驗有著比「錯覺」這兩個字所傳達的更堅固許多的現實。Khan 認為透過錯覺運作的關係歷程就是移情。移情雖可能是錯覺，但若在現實中沒有真誠相待，移情關係便無法發展。治療進行的場地是「安全的」，因為有著實體的牆和關閉的門，這提醒了藝術治療師和個案，治療性空間是有實體限制的。牆、門和窗的實際存在提供一個由這個空間的實體界限來進、出的可能性。在這層意義上來說，治療性空間正好是錯覺的相反，而這樣限制在一個房間的空間中，是強化而不是弱化了安全感。治療性空間有一個象徵性錯覺，而此象徵性和真實性之間的混合則強化了移情現象，因而誘發了治療性歷程。

Winnicott 以餵食嬰兒來描述這件事：

> 我認為這個歷程就如同兩個從反方向而來，向彼此靠近的生命體，如果他們重疊，那麼就有了瞬間的錯覺，這點經驗嬰兒可以當作是他自己產生的幻覺（hallucination），也可以是一個屬於外在世界的東西。
>
> （Winnicott, 1945: 133）

這個早期的哺育場景經常和治療性空間或潛在空間的經驗相提並論，而發生在母親和嬰兒之間的事也發生在治療師和個案之間。

在藝術治療裡也有一個由圖像創作歷程所創造出來的空間，亦即在會談裡外在實體中的內在架構。用來創作的媒材，像是紙、陶土，以及活動用到的物件，也強化了對空間的感受。繪畫活動建立了個案和紙之間的關係，而治療師是可以被排除在外的，但治療師時時關注著這個歷程，即給予了整個場景一種安全感，就像母親總是關注著她的嬰兒。

Wood（1984）說到有治療師在場的作畫是如何改變了意圖和動力的平衡。雙方變成三方，而這可以被形容為在潛在空間內的三角關係。

> 畫作不再是遊戲過程中的一部分、而成為了治療的焦點，畫作成了第三世界，是內在和外在世界互動下的沉澱，不因態度、時間或記憶被扭曲而有所改變，而且不同面向的意義和連結能在不同的情況下被發

現。做為這個三角結構的中心，畫作能承受某種程度的否認和扭曲的衝擊，而能將來自其他世界的破碎元素包容在一起，同時持續對整體的內容有一個說法……在鏡映過程中，治療師的在場製造了一個額外的三角關係。在畫作中所反映的是，兒童沉浸在回應自己或自己的經驗，以及回應治療師的接納，不論治療師詮釋與否。

（Wood, 1984: 68）

治療歷程

　　藝術治療師為個案維持一個安全的空間，而「治療歷程」便由此展開。在此指的是這個整合個案所釋放能量的程序，是和治療師互動的成果（Cox, 1978）。它是一個個案被賦權去為自己做一些無法單獨辦到的事的歷程。治療師並不會替個案做那件事，但若沒有治療師個案就無法做到。藝術治療師的任務是誘發和過往的重新連結。這個誘發的歷程意味著藝術治療師必須是包容的，所以個案才會覺得自己可以揭露任何事情。藝術治療師包容這些所揭露的事，而且準備好讓個案以現在的角度（現況的此時此刻）去理解它們，也以其過往，特別是個案嬰兒時期的早期經驗來理解它們。因為會談的焦點被縮小在圖像這個物件和治療師這個人身上，在探索原始關係時，早年嬰兒期的經驗將再次被經歷。而移情關係就是這樣開始建立起來的。

移情

　　當個案轉移強烈的、嬰兒式的，源於兒童時期的經驗或早年關係的感覺到治療師身上時，移情就發生了。以 Freud 最初對這個現象的瞭解，他將移情指涉為在治療性地交換時所發生的現象，也就是再活一次且重新擁有那些早期已經經歷過的性心理發展階段。在他的〈一個歇斯底里症患者的分析片段〉（*Fragment of an analysis of a case of hysteria*）中，Freud 定

義移情的狀況如下：

> 何謂移情？它們是在分析進展中被喚起且意識到的傾向和幻想的新版
> 本或複製品，但它們有個這一族的特性，便是用醫師這個人去取代早
> 期的某個人。換個方式說，一整個系列的心理經驗被重新喚醒，不是
> 屬於過去的，而是在此刻運用於醫師這個人身上。
>
> （Freud, 1905: 116）

所以移情現象發生在此時此刻，在治療師和個案之間，但牽涉到個案
過往的人際經驗。移情在治療上的使用在於詮釋這些早期的階段或經驗，
以整合和理解它們，讓它們能變成精神生活中，那些意識所能自我控制的
內容的一部分。

> 精神分析技術的特性在於使用移情和移情性神經質。移情不僅僅是和
> 睦的關係或關係這麼一回事，它關注到一個高度主觀的現象在分析中
> 反覆的出現。精神分析相當程度上包含了在正確時間點為這些現象的
> 發展鋪成。詮釋則將特定現象和個案精神現實的一部分做連結，在某
> 些個案身上這意味著，同時和個案過往的一部分生命連結了起來。
>
> （Winnicott, 1958: 158）

Melanie Klein 對移情的看法和 Freud 有些許的不同，特別是在 Dora
這個案例上，Freud 得到的理解是移情和個案生命史的早期創傷是有關聯
的，以及在現實生活中，創傷又是如何在對治療師的移情中復甦、重新被
經歷、再度活躍了起來。不同於 Freud 的文章，Klein 強調的並非重建過
去那個被轉移到治療師身上的關係，而是在關係內已展現的所有機制的發
展，這些機制以個案對應外在世界的生活方式為特徵。

這個對於移情的再修訂有一個重要的原因，那就是 Klein 當時正和幼
兒工作，那個假設性的創傷事件確實發生，因此幼兒在當時重演了他們的
經歷。他們的遊戲是所發生的各種事件和關係的一系列演出。這些重演是
如此生動，讓 Klein 深深相信兒童正在演出他們的幻想生活，而這是孩子

用來和自己最大的恐懼和焦慮相處的方法。會談中所上演的關係是兒童努力想要掌握他們每天生活中創傷體驗的表達。

在克萊恩學派的臨床分析中，移情因此被理解為是潛意識幻想在會談之此時此刻的表現。移情是以個案應付其早期經驗的嬰兒式機制為模型：

> 個案注定會用過去使用的相同方法，來面對經由分析師所重新經歷的衝突和焦慮。也就是說，就在他試圖背離治療師時，他也背離了他的原始客體。

> （Klein, 1952: 55）

Klein 強調，她的遊戲技巧的重點之一便是移情的分析。

> 我們知道在對分析師的移情裡，個案重複早年的情緒和衝突。我的經驗是我們能夠根本地幫助個案，藉由將他的潛意識幻想和焦慮帶回到我們的移情分析，回到它們的源頭，也就是嬰兒期和第一個客體的關係。藉由重新經歷早期情緒和潛意識的幻想，並瞭解它們和他的原始客體的關係，個案得以從頭改寫這些關係，進而有效地消除它們。

> （Klein, 1955: 16）

在她〈移情的起源〉（*The origins of transference*）這篇論文中，Klein 清楚的描述了移情的表現：

> 這是精神分析過程的特色，當它開始走在通往個案潛意識的道路時，他的過往（在其意識和潛意識部分）便逐漸被活化。他轉移早期經驗、客體關係，和情緒的衝動被強化，因而聚焦在治療師身上；這暗示著個案藉由早期情況下使用的相同機制和防衛，來應付這些被重新活化的衝突和焦慮。

> （Klein, 1952: 49）

她宣稱我們愈能深度的滲透潛意識，將分析帶到更久遠的過去，則我們就能更瞭解移情。她接著說：

幼兒的分析教了我一件事，那就是沒有本能衝動、焦慮情況、也沒有
心理歷程是不牽涉外在和內在客體的；換句話說，客體關係是情感生
活的中心。尤有甚者，愛和恨、潛意識幻想、焦慮和防衛也都從生命
初始時就在運作，且一開始就和客體關係不可分割的連結在一起。這
個領悟讓我從新的角度來看待很多的現象。

（Klein, 1952: 50）

做為藝術治療師，這給了我們理解移情如何在藝術治療中運作，以
及在此關係下引介創作的藝術物件之作用（Weir, 1987）。創作圖像的過
程建立起三條溝通的路線：治療師和個案之間、個案和畫作之間，以及治
療師和畫作之間。探索移情關係時，圖像經常成為焦點。它像一個裝著幻
想、焦慮和其他個案在治療中所浮現到意識中的潛意識歷程的容器，承載
了情感的意義——它包含了移情關係的面向，但是仍有分離的反應發生，
因為畫作自有它的作用。Schaverien 為兩種不同類別的圖像做了區別：

有時候畫作只展示出移情。這些畫作增強且擴展了心理治療的範疇，
但和富含情感的畫作有所區別。當畫作充滿情感，和此圖像有關聯的
動作便會開始發生，然後透過那張畫作為媒介，有了改變的可能。這
類似於對治療師的移情關係，但在此則聚焦在畫作上。

（Schaverien, 1987: 80）

反移情

我們來從個案和治療師雙方的角色去思考治療關係中圖像的存在。
在藝術治療裡，移情和反移情都是透過對圖像本身的反應而發展來的。
反移情是在治療情境中，在治療師、個案及圖像互動之下治療師被喚起
的反應和感覺。反移情的意義和重要性隨著時間而有所改變，摒棄了治
療師必須是個空白螢幕的舊觀念，這個觀念被看作是一種防衛（Ferenczi,
1919; Fenichel, 1941），現在則是愈來愈強調治療師和個案之間的情緒互

動（Joseph, 1989; Heimann, 1960）。

> 分析師自己的分析目的不在於將他轉變成為一個機械腦，只單靠智能
> 運算就能產生詮釋，而是使他能保留自己的情感，不像個案那樣的釋
> 放它們。

（Heimann, 1960: 82）

她的主要論點在於「比較自身喚起的情感和個案的聯想內容，以及其情緒品質和行為，分析師有方法去確認自己是否成功地理解他的個案」（Heimann, 1960: 83）。治療師的感覺或反移情可以有用的做為瞭解個案情緒經驗的指標，而不是治療師自己的神經症和神經質地移情對精神分析工作的干擾。

Bion（1959）後來創造出一個較清楚的樣貌：分析師是個案那些無法承受之經驗的容器。透過將這些經驗轉化為思考和語言的分析歷程，它們被處理、調整和涵容。Bion 發展出一個概念，治療師就如同一個母性的容器，因此讓分析情境下的人際情況以內在的心理術語來陳述變為可能。藉由將有問題的部分辨識出來（在母愛中所涉及的重要自我功能），她能夠以這樣的方式來解除不舒服的東西。母親理解不舒服的能力是藉由她對嬰兒的反應來溝通的。然後，嬰兒可以回收他不舒服的經驗，但是以被改變過的、被母親理解他所表達的不舒服且做適當的回應之後的一種形式來表現。嬰兒因而有了在兩個內在心理世界的互動中被瞭解的經驗。意義由此產生。透過母親的行為，他現在可以理解某個特定感覺的意義，例如肚子餓。累積這些經驗開始產生了一個等式，在他的心裡有一個有能力瞭解他的經驗的內在客體。Hanna Segal 將之形容為「精神穩定的開始」（Segal, 1975: 135），而且她形容這個母嬰互動是治療性努力的一個典範。

這個母親涵容的「典範」清楚的說明為什麼反移情是瞭解治療性歷程的重要工具。如果治療師所感覺到的是她自己逃逸的情感便會造成問題，這可能會阻礙治療的過程和進展。然而治療師的心智，既可能出錯，

但也是有能力的，兩者都會灌注到「整體狀況」裡（Joseph, 1989）。個案有時對治療師的感覺相當敏銳。個案對治療師消化焦慮能力的感知和經驗是很重要的。個案可能對治療師的某個特定的面向投射其情感，這些面向像是治療師想成為母親的希望，想要全知的希望，想要否認不愉悅的見識或是對抗焦慮的防衛。總歸一句，個案是投射到治療師的內在客體上（Brenman Pick, 1985: 161）。

Christopher Bollas 清楚的描述投射性認同在這個歷程中的重要性：

> 這是我個人的觀點，而許多英國的精神分析師也有同樣的看法，那就是分析迫使分析師去經驗被分析者的內在客體世界。他通常以投射性認同的方法來做到：藉由勾起治療師的一個感覺、想法或是自我狀態，那些是至今僅保留在他自己的內在的。藉此，分析師也可能是內在客體的再現，而那基本上是根源於母親或父親的一部分人格，如此一來，分析師除了被迫經歷被分析者其中的一個內在客體，也可能是母親的母愛中具有某個特質的客體，而在那個當下，分析師便短暫地佔據了原本被分析者所持有的位置。
>
> （Bollas, 1987: 5）

投射性認同的概念是複雜的，也在精神分析的圈子裡製造了許多爭論，同樣也發生在藝術治療裡對於反移情的瞭解。例如 Mann（1989）即認為對圖像的反移情反應，實際上就是一個投射性認同的歷程。這些想法在後來的文獻中有更多的發展（Gosso, 2004）。

詮釋

詮釋包含將潛意識歷程，也就是個案的前意識層次的心智，帶到意識中。藉由將之付諸言語，便可能瞭解一些之前不瞭解的事情或想法。當潛伏的感情透過詮釋而被看見，就產生了意義。不論這些想法或語言是從藝術家／個案企圖要付予其作品一個意義，或是治療師從畫作或關係中看到

一些浮現出來的重要面向。這些若不是可以澄清治療師和個案之間的移情歷程，便是澄清在象徵層次、透過圖像本身所浮現的一些感覺。在治療中使用圖像的好處之一就是圖像是具體的，其視覺詮釋是開放的，也顯然比語言的歷程更容易被看到。缺點是在治療中創作的圖像被詮釋錯誤時傷害性更大。直接詮釋可能阻止或否認了個案自我發現的滿足。圖像是有不同層次意義的聲明，這些意義將隨著時間逐漸揭曉。因為圖像對個案來說是獨特的，只有她才能最終瞭解作品的全部意義，過早的詮釋極易干擾這個微妙的過程。藝術治療師等著，接受個案透過影像所傳達的訊息，直到個案準備好要開始去理解，然後讓意義被揭示。

治療師的角色就是為個案所創作的圖像和它所有的潛在意義保持一個開放的態度，涵容其在圖像創作過程中以及在努力理解它時所產生的焦慮和感覺。一個清楚的意義可能不會出現——許多在藝術治療中所創作的圖像是一個潛意識材料的生澀表達，只有在許多星期之後，當連結得以產生和瞭解時才浮上意識。耐心、等待、思考和停留在不確定，或是「未知」它的「意思」或「說辭」的重要性，是藝術治療歷程的核心。讓事情變得具體可以是很有殺傷力的，也會阻礙真正的瞭解。我們多常在藝廊裡聽到：「是啊！它很不錯，但到底是什麼？」觀眾被畫面所感動，但無法停留在不確定，或缺少清晰意義的狀態，因為有個想要理解的需要在。一旦它的內容或形式被辨識或「命名」出來，感覺或情緒衝擊的強度便可以被調整，或甚至解除，就如同 Bion 的產生「意義」的想法（Bion, 1962）。

因此，治療師對圖像的反移情反應是很重要的。和透過圖像而浮現的感覺共處，傳達出那些正在透過圖像與治療師做溝通的事。下面這個和十歲小男孩工作的臨床小故事，可以說明上述的一些觀點。

Peter 因為在學校的行為愈來愈難掌控而被轉介來做藝術治療，這是自從他的孿生兄弟在憂鬱症發作後接受治療開始。感覺上藝術治療能提供 Peter 一個他自己的空間，一個離開他的兄弟和家庭環境來處理自己難題的地方。他的治療一星期一次，維持了 15 個月。這時到了結束的階段。

這個會談是在暑假之後，而且他知道會談終止的日期已經決定好了。

　　在這個階段，Peter 通常選擇用陶土，他會先塑形然後放乾，等下週再上色。治療師認為這是一個將想法在兩次會談之間留住的方法，讓會談和會談之間得以連結。Peter 小心地做了兩個「頭」，然後把它們放在窗臺放乾，隔週來時，他急著跑進治療室而且隨即去看看它們是不是還在那裡。他把它們拿了起來，可是有一片陶土剝落在他手上。「我的天，」他說：「我需要一些膠水。」他花了一些時間用膠水黏上嘴巴和帽子，然後他被膠水罐子的邊緣吸引而分了心，專注的將膠水從罐子的邊緣捏起來。他突然說：「我做這個幹嘛？」然後把它放下來。他開始小心翼翼地幫每個頭上色，由於先前「困」在這顆頭上，當又要為它上色時讓他覺得這麼做很笨，所以又把它拿下來。當這兩個頭被仔細的塗好顏色時，治療師突然有個感覺，這看起來像是某種墓誌銘，或是墓碑的頭。因為它們在同一個基座上，緊靠地黏在一起，他們可能代表的是治療師和他、他和他的兄弟，一起困在他們的潛意識關係裡，又或者，這是他掙扎著去理解的自己的兩個面向。那兩個頭似乎就代表著 Peter 的有關分離的衝突和對於崩解的恐懼。

　　治療師靜默地看著他完成整個歷程——如何困在這兩顆頭上，又如何將基座塗成黑色。他的手指又再一次沾滿膠水。而當他用鉛筆把頭撐起靠在桌面上、像個棒棒人時，他開始對於黏黏的手指感到焦慮，然後去洗手臺把膠水洗掉。他洗了很久，還一直說著「唉唷！亂七八槽的」之類的話，把治療師「丟棄」在對圖像滿滿的衝擊裡。

　　當他弄好了，他說那兩個頭是某一種地底下的人——「Bill 總是告訴 Bob 該做什麼——他是像 Bill 的僕人之類的——還滿奇特的。」

治療師：我想到了太陽眼鏡？他們看起來好像看不到或不會說話。

Peter　：喔，那是他們制服之類的東西。地底下——像是罪犯，我猜——不知道他們的感覺和想法是什麼。

治療師：他們像你認識的任何人嗎？

Peter　：沒有──Bill 告訴 Bob 要做什麼──他們都不像我。

　　他看起來有點尷尬（起身），在紙片上寫下名字，然後剪下來，用藍丁膠黏在底座上。時間結束了，所以他把它們小心的放回窗臺上。接下來的幾次會談，他幫 Bill 和 Bob 做了一個有黑色窗戶的房子──一個秘密社團的房子，你看不進去裡面、從裡面也看不到外面。

　　完成的圖像（彩圖 1，請見彩色圖例 p. 1）暗示著融合和分離的衝突，雙重身分和雙胞胎的面向，被放在地底下的，他無法看到或言說的感覺。但重要的是，當圖像被創造出來，而治療師感覺到 Peter 在這些關於結束、葬禮，到地底下等的感覺中掙扎。隨著會談結束，他現在必須要面對自己的整合和離開治療師。不同於和他母親的經驗，他在與治療師的關係中是唯一的小孩，對他來說，離開是困難的。他經歷到一個沒有他的兄弟的空間，在適當的時機，這是治療師能夠有所評論的一個線索。圖像包含了處理他的治療結束的多層意義。

　　在藝術治療歷程中，對圖像的移情和反移情反應是很複雜的。治療師和個案雙方都會對創作出來的圖像有全面的感覺和反應，這代表有多重意義透過圖像被傳達出來。在治療關係裡對治療師產生的情感、態度，甚至是幻想，透過圖像被喚起。藉由接受和認知到這個，個案對圖像中所承載的潛意識連結就更深了。Kuhns（1983: 92）對藝術作品的移情提出了一些定義，它指的是那些藝術家在例行創作中加以反應、利用、再詮釋和以美的形式再建構的方式。由此，他定義反移情是觀眾和作品之間的關係，這就牽涉到觀者對某個特定客體的反應，也就是他或她的聯想和詮釋。透過治療師和個案的移情關係，對那些客體的深層理解也變得清晰。對藝術治療師而言，感興趣的還有 Kuhns 對「文化」移情的想法，對此他說是發生在當客體透過精神分析的詮釋，漸漸和個人的意識知覺整合時：

　　這是一種「鏡映」的過程，重新付予它語言並且在意識的數個層次間來回反思；客體的、藝術家的和觀看者的意識；藝術家透過客體或在

客體中呈現了自我，而觀看者的反應則是累積自意識和潛意識所有層次的聯想，包含來自獨特經驗中的幾個深層的秘密節結，它們是相對應的，但又有所不同。

（Kuhns, 1983: 21）

藝術治療的工作包含對治療師、個案和圖像之間（三角關係）溝通的歷程得到某些理解（Case, 2000）。跟隨 Wilfred Bion、Donald Winnicott 和晚近精神分析師的理念，母嬰關係的想法讓我們更接近對詮釋歷程的複雜性，或者說是對潛意識歷程意識化的理解。對 Winnicott 而言，在母嬰關係裡的溝通，相對是非語言的，這改變了在精神分析處遇裡詮釋的角色。語言，在 Winnicott 的理論裡，只是孩童溝通和分離能力的延伸，但語言本身並不被認為是他身分的構成。他的工作奠基在最早的、語言發展之前嬰兒的社會能力。嬰兒不說話但能生存，是因為他和一個感受敏銳的客體溝通（Winnicott, 1965a: 117）。

有一種母愛的語言不單單是由字詞所構成。對 Winnicott 而言，語言詮釋是一種母愛的形式。治療場域是個人成長的中介，而不只是提供潛意識令人信服的翻譯。治療師就像母親一樣，藉由提供它溝通和識別的機會來促發成長。就像餵養可被看作是母親對嬰兒哭聲的詮釋般，治療師的口語詮釋便像是用語言來餵養個案（Case, 2008）。

藝術治療師尊重隱私和空間的重要性因而她讓個案的內在對話得以浮現。一個九歲的孩子每星期都背對著治療師坐在治療室的角落，因為他不想讓任何人看到他在做什麼。治療師則坐在她慣坐的另一個角落。過了一段時間，他知道治療師並不會侵犯他的空間，便開始會轉過身來，看看治療師是不是還在那裡，然後再回到他的創作上。就這樣又過了一段時間，他開始讓治療師觀看他正在做的事，開始在創作時轉向治療師，但若是他覺得稍有被侵入的感覺，就會隨即將作品隱藏起來。他慢慢的成為一個較能夠分享他的空間和想法的孩子，甚至能主動用作品和治療師互動。治療師過早的介入可能會干擾他發展信任和開始一段有意義的關係之能力。治

療師、治療室和這一切發生的空間的一致性是很重要的,「治療的凝視」
(therapeutic gaze)也是如此,它符合了嬰兒早期經驗和依附關係的發
展,以及母嬰之間的同調(Tuffery, 2011; Isserow, 2008)。

延續這個類比,Winnicott 也對過早的詮釋提出警告:

> 有件重要的事,除非是個案退化至最早的嬰兒期的狀況,分析師不應
> 該知道答案,除非是到目前為止個案給了線索。魔法般的詮釋會奪走
> 個案分離的能力,他被自己的心思奪走了。母親不是去餵嬰兒,而是
> 嬰兒給予母親一個餵他的機會。個案所提供的線索促成分析師詮釋的
> 能力。這不是一個給嬰兒滿足的問題,而是要讓嬰兒去尋找客體並和
> 它達成協議。
>
> (Winnicott, 1965a: 59-60)

Winnicott 指出語言,做為精準的詮釋形式,倘若個案還沒準備好,
便會直達他最深層的內在,喚起他最原始的防衛,而得到非預期的效力。

> 如果分析師逕自詮釋而不是等待個案有創意地去發現是有危險的。如
> 果我們等待,我們變成是在個案自己的時間裡被客觀地接受,但如果
> 我們沒有辦法做到一個能促進個案分析歷程(等同嬰兒和兒童的成熟
> 歷程)的方式,我們突然間變成一個對個案而言的那不是我,而我們
> 知道太多,我們是危險的,因為我們和個案自我組織中那個靜止而無
> 聲的中心點有太靠近的對話。
>
> (Winnicott, 1965c: 189)

在這段內文中,語言可以變得霸道且嚇人。過度詮釋的藝術治療師變
成一位像暴君般的母親,而語言則使其力量完整。無法接受的詮釋,像是
母親的侵犯,沒辦法為個案所用,因為它不能像一個想法一樣被接收,而
是被阻抗、拒絕或是分割。一個好的詮釋是讓個案能夠在其心裡好好的看
待並把握住的東西。

從這個例子看來,如果對 Peter 所創作的頭給予過早的詮釋,可能對

他花了數週的時間去尋找它們的意義，並瞭解它們對他的意涵會有所阻礙。他經驗到的母親是有侵入性的，而這在移情中被修通。治療師隨著她的反移情反應等待著，思考如何、何時以及是否要將她對 Bill 和 Bob 的感覺和瞭解說出來，而這個等待讓很多意義都浮現到治療師和 Peter 的意識中。最重要的是詮譯的時機。在他和治療師的關係裡，Peter 能夠修通他嬰兒期早期經驗的一些面向，像是和他的雙胞胎兄弟分享母親，而母親在情感上卻是疏離的，這影響了他的自尊心，也影響了和他兄弟之間的複雜關係。圖像象徵性地代表對一個客體所有情感的表達，而且在作品和創作的過程之中涵容了情緒的意涵（像是手指被膠水黏住——被卡住）。圖像真的是能為自己「發言」。

參考文獻

Bion, W. (1959) Attacks on linking, *International Journal of Psychoanalysis*, XL, 308–15; republished (1962) in *Second Thoughts*. London: Heinemann.

Bion, W. (1962) *Second Thoughts*. London: Heinemann.

Bollas, C. (1987) *The Shadow of the Object: Psychoanalysis of the Unthought Known*. London: Free Association Books.

Brenman Pick, I. (1985) Working through in the counter transference, *International Journal of Psychoanalysis*, LXVI, 157–66.

Campbell, J., Liebmann, M., Brooks, F., Jones, J. and Ward, C. (1999) *Art Therapy, Race and Culture*. London and Philadelphia: Jessica Kingsley.

Cardinal, R. (1989) The primitive scratch, in A. Gilroy and T. Dalley (eds) *Pictures at an Exhibition*. London: Tavistock/Routledge.

Case, C. (2000) 'Our Lady of the Queen': journeys around the maternal object, in A. Gilroy and G. McNeilly (eds) *The Changing Shape of Art Therapy: New Developments in Theory and Practice*. London and Philadelphia: Jessica Kingsley.

Case, C. (2005) *Imagining Animals: Art, Psychotherapy and Primitive States of Mind*. London: Routledge.

Case, C. (2008) Playing ball: oscillations within the potential space, in C. Case and T. Dalley (eds) *Art Therapy with Children*. London: Routledge.

Cox, M. (1978) *Structuring the Therapeutic Process: Compromise with Chaos*. Oxford: Pergamon.

Ehrenzweig, A. (1967) *The Hidden Order of Art*. London: Paladin.

Ellis, M. L. (2007) Images of sexualities: language and embodiment in art therapy, *Inscape*, 12(2): 60–68.

Fenichel, O. (1941) *Problems of Psychoanalytic Technique*. New York: Psychoanalytic Quarterly.

Ferenczi, S. (1919) Theory and technique of psychoanalysis, in *Further Contributions to Psycho-Analysis*. London: Hogarth Press.

Freud, S. (1905) Fragment of an analysis of a case of hysteria, in *Standard Edition, Vol. VII*. London: The Hogarth Press.

Gosso, S. (ed.) (2004) *Psychoanalysis and Art: Kleinian Perspectives*. London: Karnac Books.

Heimann, P. (1960) Counter transference, *International Journal of Psychoanalysis*, XXXI, 81–4.

Isserow, J. (2008) Looking together: joint attention in art therapy, *Inscape*, 13(1): 34–38.

Joseph, B. (1989) Transference: the total situation, in M. Feldman and E. Bott Spillius (eds) *Psychic Equilibrium and Psychic Change: Selected Papers of Betty Joseph*. London: Routledge

Khan, M. (1974) The role of illusion in the analytic space and process, in *The Privacy of the Self*. London: Hogarth Press.

Klein, M. (1952) The origins of transference, in *Works of Melanie Klein, Vol. III*. London: Hogarth Press.

Klein, M. (1955) The psychoanalytic play technique, in M. Klein, R. E. Money-Kyrle and P. Heimann (eds) *New Directions in Psychoanalysis* [1977]. London: Maresfield Reprints.

Kuhns, F. (1983) *Psychoanalytic Theory in Art*. New York: Indiana University of Pennsylvania.

LaNave, F. (2010) Image: Reflections on the treatment of images and dreams in art psychotherapy groups, *Inscape*, 15(1): 13–24.

Lewis-Williams, D. (2002) *The Mind in the Cave*. London: Thames and Hudson.

Lillitos, A. (1990) Control, uncontrol, order and chaos: working with children with intestinal motility problems, in C. Case and T. Dalley (eds) *Working with Children in Art Therapy*. London: Tavistock/Routledge.

Mann, D. (1989) The talisman or projective identification?, *Inscape* (autumn): 11–15.

Mithin, S. (1998) *The Prehistory of the Mind: A Search for the Origins of Art, Religion and Science*. London: Phoenix Books (Orion).

Newmarch, R. (1906) *Life and Letters of Peter Illich Tchaikovsky*. London: John Lane.

O'Brien, F. (2003) Bella and the white water rapids, *Inscape*, 8(1): 29–41.

Ramm, A. (2005) What is drawing? Bringing the art into art therapy, *Inscape*, 10(2): 63–78.

Rogers, C. R. (1970) Towards a theory of creativity, in P. E. Vernon (ed.) *Creativity*. Harmondsworth: Penguin.

Sagar, C. (1990) Working with cases of child sexual abuse, in C. Case and T. Dalley (eds) *Working with Children in Art Therapy*. London: Tavistock/Routledge.

Sayers, J. (2007) Picasso cure: personality, psychoanalysis, Les Demoiselles d'Avignon centenary, *Inscape*, 12(1): 39–49.

Schaverien, J. (1987) The scapegoat and the talisman: transference in art therapy, in T. Dalley, D. Halliday, C. Case, J. H. Schaverien, D. Waller and F. Weir, *Images of Art Therapy*. London: Tavistock.

Schaverien, J. (1989) The picture within the frame, in A. Gilroy and T. Dalley (eds) *Pictures at an Exhibition*. London: Tavistock/Routledge.

Schaverien, J. (2005) Art and active imagination: further reflections on transference and the image, *Inscape*, 10(2): 39–52.

Segal, H. (1975) A psychoanalytic approach to the treatment of schizophrenia, in *Studies of Schizophrenia*. Ashford, Kent: Headley Bros.

Simon, R. (1992) *The Symbolism of Style*. London: Routledge.

Storr, A. (1972) *The Dynamics of Creation*. Harmondsworth: Penguin.

Tuffery, H. (2011) Are you looking at me? The reciprocal gaze and art psychotherapy, *ATOL: Art Therapy Online*, 1(3). www.gold.ac.uk

Weir, F. (1987) The role of symbolic expression in its relation to art therapy: a Kleinian approach, in T. Dalley, D. Halliday, C. Case, J. Schaverien, D. Waller and F. Weir, *Images of Art Therapy*. London: Tavistock.

Whitley, D. (2000) *The Art of the Shaman: Rock Art of California*. Salt Lake City: University of Utah Press.

Winnicott, D. W. (1945) Primitive emotional development, *International Journal of Psychoanalysis*, XXVI, 137–43.

Winnicott, D. W. (1958) Transitional objects and transitional phenomena, in *Through Paediatrics to Psychoanalysis*. London: Tavistock.

Winnicott, D. W. (1965a) Child analysis in the latency period, in *The Maturational Processes and the Facilitating Environment*. London: Hogarth Press.

Winnicott, D. W. (1965b) Ego integration in child development, in *The Maturational Processes and the Facilitating Environment*. London: Hogarth Press.

Winnicott, D. W. (1965c) Communicating and not communicating, leading to a study of certain opposites, in *The Maturational Processes and the Facilitating Environment*. London: Hogarth Press.

Wood, M. (1984) The child and art therapy: a psychodynamic viewpoint, in T. Dalley (ed.) *Art as Therapy*. London: Tavistock.

Chapter 5

藝術治療中的意象

　　藝術治療中所創作的圖像或意象體現思考與感受。意象在這個創作者的意識與潛意識之間進行調節，此人的過去、現在與未來之樣態都在意象中得以保留與象徵化。在此意義上，意象扮演的就像是內在世界與外在現實之間的一座橋。在一幅圖畫中，矛盾與衝突可被述說與被涵容，藝術治療中透過製作一幅圖畫的過程，案主將那些似乎難以表達或無法明說的，都藉由創作過程賦予其形式。同樣重要的是向外觀看的內在經驗——美感體驗。藉由一種美感體驗，藝術治療師在案主的許可下，能進入並分享案主的世界，因此案主也能讓自己被認識與被瞭解。「在藝術中，創作者與觀看者共同對一個未說出口的想法心領神會」（Langer, 1963: 250）。

　　為描述治療過程，讓我們像藝術治療師一樣，隨著一個意象被創作出來的方式來觀察，而案主隨後就瞭解其意義，並在將它說出來後獲得洞察。這是一位 20 歲出頭的年輕人，他第一次參加藝術治療團體。在一次療程中做了以下模型。他拿一些陶土做一個碗，接著做伏在碗的上面、好像在吐東西進去的一個人。「嘔吐物」是由各色捲曲的薄紙再塗上濃稠顏料混合而成。他接著又做了另一個人在一邊看。然後他移動第二個人，使他從碗中拿出湯匙餵食第一個人。碗裡的內容已經從「嘔吐物」變成了「食物」。他為第二個人增加另一隻手，現在這個人也在餵食他自己。坐在他所製作的場景後面，這位案主好像感到脆弱，拿了一片薄薄的透明保

鮮膜覆蓋在碗的上面。他再一次坐到模型後面，此時懷有一種敬畏之感，因為「嘔吐的食物」現在已經改變，好像它是閃亮的珍貴寶石（捲紙上的顏料仍是濕的）。這模型感覺上對他格外重要，似乎在製作過程中他已經有了一種深奧的發現。

　　這個治療過程的描述是採用 Jung 常用來比較治療與煉金術，由底層物質轉變成黃金的類推法。在治療中，生氣、傷心、困難之感受都可能像混雜的嘔吐物般被「吐出來」。這些感受被治療師涵容於治療室內（即這個碗）。治療師幫助案主重新整編這些不必要的想法與感覺，去瞭解它們（即食物）。對這些自己不想要或不喜歡的部分在不同層次意義上重新整合的瞭解，變成了寶貴的事物，被經驗成像是個人的發展與成長中的「寶石」一樣。案主主動投入這個過程，其健康的部分幫助生病的部分，餵養它，而同時，也餵養了自己。

　　意象所呈現的這些思考與案主伴隨而來的感受，都是在創作過程及隨後與團體進行探索中發生。意象具有什麼樣的特性使得它可以做到這樣？此時來說明人的心智具有兩種過程或運作方式是有幫助的，這就是 Freud 所描述的初級歷程與次級歷程，在第九章有完整解說。次級歷程的象徵是推論的，是意識的理性思考，其描述是透過具有線性的、分離的、有接續性次序的文字。然而，意象本身，呈現其構成時是同時性而非次序性的，它想像性地、但非一般性地運作。初級歷程的象徵因此是非推論的，以視覺意象而不是以文字來表達。它的複雜度並不侷限在一個有所覺察之行動自始至終心智能保有的部分（參見第十章象徵主義）。

　　藝術治療中所創作的圖像，當它們藉由治療過程持續地被處理，就會一再揭示出新的意義或不同的想法與感受。療程結束時它們是可以拿來參照或重新看的具體作品，因為在序列的圖像創作中它們都擁有各自的位置。許多作者（Milner, 1950; Rycroft, 1985; Langer, 1963）都撰文談到以文字描述**圖像體驗**（image-experience）的困難。在此章中，我們將試圖努力面對此困難，並提出藝術治療中圖像的作用以及藝術治療師與之工作的方法。

在藝術治療中，治療師和案主都對所創作的圖像進行美感性的回應，它被治療師和案主一再覺知，進入到我們不同於口語交流層次的想像生命。我們在分享一種經驗，一種未說出口的想法，這種交流對於那些沒有語言、對感受含糊不清或不信任文字的案主們是有價值的。先前文中所提到的案主已經被團體中先前所創作的圖像所「影響」，那些圖像已經進入到他的想像生命中，而他也已潛意識地吸取團體中其他人的某些部分。這些動力將在第七章有更完整的描述。在此讓我們來看此影響的兩個層面。

在團體的初期，另外一個男性做了一個陶土模型，是有關他前一晚所做的一個夢。在夢中他去一家餐廳並點了一道特定的水果來吃，但餐廳給他一種奇怪的水果放在碗中，那是他以前從未吃過的。這個夢，以及在團體中用陶土把它做出來，對於第一次體驗藝術治療過程的他，有助於其將之賦予意義。在這裡，夢意象呈現出對它的思考，就像一個奇怪的水果，而這水果挺好吃的。可以看到這個夢經驗是如何進入到第一個案主的想像生命中，以及他如何從這個包容的碗有所接收。第一個案主所用的透明保鮮膜隨後也進入團體中，因為一個婦女說她也要一些保鮮膜用來保護她的陶土模型。後來它又被另一個婦女拿來使用，因為要覆蓋她圖畫中的裸露雙腿，因為感覺上它們暴露而且脆弱。第一個案主隨後用保鮮膜覆蓋他的碗，由此轉化其內容變成珍貴的珠寶，同時也保護他自己脆弱的感覺。

在一個藝術治療室中，空間的內容、實際的藝術媒材及團體的精神內容，會相互作用、彼此牽動，也影響到每位空間使用者的想像生命。藝術治療師也是這個過程的一部分。在所描述的第一個意象中，治療師顯得好像就是那個觀看的人，也是案主本身與治療師形成工作同盟的那一部分。透過思考的運作，治療師以一種可以回饋給病人的方式「消化」了這些意象中的素材。「嘔吐」的材料轉變成一種食物形式，那是「可消化的」，因此對這個病人就有了意義。意象變成一種可以承受這些很難消化感受的容器，隨後可能被轉化而有意義（Dalley, 2000）。為了成為病人及意象的「容器」，治療師也要餵養自己，治療師本人於自己之前的治療中已經在工作，也經歷過第一個案主所做的類似之「旅程」，治療師也藉由被督導

而不斷學習，若需要也持續在進行其自己的治療。就是以這種方式，當餵養案主的同時，治療師也在餵養自己，而案主在意象中也在餵養他自己。

不同的媒材與媒介之運用

總是有各式各樣的藝術媒材可供使用，從顏料、紙張、蠟筆到三度空間的模塑材料如陶土、黏土、「魔力黏土」（model magic），及做模型與雕塑用的種種「破銅爛鐵」。媒材在藝術治療中可能會以許多不同的方式被運用，顯示出創作者的心智狀態、深層感受、想法與觀念。必須對空間有足夠的安全感才能做到這些，再加上媒材的容易拿取讓許多不同的表達方式變得可能。案主在每次療程或同一次療程中常會運用很不同的媒材，他們的工作風格經過一段時間，在治療的不同階段可能有很大的變化。

首先讓我們來看看一些不同媒材的威力與特性，這將會影響到案主的部分選擇。我們已經看到陶土是具有延展性以及三度面向優勢的媒材。這部分尤其對那些想要去探索與「掌控」他們世界有關的感受，並讓隱藏未能浮出的自我部分得以展現的兒童特別有價值（Dalley, 2008; Case, 2005a）。與蒙受精神症狀折磨或與自閉心智狀態的案主一起的工作已有不少作者進行探究，例如 Killick（1993, 1995, 1997）及 Foster（1997）。形狀可被做出，人物可被移動，新的部分及新的顏色可增加上去或移除，也可以加上顏色或與許多不同的媒材結合。陶土可以挖空裝東西也可以從裡面架小棒子支撐做一個結構。現在更有新的黏土可以自行乾燥後硬化而不需用到燒窯，也能在一次療程結束時保持濕的狀態，以便能持續工作一段時間。陶土很能促進體能的投入而有助於放鬆身體的緊張，這就能幫助情緒的放鬆，也因此，它可能是一種用來工作的最具威力的媒材。

下面的例子說明這個歷程。一個五歲男孩在一次個別療程中衝進來，急著尋找上個禮拜他用陶土做的杯子，找到時他失望地叫出來：「喔糟糕，它破了！」他沮喪地讓治療師看看這杯子，指著一個治療師幾乎無法

肉眼看出來的微細小孔，好像他的整個世界都碎掉了。治療師體會到這個
有破洞的杯子是如何反映到他自己已經破碎的內在感受。她回應男孩的苦
惱與焦慮，說看到自己的杯子破了一個洞必定很難受。她對他的混亂心情
給予反映。然後男孩突然說：「我可以將它上色」，接著就開始忙碌地混
合厚厚的顏料來修復他的寶貴物件。象徵上這對他是很重要的。他對於外
在世界的體驗是被拋棄與失望的。出於對經常被拋棄之痛苦感受的防衛，
他對於「破」杯子的反應正反映出他的內在體驗，也就是他對這個世界的
一般性期待。在移情中治療師也變成是讓他失望的某個人，因為他的杯子
沒有夠安全地保護好。為他自己而對此做某些事，這讓他在某些程度上感
受到還能夠掌控他的世界，這幫助他減低無望感與無力感。

　　一位 16 歲有選擇性緘默症的年輕人在他的治療中花 12 週用陶土做
了一個與實體一樣大小、托著一顆球的手。他工作時沉默而謹慎，這件作
品被小心、精確的做出來，最後變成一件漂亮的雕塑。他之前從未做過陶
土，也明顯地被這個過程、他的成就及對他有運用此媒介之天分的發現所
感動。由於自信增加使得他能夠回到學校，並面對即將到來的考試壓力。

　　另外一個例子是一個二十幾歲的婦女參加一個為期五天的藝術治療
工作坊。第一天她一來就從桶子裡拿了陶土，坐在背對著治療師及大部分
團體成員的同一位置，開始製作一個看起來小小的人像。整週她都在做這
個只有四吋大的人，非常仔細地做這個人的臉、耳朵、頭髮、手指。她做
了一個完美的人形，整個過程都在默默地哭泣，開始將紙撕成一條一條，
並將它一層一層地綑綁起來。然後她又小心翼翼地用硬紙板做一個小盒
子，將看似已防腐處理的人放進去，整個過程她因悲傷而顫抖。在五天結
束時，她所完成的作品現在明顯的看出來是一個棺材。團體都對她的悲傷
予以尊重，並未對她的意象做太深的詢問。最後結束時她終於可以告訴團
體，她所做的這個人就是在年幼時已過世、她所鍾愛的小妹。家人在傷痛
中把其他手足送走以免他們因參加喪禮而對她的死感到悲傷。製作這個意
象使她能夠對此再看一次，並且對她的小妹好好的說「再見」。團體好像
成為她的家人，共同分擔她的悲傷並予以支持。

　　以上這些例子，顯示失落及相關之感受藉由再建構而能有所修復與處理。在其他情境中，或許因為選了某種特定媒材使得藝術可能用來探索其他議題。一位 14 歲少女用彩色筆製作了以下圖像（圖 5.1），這些模板是屬於「嬰兒組」的一部分。每個模板都被小心地放在 A4 大小的紙上來描繪，然後以粉紅彩色筆塗色，最後每一張都被小心地框好在它自己的方格

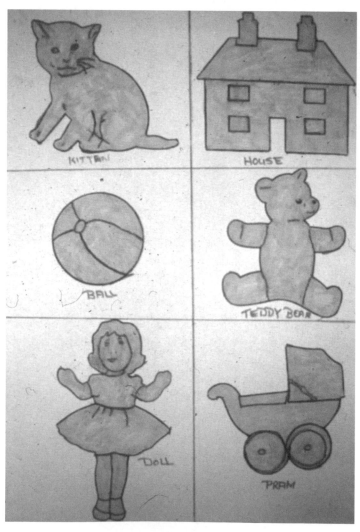

圖 5.1　模板畫

裡。在這療程中，一個法庭聽證會正在進行是否將她維持在被安置，或者要回家的決定，而當時她是處於「安置」的保護令之下。她對於聽證的高度焦慮透過製作這些意象而獲得承載。

我們已經看過藝術治療師及空間對案主如何就像一個容器一樣。一幅圖畫或模型的作用就像是進一步的框架，在那之內，情緒得以被揭露與承載。在她的高度焦慮中，兒時的每一項目（小貓咪、家、球、泰迪熊、洋娃娃及嬰兒車）都被她框限到圖畫框中，這樣就不會有東西可能被破壞。兒時物品是足堪慰藉的，她將它們都塗滿嬰兒粉紅色，這也在溝通她的需求層次就像一個小嬰兒一樣，有被治療師支持與涵容的需要。在這些模板項目上加以描繪並塗滿色彩，是她較成熟的自我在保護及撫育內在嬰兒的部分。彩色筆在此目的上是一種好用的媒材，因為它們具有可控制性、令人感覺安全也更可預期，不會像用塗料及水彩筆那樣，一個顏色不會突然暈開而混到其他顏色。

體現的意象及圖示的意象

可能要在治療中工作好幾個月，才能讓案主覺得準備好可以揭露情緒。在這麼長的等待過程中，意象可能體現、反映也提示案主，有關它們所採取的防衛立場。與治療師之間關係增長的第一個訊息，有時顯現在病患相當簡單的混色實驗中。既有的兩個顏色混合成一個新顏色，可能象徵兩個心智的相遇、混合之感受的整合，以及一個新觀點的產生。一個類似、看起來簡單的方式，但實際上是複雜的，就是「切割」，可以象徵把一種經驗割除或在心理上「被生出來」；以及用粉蠟筆塗擦使得代表記憶的那一層在另一層顏色底下（Casc, 2005b, 2008）。

Schaverien（1992）描述兩種不同意象與「圖畫中的生命」有關。

體現的意象（the embodied image）會體現潛意識過程，而圖示的意象（the diagrammatic image）則可能透過與意象有關的聯想而喚起潛

意識的過程。因此，圖示仰賴創作之後進行談話以達治療效果。另一
方面，體現的意象本身透露出與潛意識的連結與關聯；所以，對體現
的意象之討論可能用來還原而不是擴大其意義。

（Schaverien, 1992: 102）

Schaverien 指出圖示的意象是心理意象的一種圖說，也可能是治療過
程中一種分離（detachment）的表現。這樣的意象有時會以文字做補充。
體現的意象發生於案主在治療過程中有更強烈的投入之時，此類圖畫體
現移情並有強烈的象徵性，承載著不同層次之意義，而這些都無法被簡化
成文字。上述兩種圖畫在治療過程中都可能發生（Schaverien, 2005）。
「體現」的意象傾向於在「圖示」的意象之後出現，而這往往是當案主對
治療師及對藝術創作都已發展出信任，投入治療過程時發生的一種信號。
更深、更複雜的議題及混雜的衝突感受能被表達與被瞭解，因為已在此意
象及隨後可能進行的口語交流中被涵容。Havsteen- Franklin（2008）進一
步透過增加「無結構」（unstructured）及「非體現」（disembodied）的
概念來發展這些想法和傳達意象的他者（otherness）特質。

藝術治療師的工作並不是要鼓勵案主發洩情緒，事實上，反而是幫
助案主感覺到不論多麼難以表達，其感受都可以被承載、被傾聽以及被
瞭解。治療中的每個案主當已經信任治療師與環境，且內在也感覺準備好
了，就會以自己的步調往前發展。一位十歲兒童畫了三座城堡的圖像（彩
圖 2，請見彩色圖例 p. 1）。第一座是畫在灰色紙上的，反映出他悲傷、
生氣的感受。可見到門口的吊閘門像是牙齒般地阻礙人進入城堡，它所反
映的是他那無法對治療師訴說處境的事實。不工整的黑色窗戶像是瞪著觀
看者的那雙悲傷難過的眼睛。陰莖似的城堡高塔聳立，伸進有如憤怒暴風
雨所交織的黑色天空。這個處於困境的孩子是家中的獨子，其父母離異且
各自再婚，也各自有了他們的新家庭。他輪流在父親和母親處各住六個
月，因為這種居無定所的應變方式造成了他的不快樂，而這也從一些違法
的行為表現出來。最後他被安置了，上述的這些圖畫是在評估中心所畫

的。

　　他理著短髮套著大長靴，看起來像個「理平頭男人」的迷你版。他畫中的城堡就其自我形象而言，似乎表現出一種類似的「堡壘」。直聳的陰莖塔反映出他對這個世界所擺出的雄風姿態，刀槍不入且堅強穩固，但裡面隱藏著這個悲傷的小男孩。他的下一幅畫在白色紙上的意象顯得平靜些，他在上方畫上他的名字但又用一條弧線將它抹去，看起來像是條黑色彩虹。城堡沒有窗戶，好像這個「內在小孩」已退隱，但是到一個更安全的地方；這個堡壘的圖像仍舊像是個聲明。

　　他持續畫城堡。下一幅開始使用有顏色且較大的紙張。這個門口是空的但有一個開合式吊橋可以進入城堡，暗示可能有進行接觸的方法。他現在對治療開始感覺較安全，在療程中也較能感覺到被涵容。有時感覺案主在畫重複的意象時，他們在治療中好像沒進步。這可能顯示他們覺得被困住了，但也常常發現每一幅圖畫其實是不同的，而這些微細的改變會反映出案主內在的瞭解或進步上的進展。這孩子的受困以城堡的防衛圖像來呈現，反映出他對外在世界處境的內在防衛。他在評估中心的短短時間中並沒有改變，因為那時他的外在情境正處於僵局中。這些改變的顯現反映在他進入社區中心，並逐漸能成為社區的一分子時，那時他的城堡變得越來越大而且住滿了人。直到他能更深入地探索他的家庭處境，否則他先前的防衛是必要的。

　　從以上描述我們可以看到顏色如何帶有象徵價值，不只對案主具有個人意義，同時也可能反映了文化的價值。這位兒童用黑色顏料畫在灰色紙上來表達他最初生氣的悲傷。當他覺得比較穩定且在社區中心佔有一席之地時，他的圖畫變得明亮和多彩。與彩色筆相比較，塗料在情感的表達上有較微妙的可能性。它較易流動，大的塊面可用各種不同大小的筆刷與紙張來覆蓋。在療程中案主可能會改變媒材，因為他們在尋找適合其心境或感受的材料。當一個人強烈投入、專注在繪畫時，這會是個普遍的經驗，感覺好像是媒材（無論是是陶土或塗料）在接管及導引這個人進行要做的事。有時就會像這樣，當一個人有意識地要創作一個東西，然後發現竟然

做了另一個東西，此即潛意識所關心的議題浮現之故。

　　一位青少女被轉介到一個混齡的藝術治療團體，而她好幾次療程在幫助較年幼的一些兒童使用手指畫（圖5.2），花時間跟他們玩，而不直接針對自己的問題來工作。她是在母親過世之後被轉介來的，母親過世後女孩就去與父親及其伴侶同住，但尚未能在生活的新秩序中安頓下來。在協助幼兒使用手指畫顏料之後的一次療程，她自己開始使用它們，創作了一整排快樂的人和一個微笑的太陽。當圖畫似乎就要結束時，她轉而去拿其他塗料並且很快地畫了另外兩幅畫。第一幅是極為生動的畫像——她的母親（彩圖3，請見彩色圖例p.2），她的母親酗酒，且因酒精相關之問題而死亡。她那像小丑般滑稽的母親笑臉，眼神失焦，是一幅對苦於酒癮之人的精湛描繪。第二幅圖畫是一個死神面具（圖5.3），是她賦予自己的失落一個形式的嘗試。當人感到失落時在心裡常常沒有一個形狀，就只是

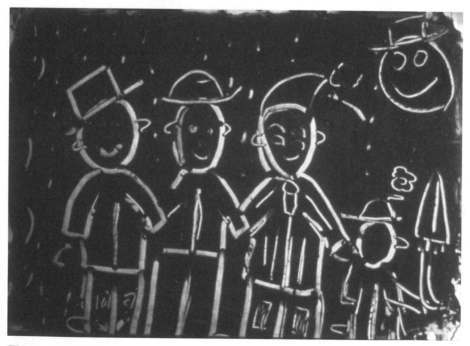

圖5.2　手指畫

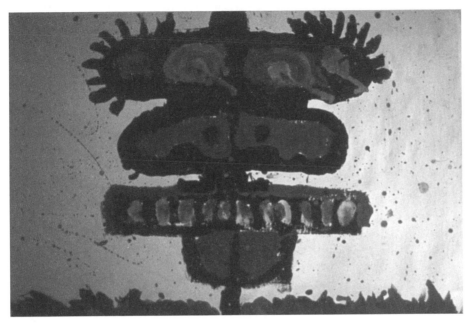

圖 5.3　死神面具

空虛。由於與媒材的互動使她能夠將死亡擬人化。一旦這種「無法表達」的感受有了一個形狀，就可以開始以口語及透過一連串的圖像來進行探索。

　　有許多型態的媒材都可在藝術治療室中使用，這裡我們只是大概地看過陶土、彩色筆、塗料及手指畫的特性。藝術家在考慮受訓時已經瞭解多種媒材的特質，有使用不同媒材來創作他們自己藝術作品的經驗，也熟悉可供案主所使用的一般範圍。每一位藝術治療師都會盡可能提供範圍寬廣、可供選擇的媒材，但這有賴於現實的環境與資源，如同我們在第三章「藝術治療室」已談過的。

「混亂」的治療價值

　　藝術治療室中的工作包括在這空間中對於感受的深層探索與表達，

自由使用媒材就是為了這個目的。選擇某一種媒材的原因以及感受表達的方式都是溝通的重要部分。藝術創作可能是混亂的。當治療師致力於對焦慮的涵容時，在水或顏料被噴濺得到處都是、場面亂到一種無法接受的地步時，這些都需放在關係中來思考與瞭解，因為這是一種重要的溝通。一個實例是有位孩子拿著一條條顏料將它們一一擠壓出來，好像並沒有意思要將它們做任何其他用途。治療師瞭解到這位兒童正體驗到劇烈的焦慮。治療師沒有介入，她允許孩子繼續這樣做，這使得焦慮難以忍受。治療師要決定，那是她自己有關浪費顏料的焦慮，或者是兒童因為內在混亂及害怕失控而在進行某些溝通。她的感受是自己正在掏空或者是在被掏空——這些是治療師在自己的反移情反應中必須要考慮的問題。藉著介入及與兒童一起思考關於她的行動，或許可以問她為什麼這樣做及這對她的意義為何，兒童就可以為她自己保有某些東西。不同於只任由它被倒出來、將治療師當作對此舉止設限的一個外在容器，她可以感受到對自己設限會是什麼樣子，並由衷感受到被人所涵容——這是過去某些她發現很困難的事。

這些偶發事件是當我們與案主一起工作時，其與媒材的互動讓我們能有所瞭解的部分過程。另外有兒童或成人除了彩色筆或粉蠟筆之外，抗拒使用其他的媒材以免弄髒或弄亂的例子。這種對弄亂與失控的焦慮可以透過不同媒材的實驗來加以探索。敢於冒著失控的危險來使用顏料、混色等，就可能成功克服且再獲得此控制能力。若跟控制得很緊的案主一起工作，他們使用媒材或抗拒使用它們的方式，常是一種當時他們所正體驗的內在感受的有用指標。極度害怕弄髒、怕陶土在手上的感覺，或終於能夠把手伸進陶土袋子裡，這樣的發展唯有透過時間及隨著焦慮降低才可能改變。治療過程中「混亂」的角色是重要的，因為它傳達了內在感覺是「混亂的」，以及將這些感覺轉換成思考的困難。案主可能未能像小孩一樣探索「混亂」的遊戲，而治療中的混亂或能誘發出某些退化的拉力，而探索到孩提時期的某些未竟之事。我們發現有些曾有被剝奪、疏忽或虐待經驗，其自我結構較為貧乏的兒童，無須言語或思考，即能透過與此媒材的互動來溝通他們的經驗（O'Brien, 2003; Case, 2003, 2005a）。

　　藝術媒材有趣的是，縱使當時的處境困難，「意外」仍可能會發生，而這往往導致更深刻的理解。一位十歲男孩在切割一個裝有填料的信封時，很驚訝地發現小樹脂顆粒開始噴灑出來，並且覆蓋在他的毛衣上面。在他很苦惱地閃躲，並試著要弄掉它們，很擔心那是會傷人的有毒東西時，顯然對此事感到很焦慮。感覺上他好像在表達對污染的強烈焦慮。治療師予以瞭解並加以涵容，促使他能對這個經驗有些想法，對他的苦惱、那些黏住他的東西、充滿被攻擊的感受等的意義有某些思考，而這也讓他發現，要能超越那些未預期的情境而能有所控制是何其困難。

　　如果在團體中工作，成員或許選擇在一起創作，而深刻的互動時機便可能發生。例如，某個人可能幫忙另一個較不會的人做一種特別的陶土創作。由此展開建立自尊、感覺可以開口請人幫忙、探查依賴及獨立的議題等合作的可能性。媒材或工作任務開啟了讓這些事情發生的溝通管道。混亂可能自然而然的發生，而這種關聯在一起的方式，在不同團體成員會產生許多不同的感受，如興奮、焦慮或壓抑。與兒童在團體中工作，如果對媒材的使用未加以涵容，可能很快就會造成大混亂；但若能對團體動力加以細膩反思，便能建立人際關係，這在第七章有詳細的描述。例如，兩位年紀相仿但族群背景不同的男孩，一起選擇要用黑色和白色顏料來畫一艘船。這計畫的完成伴隨著爭論與嘲諷——就哪種顏色要用多少顏料、畫在哪些地方而言，而這對他們兩人的一些個人議題，都是最複雜與最深刻的探索。他們之間的緊張在潛意識中獲得疏通，而最後的作品呈現在這部分有某些程度的解決。他們所投入的過程是精彩又有趣的。

　　在競爭意味較少的兩位男孩，一位害羞的七歲男孩決定跟一位「強壯的」，但其實非常脆弱的九歲男孩一起工作。他們在紙上分享他們對足球的熱情，畫了正在比賽的兩隊——玩得很激烈、相互粗暴地纏鬥，有救球也有被判犯規。在這互動中，兩個孩子所注意到的對方都是他們自覺在自我中所缺乏的部分，他們之間的這些感受，很有可能都已各自在運動場上的反社會行為中表現出來。這些現在都可以在治療室的安全範圍，以及現場治療師的涵容中被疏導與表達。他們可以體驗到自己的感受與內在衝突

被一位大人所理解。同樣地，在某些團體中模仿及想要和其他人一樣也是種強烈的動力，會帶出一些如肯定、創造、依賴、自信等議題。這些表現都是公然上演的，而這樣的工作相當有意思，尤其是當兒童或大人可能都未說出來時。當這些發生在一個非語言或潛意識層次時，若能以這種方式仔細觀察，將會是瞭解媒材使用之威力的一種指標。

以下短文說明非語言溝通之重要性乃藉由藝術媒材的運用來傳達。

一位厭食症女孩感覺到要有任何一點自發性的舉動都很難。在一次療程中她開始把工具上的乾陶土刮下來，把小碎片堆積起來，且開始像小小孩一樣的玩，把小碎片從這一堆傳送到另一堆。結束時，她把所有的碎片都掃成一堆整齊的小山，靠放在桌子的角落。當她下一次回到治療時，對那堆小山還保留原貌感到十分驚訝，而此事讓她做出更多的自發性舉止。

類似地，另一個女孩花了整個會面時間，將顏料一點、一點地放到調色盤再混色，但始終未能真正畫到紙上。這沒關係，把顏料混合在這療程中也是適當的。當她下一次來時因為調色盤的顏料仍未被洗掉而感到欣慰。這顏料有種讓案主能將它整片從調色盤上撕下來的特質，而這整片顏料對她而言就變得相當珍貴。

（Claire Skailes 給作者的信，1990）

Arthur 是位被界定有中度學習困難的 29 歲男性。因為他的暴力行為被認定對他人具有危險性，因而住的是上鎖的病房。他是個大個子，雖然有一隻手臂輕微萎縮，但體能發展良好。Arthur 有動作協調以及很難控制他對任務熱情的困難，而這兩者的結合常導致他把東西弄倒或打破精緻的機械。他喜歡在好幾張紙連接而成的一張大紙上工作，在藝術治療室中，這一張大紙是跨放在三張桌子上的，治療師協助他在洗手臺旁邊將粉狀顏料放在罐中調和。Arthur 使用大支的家用油漆刷。椅子都被搬到房間的一邊，而他就繞著三張桌子工作，一面呼叫還要更多顏料，一面忙碌又興奮，大動作地將顏料加到他的圖畫上。有時把罐子弄倒顏料就流到地板上；有時把筆刷的顏料飛濺到牆上或櫃子上。大紙張上常常畫有一個人等

身大的輪廓；有時是由藝術治療師幫 Arthur 描他的身形，有時沒有任何描邊是 Arthur 自己畫的。這些人物被剪下來釘在牆上，他們代表他的父親，有時也代表他的母親，他與他們說話。他會對著父親的圖像咒罵，對他沒前來探視感到生氣。

　　25 歲的 William 有嚴重的學習困擾。他沒有語言也不用傳統手語。如果要去廁所，他就把褲子拉下來。在療程中他可能會變得很不安，如果覺得有過多的壓力，就會咬自己的手，並大叫抗議。對他而言，最不苛求以及最舒服的活動，似乎就是玩水。有時他會把水從頭上淋下來，以及吹動鐵罐中的水來發出「咋舌作響的雜音」。允許他有一段時間跟水和罐子自由地玩，便可以說服他去做一些更具建設性和有創意的遊戲，這樣他就能去體驗那些原先只會否認，絕不可能玩到的媒材。William 是一個潛逃者，如果門開著他就會跑到馬路上。大房間讓他有空間可以從人際互動中隱退，有時他會坐在搖椅上搖晃，直到他覺得有足夠信心再使用媒材為止。

（Robin Tipple 給作者的信，1990）

在關係中的意義

　　媒材使用的過程及意象之完成都可能是在與治療師的關係中發生，讓我們先透過兩個治療中個案的工作來看這個過程。藝術治療療程中所創作的第一個圖像跟心理治療中所浮現的第一個夢有相似的重要性，它可能含有所呈現問題的密碼性陳述，雖然這在案主的意識層次還無法得知，也可能經過數週或數月更多系列性的意象及與治療師的互動之後才會解開。象徵性地呈現在圖畫中的意象對案主具有個人意義（Schaverien, 2005）。

　　有四位手足由社會服務提供安置，同時也一起轉介給藝術治療師。他們的父母都有精神困擾問題，痛恨且害怕跟官方機構接觸，他們不讓孩子上學，且孩子的穿著都與眾不同。他們從不應門，這個家庭缺乏任何和家以外的社會接觸。本文中我們只關注最大的 13 歲女孩，她只有平均 9 歲

大女孩的身高與體重，當母親在現場時，她們明顯的有一種共生的關係，因為兩人黏在一起，且以一種奇特的喧鬧式貧民區語言說話。

在藝術治療中她從畫「大象公主」、「大象貝比（寶寶）」或「大象人們」開始，這些畫的第一幅可參見彩圖 4（請見彩色圖例 p. 2）。她畫這些似乎有一個樣式性，所以只要請她畫些別的，一成排的「大象人們」就會跟著畫出來。心理測驗推斷她有中度學習障礙，而從她的粉蠟筆圖案畫來看其心智年齡是五到七歲。我們從她的圖可以明顯看到沒有手臂或手或腿或腳，只有臉以及長裙和王冠。

她對任何常態化或社會化的企圖相當抗拒。實際上若她願意，她可以把話說得頗為清晰。任何可能有助於她自己獨立之事都會引發爭戰，例如學習繫鞋帶。在與治療師的關係逐漸發展之後，很明顯地許多事都圍繞著「貝比」為軸心在轉，藝術治療師被親暱地稱為「貝比 Casey」，而對其他她所鍾愛的工作人員也會在其稱謂前冠上「貝比」兩個字。一天，她開始跟藝術治療師聊到過去，並且畫了一幅小妹出生後不久，她和兩個弟妹與修女住在一起時的圖畫（圖 5.4）。此事帶到有關嬰兒期記憶的一些交流，她問藝術治療師說：「告訴我妳是小貝比時候的事。」治療師會說一段回憶或事件，然後女孩告訴治療師她母親一度認為她是嬰兒把她放在嬰兒車中，而不是放她的小妹。事情逐漸明朗，原來這種嬰兒式說話的退化乃是對其母親疾病的一種適應方式。這種嚴重的順應及所伴隨著被剝奪的就學及正常行為的發展阻礙了她身心的成長，但這在她的家庭情境中卻是合宜的。藉由扮演一個「大貝比」，她就能與即使是處於精神病發作期的母親仍有所接觸。她藉由成為一個「更有回應的貝比」，在某些程度上來幫助她的母親，同時也透過維持在被母親關愛而不是疏離的狀態來幫助自己。

我們可以從圖畫（彩圖 5，請見彩色圖例 p. 3）中看到內在的改變可能透過繪畫中風格的變化或事物製作的方式來顯現（繪畫中象徵之風格的詳細探索可參見 Simon, 1992, 2004）。從以下實例可看到四個階段的發展。三個手足都被轉介到評估中心，因為他們的母親無力處理。他們的父

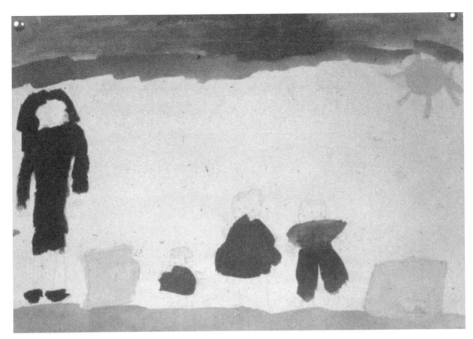

圖 5.4　修女

親因心理疾病之故經常住院，而在那些期間母親也都臥病在床，只能仰賴
九歲的長女 Rosie 來操持家務。Rosie 畫的第一張圖是畫她自己迷失在一
場暴風雨的森林中。圖畫中可以看到她感覺像是迷失於情緒與混淆的暴風
雨中，但在走向中心入口之處時仍具有對自己及弟妹們的某些掌控性。她
畫的人有輪廓但只剛好可以將其從背景區別出來。

　　由於中心的工作人員接管了她所負的責任，Rosie 擺脫了她早熟的外
層退化到早先年幼的階段，在地上四處爬行並發出動物及嬰兒的叫聲。在
行為極為狂躁、所有的舉動都很難預測的這個階段，她畫了第二張圖。畫
中人物微笑著，有點像在指揮那些穿透身體、可看到混亂的背景顏色。人
物的黑色輪廓雖然有明確的界線，卻在其內與其外都表現出相同的混亂，
所以實際上其內在與外在之間並沒有界線。她將內在的混亂投射到外面，
也將周遭的人對她狂躁行為所做的反應吸收進去。

　　第三例是一張畫治療師的圖。她被一個保護的拱弧環繞著。治療師被

理想化，有著綁著金黃色辮子及正面的一排「貝比」鈕釦。在移情中治療師是護持著的，也代表著正試著與治療師合作來探索這場混亂的這位健康和善的小女孩。保護的拱弧將這個好的、以治療師形式呈現的部分區別出來，以保護其免於破壞性狂躁行為的干擾。

在隨後的治療中所繪製的第四張圖，是用動物模板、鋼筆和墨水所製作完成。鋼筆與墨水這兩種媒介，幫助 Rosie 對於一隻寵物兔的死亡及這對她有何意義有更多的幻想。模板是她自己選擇的，因此應該看起來確實就像是一隻兔子，那些長長的塗鴉印記及斑駁的墨漬顯示出她的消沉喪氣，而在紙上的戳刺就好似她讓自己能去感受那種失落。同時那也代表著她自己那個可愛柔軟的自我之失落，那是當她必須負擔如此多的家庭責任時所不被容許的，也是在她狂躁行為底下所隱藏的溫和部分。當特定的失落及其所附隨之感受能與一般性的情緒狀態有所區分時，一些秩序便油然而生。Case 的文獻研究顯示意象承載移情現象的其他面向（Case, 1987, 1990; Dalley et al., 1993; Case, 2005a）。

與意象溝通

案主往往在前來治療時就已處於試著將生活中某些乖離的因素做統合的巨大緊張狀態。對兒童及大人這都是真實的。處在這些相互衝突的願望之下，當治療師擔負某些責任、承載這些混雜感受時，兒童與成人在治療中常會退化。退化是回到更早期的發展階段，因此這個人能對此有所掌控；對早先已經熟知的角色與情境進行掌控是比較容易的。案主可能會經歷一段時間的混亂作畫或把玩媒材，而其中讓他們能承載衝突情緒的舊秩序將會崩解。在 Rosie 的案例中，那就是必須發展出一種假大人，讓她得以應付加在她身上諸多要求的一種假成熟。使用媒材、並容許它們被弄得混亂的一團糟，一個新秩序就有可能會發展出來。

有些案例研究對當退化到某個點時，重新整合就會開始的過程有清楚描述（Dalley, 1980, 1981）。Kris（1953）將此稱為「造福自我的退化」

（regression in the service of the ego），並說明透過創造過程來促成此事
的重要（參閱第十章「創造性經驗」的部分）。意象會促進一系列的反思
及體驗到強烈感受。意象有時替代或補充文字，或實際上就有文字在圖上
面，以引起治療師注意到某些案主想要訴說的事項。如此一來，它們可以
是給治療師的一種信號。

　　圖 5.5 所畫的是父母兩人正在吵架的情景。他們已經分居且即將要離
婚。父親在一個週日來訪；他們吵架，母親告訴他「出去」，而他回答說
「不要」。這是他們的女兒於週一上午進行治療時所畫的。這讓她能說出
當父母吵架時她的害怕，以及她對他們雙方和對他們分居的感受。能說出
圖畫的各部分以及寫下日期，是對感到無能為力的事維持某些掌控的一種
嘗試，與之前所討論過的、為圖畫中的寶寶玩具命名是類似的方式。

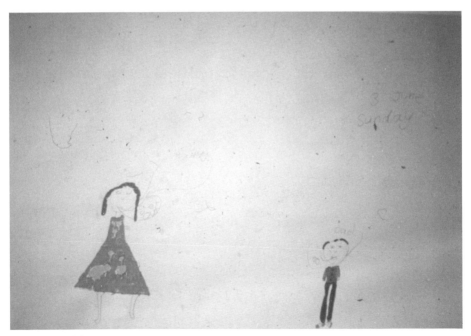

圖 5.5　離婚

　　我們已經看到治療中的創作過程是多麼重要。就像當 Rosie 在創作兔子模板畫時、當男孩們一起工作時、當透過象徵性的「埋葬」來處理悲傷時，治療的過程都能促進許多自我發現。有時候一個圖像的完成可以呈現創作者的意念。彩圖 6（請見彩色圖例 p. 4）的抽象圖案是一位已被安置的 16 歲少女所畫的，她覺得要為其家庭的破碎負責。當圖畫完成時，她退到後面看，並說「每件在裡面的事也在外面」，理解到這也可應用到她周遭的人身上。瞭解到她並不是全壞的，而其他人也不是全好的，對她而言很重要。這樣的領悟帶給她一種解脫之感，因為青少年很容易自覺像個「壞女孩」，尤其是當「壞」的感受都投射到她身上的時候。

　　這就將焦點帶到詮釋的整個問題上。當看到案主在創作或完成一件意象作品時，治療師在做些什麼呢？本章一開始我們提到美感體驗的重要。透過美感體驗，治療師得以進入並分享案主的世界；亦即，那或許是一種非語言的分享。藝術治療某部分可以說就是體會「心語」，而這可能無法言說。透過案主一系列的意象創作，並以一種對意象專注的沉默來做回應或許是必要的。藝術治療師的危險是不知不覺地陷進沉默的網羅中，因為過早說出口可能會洩漏這個過程。治療師必須能夠等待直到創作完成，因為意象剛形成時，案主是非常脆弱的。對案主而言，藝術治療師是其藝術過程的一部分，這可由諸如「上週我們所畫的那張圖」或「我們一起畫的那張圖」的說法來證明，因為事實上只有案主一人畫圖。

　　在過程中，治療師可能在意象中「看到」許多不同的事，或者對於意象及對案主都有了一些領悟。真正重要的是能促使案主對自我有一些發現，而不是治療師因做了聰明的詮釋而獲得滿足。口語的意見應是去澄清而非強行置入，是釋放緊張而不是導致案主的退縮。對案主而言，美感回應的部分威力是在意象中看到自己的一個面向，看到一個意象被賦予生命，看到也知道另一個人（治療師）已經看到那些通常是隱而不顯的事情。這種看到以及知道對方也已經看到，乃是我們最早期許多回應之中的一種再體驗——凝視著母親的眼睛，也看到她眼瞳中被注視著的我們。她感覺到「一種獨特的明亮」，而我們透過這個觀看來獲得自我感、認同與

價值感。意象是治療師與案主相互「觀看」的中介物。治療師所賦予藝術治療歷程的價值取決於其專注的品質。

與案主一起投入：一起對意象反思

整個治療過程有不少意象被創作出來，當依順序來看時，就可見到它們體現了由案主與治療師一起建構的治療旅程中所發生的變化。意象就像是這過程的一種記錄方式，有些案主選擇去回顧他們的作品，尤其是當治療完成之後。意象歷經時間的推移仍保有其意義，因此在數週或數月的治療中，對於瞭解與獲得洞察是極為重要的。好幾篇記載完善的個案研究顯示意象如何「說故事」，也描述藉由意象傳達內在衝突、非語言議題、情緒及潛意識過程的治療旅程。其中許多篇都因為案主的參與及與案主一起對過程進行描述而更具深度（Dalley et al., 1993; Rothwell, 2008; Hutchinson and Rothwell, 2011; Woods and Springham, 2011; Learmonth and Gibson, 2010; Melliar and Brühka, 2010）。

以下實例清楚的說明這些案主運用意象來處理其特定困難的方式，而這些都被治療師的承載功能所接受。一方面圖畫在為它們自己「說話」，但也承載著許多不同層次的意義，有隱微也有明顯的，這些都很難以語言來描述。

下面四篇由藝術治療中的案主所撰寫的短文描述了他們在過程中的經驗。意象描繪了超越文字所能傳達的苦惱、混淆與不快樂。

1. 我的圖畫大部分都只包含二或三種顏色——紅色、黑色及偶爾黃色〔彩圖 7（a～i），請見彩色圖例 p. 5～6〕。當我沮喪時，黑色代表完全的絕望以及巨大的個人無價值感；紅色代表幾乎要窒息的那種憤怒——憤怒主要導向自己，就是因為這種無價值感；偶爾使用的黃色表示對未來的那種微弱而少見的希望之光。只要是畫人，我通常就是畫黑色的剪影。我在想人物是一個黑色剪影，因為我不

想承認自己就是那個被絕望與憤怒所轟擊的人。

　　當我在醫院時我發現藝術治療很有價值，它帶有一種幾近淨化的要素。當我進到藝術治療療程時常常是處在一種極為焦慮、沮喪的心理狀態，並不真想要努力做些什麼東西。然而，一旦我做了最初的努力（我被允許以我自己的時間去做）我發現我的敵意甚至攻擊的感受都很快轉化成紙張上的顏色〔彩圖 7（a～f），請見彩色圖例 p. 5～6）。

2. 要一個人回頭去看一段真的不快樂、無依、孤獨的時光並記得那種感受是困難的。一個人把日子看成是灰色，事實上那是最黑暗的不幸；所能憶及的只是沮喪的麻痺而忘記了那些騷亂。一個人忘記了氣盛的時候。尤其難受的是，記起來我是如何恨自己；如此確信我就是那個曾經被抹殺的、被遺忘的，這世界可以是一個更好的地方……而他們告訴你去畫圖……你抗拒……你覺得羞愧，因為你無感地坐著，茫然地面對一張白紙……因此你就在上面寫下你的生命，或許你並不真想要，但它就發生了。圖畫不可能與你的生活不相干，它是你的一部分，所以也是痛苦、害怕、生氣、挫折、過去及未來衝擊的一部分。而圖 5.6（a～f）當這些事都在紙上出現時，你可能第一次認得出它們，我說你可能，但那是一個漸進的過程。

3. 藝術治療很像是我最後的希望，因為我並不認為我有能量可以撐得更久，我已經花了這麼多年企圖來處理自己的問題，就是逃避它們。

　　我不記得我所畫的第一幅畫是不是在這個療程，但我確實記得在某人面前畫某些東西時的感受。起初我非常不情願，我對自己的繪畫能力不太敢恭維。

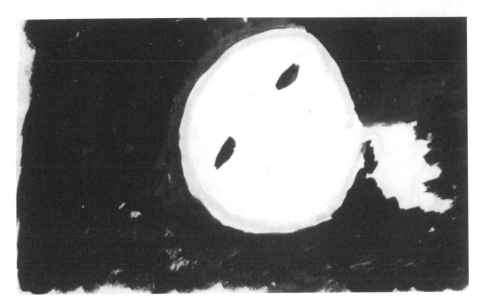

a

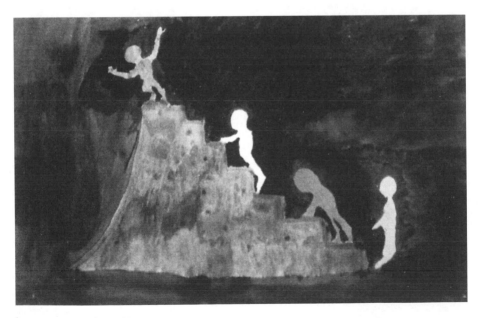

b

圖 5.6　孤立、墮落、絕望⋯⋯

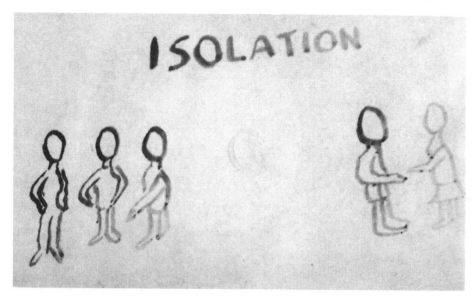

c

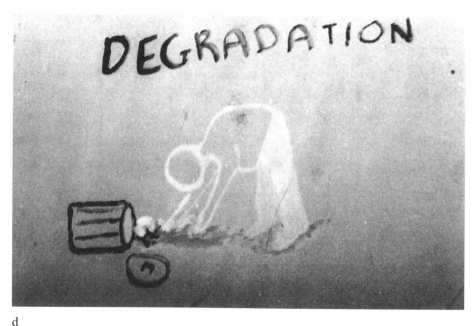

d

圖 5.6　孤立、墮落、絕望……（續）

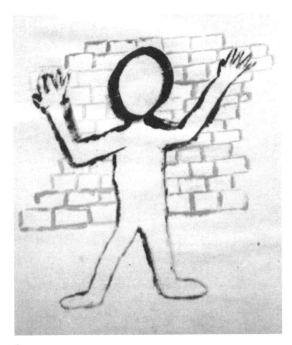

e

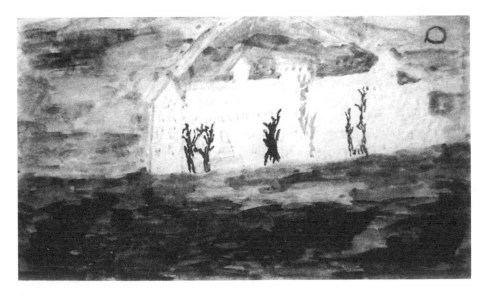

f

圖 5.6　孤立、墮落、絕望……（續）

　　一旦畫了，且治療師接受我的圖畫之後，我便可以開始鬆綁，因為知道我將會得到幫助，而且沒有人會笑我的畫。在那之後我在療程中投入所有的一切，也開始獲得一些回報。這張圖代表著我生命中的不同面向，以及對自己的感受。

　　某些顯現出來的情感是相當負面的，那與我覺得困難的情境有關。我發現以這種方式來畫圖，可以是把事物淬煉成觀點、以不同的角度來看待它們的方法。

　　縱使你在描述一件相當困難的事情，將它以圖像呈現出來可以是令人感到滿足的。我發現它常留給我一種不論所呈現的是何種感覺或處境，都比較能有所掌控的感受——將它們疏導到不同的表達管道，即使是最棘手的處境或感受都能以某種創造性方式畫出來。

4. 我參加藝術治療將近一年，最初會去是因為我對食物有強迫性，而那使我的生活陷入慘境有十年之久（我現在 23 歲）。雖然如此，在我最初的幾次療程之後，食物問題實際上已被拋諸腦後，一大堆其他問題現身，食物只是其症狀罷了。這些沒有一件是真正嚴重的，但我卻讓它們接管了我的生命，演變到我有兩次嚴重的蓄意自殺。

　　我發現剛開始很難，因為我不習慣以素描或圖畫來表達我的情緒，但在幾次療程之後就顯得較容易了。我開始發現畫畫很能放鬆。

　　開始時治療相對地「沒有痛苦」，但一段時間之後要去那兒，對我而言，是真正非常傷痛的，我就想要放棄。我想我對我的治療師是很誠實的，在整個處遇我都會告訴她我的感受，而這也幫助我瞭解到我所體驗的都是過程的一部分，就是在我好轉之前幾乎要先變得更糟。

　　我和我的治療師發展信任的關係，包含告訴她我生活的細節，那是沒有其他人知道的，有她的幫助及我的堅忍，使我可以把事情看透。

　　我的治療結束得比我所想的還要早，那是我所做過最困難、也真的是最任性的一件事，但我現在真正為自己感到驕傲，因為我發現自己有能力去尋求幫助，並能接受它。結束那天我既害怕又興奮，因為現在我可以將所學到的關於對自己的瞭解放在生活中去實踐。為了能在某種意義上延續這個治療，我仍在畫圖，而這也幫助我可以聚焦在自己的問題並處理它們。現在每當我特別悲傷或沮喪時，假如當時無法真正畫的話，我就會在心中畫一張圖，或者想像我正在和我的治療師談話，以及想像她會對我說什麼。

　　最後，彩圖 8（請見彩色圖例 p. 7～8）是一系列畫作，顯示意象創作的過程如何能促進改變。這些圖是由一位 15 歲女孩所畫的，她是啞巴且完全退縮在其精神病的混淆中。她一站就好幾個小時，自己一人，注視著窗外。沒有話語，她畫出一系列的風車。那是她從窗戶望出去可看到的，她把這些圖都留給在美術教室的藝術治療師。這些圖顯示她如何重新獲得對現實的感覺，以及如何從內在的混亂浮現到一個清明、有秩序，有人群也有潛在關係的外在世界。

文化差異及對意象創作的態度

　　我們以某些與在藝術治療中所創作的意象有關的脈絡思考做為本章的結束。人口分布的改變、遷徙與移民，以及因戰爭而被迫遷離或分裂的社區，這意指有愈來愈多的藝術治療師會與範圍寬廣的不同族群、宗教及社會源起的病患一起工作（Isfahani, 2008; Huss and Alhaiga-Taz, 2013）。我們告知自己當與不同文化者一起工作時的這個多元性，同時仍然是有可作為的，且對在諮詢室、醫院、診所、監獄與學校所呈現的問題、顧慮與困難保有敏銳度。藝術治療理論持續發展：來自亞洲不同文化的藝術治療師，自西方治療中選擇有意義的理論來與自己文化中相關的理論整合，從而創造出新的實務潮流與取向（Kalmanowitz et al., 2012）。

　　在某些情況中使用特定型態的意象創作是被禁止的，這可能是為了宗教、社會、政治或制度之理由，但這些都需要被瞭解。例如，伊斯蘭教的反偶像（aniconism）是對任何神性或宗教人物都避免描繪其畫像的習俗或信念，此信念系統還擴展到避免對所有人類及動物進行描繪（Khan, 2012）。做為一個不參與宗教活動的穆斯林，Talid Khan 探索在穆斯林社區擔任藝術治療師的困境，他指出只要是在治療過程中，這些主題都有出現的潛在可能，特別是這個不能畫像的反偶像觀點，那對藝術治療師而言是最有關聯與最需要關心的。在討論複雜的評估過程及開展治療關係時，這都需要特別的瞭解，他結論說縱使沒有畫出表象的畫像，運用想像以及進行創造性表達，在治療工作中仍是有助益的（Dalley, 2014）。

　　另外的例子是在監獄場合中，創作任何有關槍械或武器的圖像或模型都是被禁止的。治療體驗提供一個空間以探索感受，特別是如果這些感受以口語表達可能很複雜時。對那些已經犯下暴力罪行的犯人，在一個安全與涵容的環境中，藉由槍枝武器的意象創作、象徵性的再現這些行為，能促使犯人開始去瞭解、獲得洞察，進而去修通自己的議題。然而，監獄政策禁止在某些有安全顧慮的司法相關場域這樣做。對任何意象創作設限的含義，便是在一個藝術治療的工作脈絡中，無可避免地會抑制自由聯想及自發性表達的過程，而這些議題需要更進一步的研究與討論。

參考文獻

Case, C. (1987) A search for meaning: loss and transition in art therapy with children, in T. Dalley, D. Halliday, C. Case, J. Schaverien, D. Waller and F. Weir, *Images of Art Therapy*. London: Tavistock.

Case, C. (1990) Reflections and shadows, in C. Case and T. Dalley (eds) *Working with Children in Art Therapy*. London: Tavistock/Routledge.

Case, C. (2003) Authenticity and survival: working with children in chaos, *Inscape*, 8(1): 17–28.

Case, C. (2005a) *Imagining Animals: Primitive States of Mind, Art and Psychotherapy*. London: Routledge.

Case, C. (2005b) Thinking about cutting up, cutting out and sticking down, *Inscape*, 10(2): 53–62.

Case, C. (2008) The mermaid: moving towards reality after trauma, in D. Hindle and

G. Shulman, *The Emotional Experience of Adoption*. London: Routledge.

Dalley, T. (1980) Art therapy in psychiatric treatment: an illustrated case study, *Art Psychotherapy*, VI(4): 257–65.

Dalley, T. (1981) Assessing the therapeutic effects of art: an illustrated case study, *Art Psychotherapy*, VII(1): 11–17.

Dalley, T. (2000) Back to the future: thinking about theoretical developments in art therapy, in A. Gilroy and G. McNeilly (eds) *The Changing Shape of Art Therapy*. London: Jessica Kingsley.

Dalley, T. (2008) The use of clay as a medium for working through loss and separation in the case of two latency boys, in C. Case and T. Dalley (eds) *Child Art Therapy: Through Development*. London: Routledge.

Dalley, T. (2014) Where now? Looking at the future of Art Therapy. *Atol:ArtTherapyOnline*, S(1). Available from: http://eprints-gojo.gold.ac.uk/515/

Dalley, T., Rifkind, G. and Terry, K. (1993) *Three Voices of Art Therapy*. London: Routledge.

Foster, F. (1997) Fear of three-dimensionality: clay and plasticene as experimental bodies, in K. Killick, and J. Schaverien (eds) (1997) *Art, Psychotherapy and Psychosis*. London and New York: Routledge.

Havsteen-Franklin, D. (2008) The composite image: an exploration of the concept of the 'embodied' image in art psychotherapy, *Inscape*, 13(2): 53–64.

Huss, F. and Alhaiga-Taz, S. (2013) Bedouin childrens' experience of growing up in illegal villages versus townships in Israel: implications of social context for understanding stress and resilience in childrens drawings, *Inscape*, 18(1): 10–19.

Hutchinson, L. and Rothwell, K. (2011) Hiding and being seen: the story of one woman's development through art therapy and dialectical behavioural therapy in a forensic context, *ATOL: Art Therapy Online*, 1(2). www.gold.ac.uk

Isfahani, N. (2008) Art therapy with a young refugee woman-survivor of war, *Inscape*, 13(2): 79–87.

Kalmanowitz, D., Potash, J. and Chan, S.M. (2012) *Art Therapy in Asia: To the Bone or Wrapped in Silk*. London and Philadelphia: Jessica Kingsley.

Khan, T. (2012) Musing on the impact of aniconism and the practice of art therapy within a Muslim community, *ATOL: Art Therapy Online*, 1(4). www.gold.ac.uk

Killick, K. (1993) Working with psychotic processes in art therapy, *Psychoanalytical Psychotherapy*, 7(1): 25–38.

Killick, K. (1995) Working with psychotic processes in art therapy, in J. Ellwood (ed.) *Psychosis: Understanding and Treatment*. London, Bristol and Pennsylvania: Jessica Kingsley.

Killick, K. (1997) Unintegration and containment in acute psychosis, in K. Killick and J. Schaverien (eds) *Art, Psychotherapy and Psychosis*. London and New York: Routledge.

Kris, E. (1953) *Psychoanalytic Explorations in Art*. London: Allen & Unwin.

Langer, S. K. (1963) *Philosophy in a New Key*. Cambridge, MA: Harvard University Press.

Learmonth, M. and Gibson, K. (2010) Art psychotherapy, disability issues, mental health, trauma and resilience: 'things and people', *Inscape*, 15(2): 53–64.

Melliar, P. and Brühka, A. (2010) Round the clock: a therapist's and service user's perspective on the image outside art therapy, *Inscape*, 15(1): 4–13.

Milner, M. (1950) *On Not Being Able to Paint*. London: Heinemann.

O'Brien, F. (2003) Bella and the white water rapids, *Inscape*, 8(1): 29–41.

Rothwell, K. (2008) Lost in translation: art therapy with patients presenting suicidal states, *Inscape*, 13(1): 2–12.

Rycroft, C. (1985) *Psychoanalysis and Beyond*. London: Chatto and Windus.

Schaverien, J. (1992) *The Revealing Image: Analytical Art Psychotherapy in Theory and Practice*. London and New York: Routledge.

Schaverien, J. (2005) Art and active imagination: reflections on transference and the image I, *Inscape*, 10(2): 39–52.

Simon, R. (1992) *The Symbolism of Style: Art as Therapy*. London: Routledge.

Simon, R. (2004) *Self Healing through Visual and Verbal Art Therapy*. London: Routledge.

Woods, A. and Springham, N. (2011) On learning from being the in-patient, *Inscape*, 16(2): 60–68.

Chapter 6

個別藝術治療

　　在這一章，與一位個案在藝術治療中一起工作的過程將做一些深度思考。出版個案研究通常會描述一位個案在藝術治療中工作的詳細過程（例如：Schaverien, 2002; Dalley et al., 1993; Meyerowitz-Katz, 2003; Case, 2005a; Hutchinson and Rothwell, 2011）。這些文獻讓我們能瞭解藝術治療範圍廣泛的案主群，及藝術治療師在許多臨床場域工作時所用到的各種不同方法。愈來愈多的藝術治療師運用精神分析架構來做為瞭解療程中動力過程的方法。許多概念如抗拒、負向治療反應、行動化、疏通、詮釋及洞察之應用等均源自 Freud 的理念，但近來其中的某些概念已被修正且運用到更寬廣的脈絡（Sandler et al., 1973）。有些藝術治療師運用榮格學派或克萊恩學派的方法，以及例如在本書的理論篇章所討論到的，這些不同的理論見解提供我們持續實務工作之觀念基礎（Nowell Hall, 1987; Weir, 1987; Simon, 1992; Mann, 2006; Schaverien, 2005）。本章之目的，是詳細描述一位名為 John 的八歲孩子案例，這是為了提供一個實例，但未必是限定性的範例。

　　病人被轉介到藝術治療有許多不同來源，轉介通常會透過病房巡迴、個案研討及多元專業的審議會。病房主管、社會工作者和其他專業人員可直接轉介病人給藝術治療師，有時一些自我轉介者也會被考慮進來。在門診診療所是由 CAMHS 團隊負責，在其他場域則主要由多元專業團隊負

責，基本上每週會進行一次接案會議，病人會被配置給藝術治療師以進行初次評估（Gilroy et al., 2012; Case, 1998）。

John 由學校護士轉介給地方 CAMHS 團隊時是八歲，John 所呈現的徵兆有攻擊、與同學打架以及在上課時無法專心。在學校，他的老師報告說他的行為很難處理。他愈來愈不安定、混亂且無禮。John 是獨子，在轉介之時，他的父母於分居六個月之後正打著劇烈的監護權之戰。John 感到混淆、生氣且擔心他的父母，希望他們還能夠在一起，但這並不是切合實際的期待。他把自己的感受都封閉起來，且無法說出他的困擾。隸屬多元專業臨床團隊的教育心理學家，已經在學校對他做過評估，也發現到他是一個聰明但語言較不能清晰表達的小孩。在那次評估當中，John 畫了幾張圖來描述他的經驗，他表示對於事情是否做得對以及不要犯錯感到焦慮，這使他變得神經質且明顯缺乏自信。在接案會談中，感覺上 John 可從藝術治療評估獲得助益，因為他可以很好地運用心象，但較難清楚說出他的感覺。

為什麼一個病人被考量更適合用某一種治療方式而不是另外一種，這其中的理由是複雜的，例如，認知行為治療可能更適於特定的問題如恐懼症（Huckvale and Learmonth, 2009）。如果問題是出自外在的家庭系統，而兒童被這些動力給困住，則系統取向的家庭治療可能就是必需的。兒童的問題也可能已經內化，那就是問題持續存在於衝突中，尤其會影響到兒童的情緒與心理發展。這就表示適合以個人治療的方法去幫助兒童，使其能對自己的情緒世界有所瞭解並懂得其中意義。重要的是去評估難題對未來發展的迴響是暫時的或是固定的。

> 評估的目的是考慮兒童不安的本質與程度，然後決定何者是最適合的處遇形式。在兒童與家庭心理衛生的多元專業團隊中通常都是這樣做。重要的是必須考慮兒童內在與外在世界的所有觀點、他所達到的發展階段、兒童自己對問題的認知、在他環境中重要成人（如父母及老師）對兒童之問題的看法，以及兒童的優勢與能力等。
>
> （Parsons, 1999: 218）

　　在對任何兒童或青少年進行評估時，治療師會從其年齡、性別與文化所期待的常模來看這兒童或青少年的行為是否有所偏離。治療師應用發展階段里程的知識，精確的指出有所不當及不足的部分，例如溝通與社會互動、情緒與行為困難，及其他症狀形成（Freud, 1965, 1974）。對成年的病人，同樣的指標亦適用於評估（Gilroy et al., 2012）。病人被轉介有許多理由，包括的範圍有精神失調與心理健康問題、家庭崩解、社會疏離、反社會行為或與創傷有關之問題。如果精神科醫師已經做了精神病學的診斷，將知會評估過程（Tipple, 2003; Case, 1998）。

適合藝術治療的案主

　　藝術治療提供非語言、透過意象之形成來工作的機會，而這就構成潛在合適之案主的重要考量。例如，對那些混淆的、退縮的、精神疾病或憂鬱的，有說話和語言上之困難的病人，藝術治療被顯示是需要的：那些有情緒和行為困難，在言詞和語言技巧上缺少清晰與複雜度，但透過在療程中的藝術創作卻較能夠表達他們經驗的兒童（Case and Dalley, 1990; Case 2012）。

評估

　　藝術治療之進行是基於轉介者所提供的背景資料及所呈現之議題來考量。在大部分的 CAMHS 團隊中，評估是由家庭會談開始。住在家裡的每一個人通常都會被邀請參加第一次會談。這是有助益的，因為能對這個家庭哪裡出了問題有些洞察，讓兒童所呈現的症狀在家庭系統的期待與焦慮的情境脈絡中被看見。

　　至於 John，詳細的資訊是由校方及教育心理學家所提供。初次家庭會談安排的參與者包括母親、John、教育心理學家 T 先生，及藝術治療師。John 的父親沒有參加。這個會談讓 John 的母親有機會談她所關心的

事，並感受到被傾聽與被瞭解。她對於 John 的困難提出背景說明，這提供治療師一個機會去建構關於 John 的心理社會發展史、他的家庭狀況以及其母親對自己孩子的認知的一個圖像。這同時可評估 John 的母親在如何協助 John，以及在評估過程的討論上與藝術治療師一起工作的能力。

　　藝術治療評估是一個有時間限制的過程，通常是二或三次療程的時間。若與處遇有關的決定需要更多的時間，則此評估也可以延長。初次印象很重要，因為可以注意到病人如何呈現自己、如何處理最初的焦慮。治療師也會運用轉介時外界所提供的訊息，那是評估療程之外的資料。兒童或成人病患各自被約在同一時間和同一空間與治療師會面，以提升連續感，並提供治療師和病人認識彼此的機會。評估時治療師觀察兒童如何與其連結，以及如何透過遊戲和運用藝術媒材來進行溝通。藝術治療師會解釋在藝術治療中運用手邊的藝術媒材會包含哪些事。在此階段要來解釋過程將涉及什麼或許會有困難。但或許可以藉由營造藝術治療室是一個可探索的安全空間之氛圍來緩和最初的一些焦慮，並試著瞭解特定案主之困擾的意義，以及是什麼事促使其來接受治療。

John 的初次會面

　　John 的初次會面安排在藝術治療室進行以使其熟悉空間。治療師概略的對評估過程做了說明，而他的母親則說明她對兒子的關切。對她兒子的非常不快樂感到憂心，但兒子的反抗與攻擊又使得她或他的父親都很難與他交談。她對要改善他的行為已不抱希望了。當問及他的發展史時，他的母親描述 John 是個活潑又可愛的小孩，符合所有發展上的里程標準。小時候的他完全不令她擔心。當父母的關係變得疏遠而時有爭辯，且父親長時間不在家，他在家裡的行為才隨之惡化。他的母親留下來處理他與日俱增的攻擊性抓狂。

　　John 的母親對於評估提出一些疑問，並詢問藝術治療療程與在學校進行的藝術活動有何差別。治療師解釋療程提供 John 一個單獨分開的空

間去運用藝術媒材，讓他對自己混淆與憤怒的感受能有一些瞭解，不至於在學校中因抓狂而失控。他在學校已陷入困境且開始被同學排斥。他對自己對父母親的感覺感到困惑，但這些都無法以言語清楚表達。他的母親也藉這機會談到她自己的苦惱，感覺到她可能需要一些幫助與支持。她無法控制他，也無法瞭解他的行為，尤其是當他在父親那裡待一陣子返家之後。他的母親曾為 John 尋求幫助，但因為是職業婦女不知是否能請假帶他來。談這些實際的問題是重要的，讓他母親對於承諾自己帶兒子來做治療的矛盾與不確定有個發洩的途徑。

　　整個會談中，John 無法安靜坐著，他不斷在房間裡走動，而母親則一直告訴他要安靜坐好。他緊張地環視整個房間，只有在對他說話時才開口，當被問及參與評估療程意願時他點頭。當他的母親在說話時，他開始探索房間中的藝術媒材，他用鉛筆和彩色筆開始畫圖，又發現有一些玩具。他詢問是否可以使用一些陶土。他投入在陶土工作當中直到會談結束，此次會談定下療程將進行的時間、日期以及期程。雙方同意 John 將會參加兩次的評估，之後會再進行十次治療，直到法院對於監護權的安排有所判定為止。在這決定之前，還同意舉行另一個會面來回顧所有療程，並決定是否有持續工作的需要。當設立治療契約時，回顧會面是結構中很有幫助的一部分。這樣的會面讓每一個人對於持續治療之承諾都有參與做決定的機會。雙方也同意他的出席與評估之結果將知會學校及家庭醫師。

第一次會面

　　在第一次的會面中，治療師蒐集一些初次印象，以對其問題做出初步的描述。John 目前在家中與分居父母的困境是混亂與複雜的。治療師認為在這個階段他的行為是對此困境的一種表達，而不是其他更內化的難題。此意味著這可能只是個短期的工作。初次會面時與母親互動的不安與困難，顯示的是他日常生活所面臨的痛苦情境被公然討論的苦惱。他實際上是一個主動、活潑又好奇的小孩；對藝術治療室的探索使他發現到陶

土,而這為他提供了第一次療程的連結——他問下一次來時是否可以使用它。

在評估期間,治療師和案主之間會建立某些和諧的互動,這會影響到剛開始的治療關係。第一印象、期待或甚至一些先入為主的觀念,都有可能已經在運作而影響到治療的聯盟。有三個重要變項無可避免的會影響到案主與治療師的會面:案主帶來什麼、治療師帶來什麼,以及他們所會面的場域。無論這是在哪發生,雙方都是透過他們過去的觀點來看待對方,而此會對目前的期待產生作用。正因為如此,案主對治療師會有一種情緒上的影響,反之亦然。就如 Cox 所指出的:

> 病人的情緒對治療師的影響及治療師的情緒對病人的影響,這些重要的前提如果沒有先行描述,就要討論治療過程的架構及治療師如何運用時間、治療的深度,以及相互的關係是不可能的。在任何治療情境中若未能對移情與反移情這對連體嬰加以慎重考量,則適當的情緒工作就無法完成。
>
> （Cox, 1978: 120）

依據案主的需求,有必要在治療策略上保有某些程度的彈性。治療師對案主有所瞭解,但案主對於治療師的所知卻很少。案主被鼓勵運用所提供的媒材來表達自己的聯想、思考與情感。案主創作的第一幅意象將包含對治療師明顯或隱含的參照,而就在這些聯想的路徑中,治療的關係開始發展。

John 的第一次評估療程（出自治療師的過程札記）

他熱切的來到治療室,一進來就問:「T 先生在哪裡?」他坐下,四處張望,還沒脫下外套,眼睛就被裝有汽車、火車及其他玩具的箱子所吸引。他走過去把汽車輪流拿出來開始玩。「我有一輛跟這個一樣的——這是一輛警車——這一輛跟我朋友 Nick 的車很像。」他把一些玩具推到房間的

另一邊，而保留其他的。他從箱子裡拿起一輛跑車，它跳越軌道繞著房子颼颼作響地跑。「上個禮拜你說我們會畫些畫──我們可以來做了嗎？」

「我正在想說不知道你是不是要畫？」

而他回答：「我不知道──可以畫。」他囁嚅著：「T 先生會來嗎？」

「感覺上好像你希望他在這裡，就像少了某個人似的。」

他馬上否認他的願望「也不真是這樣。」玩完汽車後，把它們推向治療師，把它們留在她的腳邊。他走到桌子旁邊說：「我們可以來畫畫了嗎？」

　　他進入治療室及詢問 T 先生的場景，似乎顯示對他生命中熟悉男性角色有所需求，以及對於永久性有某些焦慮。他詢問治療師關於畫畫這件事，暗示著他能夠表達他的願望，也有著這些都終將被應許的體驗。藝術治療中治療師所投入的常常是聚焦在那些試探性的藝術媒材程序的運用上，對兒童而言，這可能包含玩玩具、玩沙等。以 John 為例，他玩汽車與火車，玩汽車遊戲感覺像是在他要求用藝術媒材來創作之前，對於與治療師在一起的這個空間是否夠安全的某些測試。他需要知道畫畫這個活動是可以被涵容的。在這個關係的早期階段治療師觀察並有所反思。有趣的是，他不記得前一次曾提過要玩陶土。

　　有些成年案主已經多年沒有使用過藝術媒材，他們可能會說：「我覺得我好像回到學校」或「我不知道該怎麼畫」，或者說：「我不會畫，你知道的」。對藝術治療師說這些可能是對表達某些退化願望的抗拒、焦慮或衝突的一種表現。有時候開頭會很不同──某些同樣是焦慮的案主，迫不急待地畫，從一開始到結束都畫個不停。可加以對比的是，有些可能一開始就很沉默不說話，而有些則一開始就話很多，讓治療師感覺一句話也插不上口。治療師觀察，也等待過程的開展。當案主開始使用藝術媒材，治療師的焦慮可能會干擾案主讓意象浮現出來的過程。或許有種想要去干預、給提示、給建議或給些放空練習來協助案主的誘惑。這樣做並不能處

理到案主真正的感覺，反而是注意到治療師本身在包容焦慮、靜默等待上的困難。

舉個例子，對治療師而言較為容易的可能是提醒 John 他曾經想玩陶土——即使後來他選擇玩汽車然後玩火車，這是確認他自己處境的一種方式，也表達了某些他所熟悉的關於旅行、到達目的地的概念。當在建造火車時，他問：「這是一列好火車嗎——它是一列很長的火車——它是一列好火車嗎？」他需要治療師一再給予保證。這遊戲幫助他表達某一些最初的焦慮，並且在承諾自己去做任何感覺上會更不舒服的事之前，可以對這個空間有一些測試。治療師會等待讓這樣的過程發生。

透過此方式，藝術治療師注意到案主的非語言線索。例如，案主選擇坐在哪裡、是否跟治療師有眼神接觸，或案主想逃避這個而對探索房間和裡面的內容更感興趣？對治療師，案主是尋求再確認或是詢問如何開始？她是否會拿一個材料然後又換另一種，表現出對於如何選擇或做承諾的不確定或猶豫？這些線索在治療師與案主之間的共享空間裡是如何顯現的？藝術治療師對所有這些隱微的溝通會觀察並加以反思。

以下描述 John 如何開始運用媒材（出自治療師的過程札記）

在談過他保母所送給他的 T 恤之後，他要了一條從掛鉤上取下的圍裙，坐在桌旁，開始將一些顏料擠到調色盤上——先是紅色，然後黃色——塞住了。治療師幫忙他除去最上層，而後黃色顏料流出來。黑色——「我喜歡黑色」，接著拿棕色和藍色。調色盤已經完全裝滿。他問：「你還有這種的嗎？」治療師回答：「你覺得你需要更多嗎？」他回答：「我想要調灰色。」他拿了一枝水彩筆將它伸進去沾黑色然後又伸進去沾白色，然後直接塗在紙上——用很厚的顏料畫一個圓圈。他很沮喪的說：「這些都是黑色。」他一再嘗試——以同樣的方式重複做。「喔！不，那是錯的。」他拿著水彩筆焦慮地站在那裡，「我必須把這個丟掉。」他好像不知道該如何處理這枝水彩筆，只好決定把它放在水裡，又將紙張很小心地摺起來，問垃圾桶在哪裡。

對治療師而言，這個過程感覺上好像是他想要把生命中的兩種不同要素混合在一起但徒勞無功──這個混亂讓他感到擔憂與焦慮，或許反映了他的內在經驗。John 接著要用摺疊的紙做一個爆竹（cracker），請治療師幫他一起拉。他做一個黑色記號以顯示中間在何處，也找到剪刀來剪紙。治療師在心裡感覺到這似乎代表 John 在回應他自己被（他的父母親）剪成兩半的感受。這似乎有釋放 John 目前的一些焦慮。有一些紙意外的掉到顏料裡而出現一些印痕，他就由此開始做實驗及用來創作他的圖。此時他顯得較為輕鬆，也較好玩，當愈投入在活動中及與治療師有所互動時，對於犯錯的情況便不那麼焦慮。或許他正體驗到治療師是某一個對於他有「被剪開或被拉成兩半」的感受時可以幫助他的人。〔治療中使用剪刀更詳細的說明，見 Case（2005b）。〕

圖畫表面會有一種它自己的「聲音」，而案主與治療師會透過逐漸建立起的對話來進行溝通。圖像或藝術形式，在此案例就是爆竹，提供一個雙方關係的第三面向。案主之前所隱藏的或潛意識的經驗、感受和情境，都會開始冒出來。不論是案主完成這個圖像或是決定其進程，藝術治療師都等待這些被充分完成，而不是讓案主回應治療師的任何介入，將之體驗成一種干擾。案主投入意象創作的過程，即使意象的整體架構仍然不明，或尚未能確實的意識到。治療師在如此不確定與缺乏明晰性中等待，因為即使是含糊的意象，在許多不同層次都包含著複雜的意義。當此過程開展，圖畫的表象會開始對治療師的內在經驗與感受說話。如果案主自己能看透意象的意義那是最有益處的。在這特定階段，可能其想法還未完全與治療師分享。意象的意義或影響可能隨著時間而改變，再說，意象的永久性容許這部分可以持續工作到完成（Schaverien, 2005）。

整個第二次療程，John 所做的事都與「處在中間」有關。他感覺跟治療師比較自在，也變得好奇，問治療師她的中間名字叫什麼。她對此要求加以反思，大聲地說她感到驚訝，為何他想要知道，似乎他覺得這是重要的事。他做了一個放他藝術作品的紙夾，寫上了名字，並加上他的中

間名字。當他清洗水彩筆時，他開始將它快速甩彈到水槽中，然後拿起來，假裝要先彈向他自己，然後又要彈向治療師。他說：「我要彈向她或他？」治療師回答：「那水彩筆好像是處在中間──它不知道要往哪個方向去。」她對於已經表達出來的「快速輕彈的感受」說出看法。好幾個關於他被困在中間的其他經驗在與媒材互動時被明顯的表達出來。治療師能夠明白其中的意義，並且以其能瞭解的方式回應給他。

在治療師和案主之間以及對所製作的意象上，移情與反移情的反應開始被確立。隨著藝術活動的進行，這些關係逐漸開展。治療師會被其反移情反應所觸動：治療師被意象所勾起的感受是什麼？這些對案主之經驗以及正浮現到意識層面之內在歷程的溝通是重要的。在這個階段，John 似乎有些感覺到治療師是「處在中間」（不確定她是他的誰），或許是母親也是父親。John 對水彩筆認同因為它能夠將顏料彈出去，就像他底層的攻擊性，朝向「他或她」。有一個問題是他是否也體驗到治療師有如「處在中間」，就像最終或會對他的未來做出某些決定的某位中間人一樣。〔有關藝術治療中移情過程清楚及完整的說明，見 Schaverien（1987, 1992）。〕

評估療程之後，治療師依據與兒童會面的資料，轉介者、雙親及其他來源所獲得的訊息來彙整其想法。治療師透過這些形成問題的陳述及處遇建議。John 與治療師已建立一個好的關係也希望療程持續。治療師的觀點是 John 已經參與到運用藝術媒材來表達其困境的過程，他已經比較平靜也較少生氣。在治療師與其母親的回顧會面中，雙方同意他將有更多次療程，且決定十週之後再進行一次回顧。

假使建議是要做藝術治療，藝術治療師可以跟病人討論設定治療契約所需的細節，例如療程的次數與時間。大部分療程是 50 分鐘，但許多藝術治療師比較喜歡工作一整個小時，因為繪畫過程的開展及透過意象來揭露心理素材，一般而言會花較長時間。這個決定也必須基於案主的需求──煩躁不安、注意力不足，或是有體能上的限制等面向而定。療程時間

界限的設定要考慮到這些因素。一旦同意了，療程的時間與地點都維持一致。

　　另外的因素是處遇的期間長度。治療工作可能是有時間限制、短程或是長程的。由於等候名單的急迫，常造成壓力而只能提供短程的治療介入，例如療程至多只能進行 20 次。持續性的治療工作則可能維持好幾年。其他重要的外在因素，例如出院、寄養照顧者的變換，以及接送需求的可靠性也必須加以考慮。會強調保密，也會處理其他界限議題，例如由治療師安全地保存藝術作品直到治療工作結束。集結這些要素最終就是簽立一個治療契約，顧名思義，是案主和治療師雙方在治療一開始便同意的約定。它已經被界定為是「病患與其分析師的關係是非神經質的理性的合理的和諧，而這能使他在分析的情境中有目的性的去工作」（Greenson and Wexler, 1969）。

藝術治療的療程

　　在藝術治療中，藝術媒材成為處理案主和治療師之間關係的焦點。案主選擇用哪種媒材來工作，這給予了意象建立與開展之過程一個指引。治療師觀察活動是如何進行的，例如是猶豫或熱情；也可能是在未決定做任何藝術活動之前有一段長時間的談話。有些孩子對於他們所完成的工作會非常興奮，而在這之前幾週他們對於做錯、什麼都沒做成，或弄得一團糟是較為憂慮的。最先，John 非常擔心會做錯或做不對。這在他感到更憂慮、或許是他覺得治療師以某種方式在評價他時會發生。他批評性的超我投射到治療師身上。一段時間之後，治療契約一旦訂定而工作也開始上了軌道，他便感到較安全、較被涵容，也就能更自由地去使用媒材。這有助於他處理那些曾經讓他無法招架的焦慮，並將許多浮現到表層的不同感受表達出來。他全神貫注在活動，「忘情」於其意象創作和思考中。一開始他專心於「處在中間」的經驗，但後來就由此再走到更深的、關於他自己的感受，而他的困境也開始冒出來。由於他對治療師已發展出信任，對治

療空間感到安全，因而能去探索他感到混淆、煩亂與生氣的感受。

　　有些藝術治療的療程可能完全沒有進行藝術活動。那是治療師與案主以語言交流為主的時候，或者那可能是長時間的沉默，這些過程的動力都可加以探索。有些病人會察看放在他們作品夾中之前的作品；他們可能在房間中踱步，隨意拿起東西看看，但是並沒有真的要進行任何事情。治療師可能體驗到這是在看她是否可用（availability）的一種溝通，以及看她會拿什麼「給」她的病人。

　　對場景與藝術媒材的回應是這種溝通的重要部分。若藝術治療師被問到某些她無法提供的藝術媒材時，她可能會感覺像是一個不能充分供給她寶寶的母親。病人可能無意識地要求一種可能用完了或因某些原因正好不在治療室的媒材，而這就可能讓治療師有一種自己不「夠好」的感覺。如果材料很充足，夠多樣化以及豐富，治療師可能就會被體認到是可給予全部、是有魅力、能鼓舞的或甚至是寬容的。當同樣的媒材選擇病人感覺到不夠時，相反的情況便會發生。這種不足夠的焦慮會轉移到治療師，可能連結到某些早期被剝奪的經驗。另外有的案主或許心中多少認為材料不足，但以他們手邊有的「湊合著」去做──這本身呈現另一種治療師與案主之間關係的樣貌。

　　John 起初說他要做陶土。當他第一次來的時候他玩汽車以及選擇畫水彩。在接下來的療程中，他開始玩汽車，接著選擇用陶土做實驗。John談到較多他那缺席的父親，其父開始以一個重要的角色出現，這與他剛好用陶土做兩個圓形物，後來又將它們變成臉是一致的。他稱它們是「媽咪」和「爹地」。他接續做了第三個，且將之稱為「寶寶」。然後他放下它們再去玩火車，拼接軌道，焦慮的想要把它完成。在下一次療程中，他直接走向那幾張臉，將它們從架上拿下來，取出顏料在寶寶臉上加上兩個藍色記號。治療師相當驚奇地問那是什麼，他回嘴說：「當然是眼淚囉。」然後他開始像寶寶一樣發出哭鬧的聲音。對他而言，這是一個描述他的失落和不快樂狀況的沉痛方式──哭泣得像寶寶一樣。他覺得被困住

了，需要被照顧。他用陶土做了好幾個其他的東西——一輛汽車、一個足球標竿，但這些東西有許多幾週過後都沒有留下來。那些臉孔存留下來了，幾乎每週他都會去看。對他而言它們是很重要的。

藝術治療師理解到這些是 John 開始要再往更深入的三人關係探討的材料。她反思到他父母親的現狀以及他正冒出來的伊底帕斯衝突之表達。他退化到想成為寶寶的願望，是做為較大男孩要面對家中問題和他們之間關係的一種處理情緒壓力的方式。

下一週他進來並開始用陶土做一些東西。他很快就放棄，覺得挫折，說他無法做。取而代之的，他轉而用塑像黏土做一些其他物件。他提到一本書《大鱷魚》（*The Enormous Crocodile*）（Dahl, 1978），他細心地做了兩個持槍的人在一面牆的後面。一隻鱷魚身邊帶著一隻小鱷魚被放在牆的旁邊。他說他們是要射殺那隻帶著寶寶的鱷魚的獵人。然後他又做了兩個跟其他的物件分開的非常小的東西，說那是鱷魚媽媽為了要餵養牠寶寶的乳房。他自發性地談及他所做的這些，詳細描述獵人是如何射殺母鱷魚，但又說因為躲在牆的後面所以牠們是安全的。那對乳房是放在稍微離開這個場景的地方，看起來似乎難以觸及。他好像可以將他自我所體驗到正處於被攻擊之下的脆弱「寶寶」部分與等待被餵養的依賴又飢餓的部分做區隔。這場景描述出他伊底帕斯攻擊的衝突，一方面是對獵人的男性認同，另一方面是從這裡獲得被保護的退化性願望。

John 小心翼翼且相當精緻的做了這個場景，這是一次重要的療程，他創作時全神貫注，但同時，也可以把他的體驗說出來，且能將他的內在經驗以故事傳述。陶土變成要深入工作時讓他感到挫折的媒材，但他卻可以由此往前推進，就像他的內在世界，它「被切開了」。塑像黏土，有不同顏色也具耐久性，對他而言可以比較安全的讓強烈的衝突感受浮現。他很小心地把這些小東西放好，每一次回到治療室時他都會去確認它們仍然在那兒。治療師的心裡，在等待病人為自己發現意義的過程中，對這個複

雜的場景存有許多的想法。他的關於誰在對抗誰的內在混淆似乎與外在迫近的法庭訴訟情境相符合。這是帶著「陰莖／槍」的他的「爹地獵人」在和他的「媽咪／鱷魚」對抗,或是正在保護寶寶?或者這個獵人某些層面是代表他的父親在和母親爭奪監護權?這兩種情境都是侵略且驚心動魄的。哺育的乳房放在遠離戰區的安全地方。在治療師的反移情回應中,她懷疑她是否代表著某種比較分開,但卻又安全滋養的環境的部分。

當療程快要告一段落時,John 又開始擔心把事情做好這件事。例如,他想做一本書給他的嬰兒小表弟,但是一直在擦拭線條,以至於很快的就放棄了這個想法。在一次療程中他畫了蝙蝠俠、小丑及其他角色,同樣很強調要把它做好。在這次療程他提到事實上他的母親當天有上法庭,也對她及自己的處境表達了某些焦慮。他說,當母親沮喪時他會擔憂。療程結束時,他要求要拿他的圖給媽媽看,表達出想與母親連結及給她某些東西的需求。他的焦慮所碰觸的不只是關於父母的分離,也在於與治療師的分離。治療師思考了他的請求,也和他一起討論。他們想他從治療室拿些具體東西的需求,可能可以幫助他不那麼憂慮,讓他覺得較安全。他也想幫助他的母親處理憂慮。他們達到的共識就是他可以請母親到治療室來並拿圖給她看。他對此欣然同意,或許是覺得他可以將自己的不同部分連結起來並陳述他的強烈焦慮。

藝術媒材的提供在治療師和案主的關係中形成一個重要面向。案主所選擇使用的媒材,以及如何運用它,本身就是一種表達的方式。案主是一直使用同一種媒材,還是會去探索許多不同的材料呢?其使用材料的方式會隨著時間而有不同的發展,或者這個過程一直是靜態的呢?操作媒材是會弄得很混亂或者是很注意要保持乾淨與整齊呢?意象所承載的象徵意義之重要性,將隨著時間浮現出來,因此案主可以進行自己邁向解決內在衝突的連結。

John 很能夠探索和運用不同的媒材。使用水彩,他能象徵性表達被「困住」,但也有他「瞬間彈出」的攻擊性感受。他的陶土與黏土物件以

一個牢固而細緻的方式來表達，顯現出更深層的內在體驗。他在鉛筆和橡皮擦的使用方式表達將要結束的底層焦慮，對治療師說再見並思考未來，對他的嬰兒小表弟的認同，他自己挫折的寶寶需求，及其退化性之願望。

John 開始能夠表達對父母的混淆與憤怒之感受。在過程中，他帶出深層的嬰兒式衝突——需要被母親餵養與照顧，但又害怕這會讓他被消滅或被獵人（父親？）所射殺。在此交戰中他有所感受，這是之前在他的心中無法弄清楚的。治療契約是以一段短時間來處理他父母親分離的外在狀況。有足夠時間讓他的內在衝突顯現出來，自己並有了一些解決，在那同時他在學校與在家裡的行為都有顯著的改善。

整個過程中治療師跟隨病人是有效能的，有著接收、回映及詮釋最隱微溝通的能力。在治療同盟中安全與信任被建立。藉由固守界限，當案主在工作中與困難、敏感及某些痛苦議題苦鬥時，治療師予以涵容。意象也承載住這些痛苦感受，歷久且仍能存活。這些感受可能仍在潛意識而無法說出口。過幾週後，當病人感覺較能正視這個意象的意義時，可能就會再回來。例如，John 做了幾張臉孔，然後下一週又回過頭來加上眼淚，這就使他能夠跟被困在中間的悲傷寶寶之經驗有所交流。在他能夠以話語表達出來之前，這也經歷了好幾個星期。

藝術治療可能以開放（open-ended）進程的方式來提供，也可能持續好幾年。改變的過程隨著時間可從意象或所做的藝術創作中看得出來。藝術治療師與病人進行療程回顧時其次序可被檢視。有些藝術治療師喜歡與病人一起回顧作品，以做為澄清工作過程的一種方式。這樣的做法有將工作帶到意識層面的優點，但也有干擾到流暢或過程，以及療程中治療工作之持續性本質的缺點。回顧病人藝術作品的過程可以是有效力的，但它也可能是一種防衛作用，例如一個困難的結案，或避免當下更為痛苦之議題的浮現。

治療過程中，對意象的聯想可能改變，反映著病人的內在變化。一朵花在急性的喪親期間被畫出來做為對已逝者的描述。一旦悲傷與哀悼經過處理，同樣的這朵花就有了新的意涵。一間在治療初期畫出來的房子，從

病人的觀點來看它是空的、死氣沉沉而且遙遠的。當治療持續進行，同樣的這間房子卻可能開始有了想要搬進去居住的幻想，跟治療師一起住在裡面，甚至在裡面有一些互動關係。這間房子從一個冷酷的空殼變成有個可居住的內在——這是案主能力進步的指標，能往內觀看、做內在改變，感受到被涵容而不是把門關上。這個意象從頭到尾都是原來的樣子。

結案

治療關係的結束是共同計畫的。有不同的理由會讓工作朝向結案，但通常是因為病人有明顯的改變，不再需要有更多的療程。最初的症狀與問題已經疏通，包括內在與外在的都有一些解決。無論治療師或案主個人的狀況，例如工作改變、搬家等，可能促成要結束一起工作的決定。如果所設定的療程已經完成，結案的型態或有不同，但所涉及的治療過程的解除是相同的（Bull, 2008; Dalley, 2008）。

John 知道他所參加的療程一開始是預定十次，但有回顧之後再延長的可能。整個治療期程中，治療師藉由使用日曆提醒他還有多少次療程。最後一次他不情願的來，但一到治療室就熱切的表達他想完成已開始做的那架模型飛機的願望，也請治療師幫他的忙。當治療師提醒他這是最後一次的時候，他很肯定的說：「我知道」，之後便開始用鉛筆在紙上畫線。他挫折的說：「畫錯了。」他又重新開始，並請治療師幫忙把尺拿好。在畫了幾道線之後，說他要寫湯瑪斯火車的故事。他拿起一組字母模板壓好並鏤畫出：「有一天」（one day）。藉著請治療師幫忙把尺拿好，之後就限制在模板裡進行書寫，感覺上好像他需要有人扶持。在結案的此時，當他在那兒已經不再有療程架構時，治療師能提供他某些穩固的架構。

結束時，他想要把模板一起帶走。治療師對此提出看法，認為他要從療程中帶走某些東西是為了要處理有關結束以及說再見的感受。然後他焦慮的問說可不可以把他畫夾中的作品給媽媽看，治療師提醒他因為這已

經是最後一次的療程，他可以把他想要的任何作品帶走。治療師從頭到尾都將它們安全地保存著，但現在他可以選擇他想要的並把它們帶走。看過物件與圖畫，John 選擇了他所要帶走的，易脆物品則小心的包裹起來。這是決意朝向結束過程以及好好說再見的一個重要部分。療程結束時，他拿著他最寶貴的物件到等待室給母親看，此時治療師也在現場。母親看著許多的物件與意象，並且指著小小的乳房問那是什麼。John 在她的耳邊悄悄地回答。在隨後評估 John 的治療是否需要再持續的回顧會議中，他的母親問了那個意象的意義。治療師能讓她瞭解，當面對必須要堅強、勇敢的時候，John 有把自己想成是小寶寶的需求。母親因此能瞭解他的脆弱、依賴與寶寶般的感受。

　　要處理治療關係的結束，盡可能地給予預先通知是有幫助的。當結案是由案主和治療師雙方所掌控時，則會透過相互同意的方式來完成。但若案主是突然解約的，那就不可能這樣做了。終止階段是治療工作的重要部分，因為它包含了分離與失落的議題。對一些在他們的生命中曾有過失落和結束創傷的病人，一個有規劃的治療終止式可以提供再次處理這種經驗，以便能道別離的機會。對結束的感受有可能透過意象的明顯改變來表達，例如塗鴉或卡通，這意味著工作時所冒出來的深層議題已獲得解決，或者是回到一種更表面的活動，這乃是健康的防衛開始運作以處理分離與失落的感受。有些兒童會跑開、完全不再使用媒材，並且在治療室專心玩玩具或把玩其他東西，藉以重新建立他們的防衛並準備離開。

　　治療中所產生的意象次序顯示了治療關係結束、落幕的過程，以及因此所引發的感受（見第五章）。這可在 John 的資料上作驗證：他想要玩汽車、想要為別人做一些東西，以及要將作品給他母親看，將這療程與其母親而不是跟治療師做連結。道別攪動了他困難之感受。還有其他的例子，例如一個在治療期間畫了很多自發性圖畫的孩子，開始用鉛筆和直尺以重複的從外圍開始一直畫到中間的模式作畫，像是要獲得控制感。Peter，第四章曾提過的，把他的最後一次療程用來在一張迷你的「明信

片」上畫有著繁複細節的花朵。這包含多重可能的意義——墳墓上的花、從遙遠地方捎來的訊息、對於結束的一種個人陳述等。其他的兒童是較坦率的——第一次療程中做了一個小小的模型飛機，在最後一次療程時，做的是一個掛在天花板上的巨大飛機，以確保治療師不會忘記他。這可被理解為是其自尊有很大進步的信號。結案是複雜的，因為悲傷與失落的感受可能混雜著想要繼續往前進的願望。

在治療結束的時候案主會被問到是否要將作品帶走或者想要留給治療師。如果要把圖畫留下來，依據 BAAT 的從業守則，治療師將妥為保管五年。它們是工作的紀錄，會被安全地儲存與保管，就像以往治療所接觸的任何檔案系統一樣。John 選擇要帶走他的模型作品而留下他的素描及水彩畫。對他而言，陶土和黏土變成是表達他最重要經驗的媒介。這在他第一次療程時就已有所顯示，但隨著治療過程的進展才清楚顯見其重要性。

這些意象、模型及其他物件的製作或破壞或是使其分解等，都是藝術治療的過程紀錄。藝術治療師在治療空間中的涵容促成此過程的發展。強烈的、痛苦的情緒經驗有時候會在意象中生動地揭露出來。有些圖畫可能是恐怖的。治療師的反移情反應或許會戰慄或憎惡，但治療師仍保持接納及有效能的狀態，如此才不至於使持續的經驗被切斷。看到使人激起困難感受之圖畫的一個反應是想要跑開。但為病人著想，就必須對這些驚恐的感覺有所處理並予以消化。如果意象不是那麼明顯但就只是一團混亂，有幫助的方式是跟這個混亂與破壞性共存，而不是提供某些介入而干擾到過程的進行。治療師透過自己的美學反應來領受這意象，其對所引起之感受加以反思的能力是一個重要的部分，它讓病人能明白他們之間的象徵性溝通及兩人一起所進行的如此長的視覺旅程之意義（Schaverien, 2002; Dalley et al., 1993; Case, 2009; Hutchinson and Rothwell, 2011）。

參考文獻

Bull, S. (2008) Wrapping things up: ending art therapy with two adults with learning disabilities, *Inscape*, 13(2): 74–78.

Case, C. (1998) Brief encounters: thinking about images in assessment, *Inscape*, 3(1): 26–33.

Case, C. (2005a) *Imagining Animals: Art, Psychotherapy and Primitive States of Mind*. London and New York: Routledge.

Case, C. (2005b) Observations of children cutting up, cutting out and sticking down, *Inscape*, 10(2): 53–62.

Case, C. (2009) Action, enactment and moments of meeting in therapy with children, in D. Mann and V. Cunningham (eds) *The Past in the Present: Therapy Enactments and the Return of Trauma*. London and New York: Routledge.

Case, C. (2012) Image and process: twin explorations in art therapy assessment, in A. Gilroy, R. Tipple and C. Brown (eds) *Assessment in Art Therapy*. London and New York: Routledge.

Case, C. and Dalley, T. (eds) (1990) *Working with Children in Art Therapy*. London: Tavistock/Routledge.

Cox, M. (1978) *Coding the Therapeutic Process: Emblems of Encounter*. Oxford: Pergamon.

Dahl, R. (1978) *The Enormous Crocodile*. London: Puffin Books.

Dalley, T. (2008) The use of clay as a medium for working through loss and separation in the case of two latency boys, in C. Case and T. Dalley (eds) *Art Therapy with Children: From Infancy to Adolescence*. London: Routledge.

Dalley, T., Rifkind, G. and Terry, K. (1993) *Three Voices of Art Therapy: Image, Client, Therapist*. London: Routledge.

Freud, A. (1965) *Normality and Pathology in Children: Assessments of Developments*. London: Hogarth Press.

Freud, A. (1974) *Diagnosis and Assessment of Childhood Disturbances in Psychoanalysis: Pathology of Normal Development*. London: Hogarth Press.

Gilroy, A., Tipple, R. and Brown, C. (eds) (2012) *Assessment in Art Therapy*. London and New York: Routledge.

Greenson, R. and Wexler, M. (1969) The nontransference relationship in the psychoanalytic situation, *International Journal of Psychoanalysis*, 50: 27–39.

Huckvale, K. and Learmonth, M. (2009) A case example of art therapy in relation to dialectical behaviour therapy, *Inscape*, 14(2): 52–63.

Hutchinson, L. and Rothwell, K. (2011) Hiding and being seen: the story of one woman's development through art therapy and dialectical behavioural therapy in a forensic context, *ATOL: Art Therapy Online*, 1(2). www.gold.ac.uk

Mann, D. (2006) Art therapy: re-imagining a psychoanalytic approach. A reply to David Maclagan, *Inscape*, 11(1): 33–40.

Meyerowitz-Katz, J. (2003) Art materials and processess – a place of meeting: art psychotherapy with a four-year-old boy, *Inscape*, 8(2): 60–69.

Nowell Hall, P. (1987) A way of healing the split, in T. Dalley, D. Halliday, C. Case, J. Schaverien, D. Waller and F. Weir, *Images of Art Therapy*. London: Tavistock.

Parsons, M. (1999) Non-intensive psychotherapy and assessement, in M. Lanyado and A. Horne (eds) *The Handbook of Child and Adolescent Psychotherapy*. London: Routledge.

Sandler, J., Dare, C., Dreher, A. U. and Holder, A. (1973) *The Patient and the Analyst: The Basis of the Psychoanalytic Process*. London: Maresfield Reprints.

Schaverien, J. (1987) The scapegoat and the talisman: transference in art therapy, in T. Dalley, D. Halliday, C. Case, J. Schaverien, D. Waller and F. Weir, *Images of Art Therapy*. London: Tavistock.

Schaverien, J. (1992) *The Revealing Image: Analytical Art Psychotherapy in Theory and Practice*. London: Routledge.

Schaverien, J. (2002) *The Dying Patient in Psychotherapy: Desire, Dreams and Individuation*. London: Palgrave Macmillan.

Schaverien, J. (2005) Art and active imagination: reflections on transference and the image, *Inscape*, 10(2): 39–52.

Simon, R. (1992) *The Symbolism of Style*. London: Routledge.

Tipple, R. (2003) The interpretation of children's art work in a paediatric setting, *Inscape*, 8(2): 48–59.

Weir, F. (1987) The role of symbolic expression in its relation to art therapy: a Kleinian approach, in T. Dalley, D. Halliday, C. Case, J. Schaverien, D. Waller and F. Weir, *Images of Art Therapy*. London: Tavistock.

Chapter 7

藝術治療團體工作

在寒冷的冬天，一群刺蝟為了避免被凍死而圍在一起取暖，但很快的又因為受不了彼此身上的刺而分開。不久之後，又因為對溫暖的需求而靠近。刺蝟們在這個兩難的循環中不斷的重複與選擇，直到最後才終於找到一個適當的距離。

〔附錄與補遺第二部分「比喻和寓言」：
Freud 引用於《團體心理治療和自我的分析》（*Group psychology and the analysis of the ego*）（1921: 33）〕

藝術治療團體理論與風格介紹

人類的社會性是所有團體治療的基本原理，人們普遍生活在家庭或社會團體中，同時有廣泛的社群支持子女的養育。早期失功能的家庭關係會內化而扭曲現在的關係經驗，當協同治療師允許在形塑父母角色的思考脈絡下共同工作，且提供有效移情發生的機會時，團體工作便可以探索這個動力。更廣泛的是，整個團體可以有共同投入於許多不同關係下工作和相互學習的可能性。我們都是一系列機構的成員，從幼兒園、學校、大學、工作地點到協會；所有在其中各自小團體的動力和機構的動力都會影響我們的生活。因此對於所有的治療性工作來說，擁有基本團體理論知識是必

要的，能夠同時增進我們瞭解自身和個案的過去經驗，與協助瞭解我們在機構中作為藝術治療師和個案的工作經驗。研究機構的動力及其如何影響我們的工作，是治療師訓練的重要面向。

團體藝術治療的核心是藝術創作過程的療癒能力，其所釋放的潛意識素材如果能夠有意識的被同化，就能達到個體釋放創意的可能性。藝術的過程能夠促進表達模稜兩可的感受和衝突；去除限制和障礙，以及提供重新整合先前所分裂人格部分的可能。創作藝術品是一個表達「無法接受」情感之可被接受的方式，不論這些是愛、恨、欽羨、嫉妒或是攻擊。創作運用肢體的本質能促進張力的釋放和紓解。團體成員對其他成員的藝術成品也有生理性的反應。當參與者各自創作後的圖畫和立體作品被放在重新形成的團體圈時，那是個特別有力的時刻。許多情緒，不論是分享時的愉悅和釋放、歸屬感，或是興奮、暴露、驚嚇或誘惑都變得可能。圖像影響著彼此，也顯露了在當次治療中這個團體的潛意識主題。

不論是經由藝術創作或是口語互動，在藝術治療團體中都有不同形式的自我揭露。團體中動作和就坐的彈性，可能使其比固定的口語治療模式更不具威脅感。藝術作品提供了討論的具體物件。藉由將所有團體成員的作品在圈內分享給彼此觀看，他們都能有所貢獻，而不一定需要說話。同樣地，一件作品也可能在團體中藉由留在桌面、牆上或是隱藏在別的成員的作品之下而被隱藏。藝術作品提供了團體共同旅程的記錄，同時也在團體選擇探索它們的方式中，形成團體文化的基礎。當畫作被擺放在地面，每個人的差異或獨特性能夠立即被看見，然而幾乎矛盾的是，經由作品的分享才能辨識普遍經驗——一個人的情緒和生活事件帶出了另一個人的情緒和生活事件。

團體工作有多種潛在優勢，在文獻中常被討論（Waller, 1993; Yalom, 2005; Liebmann, 2004; Skaife and Huet, 1998; Greenwood and Layton, 1987, 1991; Greenwood, 2012; Ewers and Havsteen-Franklin, 2012; Canty, 2009; Hosea, 2006; Franks and Whitaker, 2007; Michaelides, 2012; Dalley, 1993）。首先，我們多數的社會學習在團體中形成，其次，團體工作引

發之後可以加以處理的家庭動力。團體成員彼此的學習，能嘗試新的角色與相互的支持。有些病人可能認為親密的個別工作過於強烈，而在團體中感到較為舒適。團體能夠汲取團體成員的資源，允許他們在治療當中積極的投入而不是鼓勵對滋養的依賴。因此，治療性社區，例如 Henderson 醫院、Grendon Underwood 監獄和 Peter Harrow 學校，視團體為其治療取向的重心（Melliar and Brühka, 2010）。經由相互的分享，與發現到面對問題的個人其實並不孤單，團體能灌注改變的希望（Greenwood, 2012; Ewers and Havsteen-Franklin, 2012; Skaife and Huet, 1998）。

在團體互動中，會產生大量的人際學習。人們在首次會面會依據外觀、年齡和穿著風格等立即的評價彼此。這些隨著團體的共同工作而有所調整，而當成員注意到其他人觀察出他們擁有特定技能並從中獲益時，將獲得尊重。在這裡，個體有機會能發現自己如何做評價、嘗試不同面向的自我與去冒險。成員有可能從團體中獲得關於自己的回饋，不論是經由探索圖像或是探索團體中所發展的關係，那會被記錄於圖像中。團體可能提供改善一般生活技巧的機會，並留下一個內化的團體經驗以協助他們處理未來所面對的議題。這自任何意義上看都是真實的，從藉由分享他人最親密的想法和感受，成員從獲得團體的基本信任，到學習在關係中使用藝術創作來療癒「不舒服」（dis-ease）經驗的方式。

口語團體治療對藝術心理治療團體的影響

許多團體心理治療的理論貫穿和影響藝術治療團體的風格。然而，主要的差異和附加的複雜性，是團體如何與藝術過程及在團體中創造的作品工作。早期團體心理治療的理論發展，影響不同風格的分析式團體藝術治療。Freud 和 Adler 是那些最早將精神分析的洞見運用於社會團體中的兩位（Adler, 1929）。在〈團體心理治療與自我的分析〉（*Group Psychology and the Analysis of the Ego*）一書中，Freud（1921）探索群眾行為以及團體與領導者之間的關係。Adler 比 Freud 更重視社會因素，創

新的在幼兒園發展兒童團體以及在兒童輔導中心發展母親團體。Moreno
（1948）創造「團體治療」一詞並發展心理劇。團體成員在心理劇中，同
時當演員和觀眾來探索個別的問題。

團體模式被戰爭局考選委員會（War Office Selection Boards）的精神
分析師和精神科醫師使用來挑選軍官。在此團體脈絡下，同樣的精神分析
師 Bion 和 Rickman 以及 Foulkes 和 Main 被賦予領導軍方精神科的機會。
從這兩個「Northfield 實驗」之後，產生透過治療性的社群運動來推動社
會治療（Main, 1946），以及運用小團體來治療精神官能症與人格疾患者
（Foulkes, 1964）的原動力。

Wilfred Bion 提出當人們集聚成團體時原始心智狀態會自動產生的基
本假設。當與這些基本假設相關的幻想和情緒驅力，潛意識的以一種易於
干擾明確工作任務的方式來主宰團體的行為時，會阻止創造性的改變和發
展（Bion, 1961）。這些基本的假設是：

1. 依賴：期待從治療師領導者那兒獲得解決方法。
2. 戰／逃：逃離對手或是參與戰鬥，特別是在團體外。
3. 配對：鼓勵或是期待某兩人的結合可以導致人的誕生，或能提供救
   贖的想法。

Bion 的理念影響了機構動力的研究，包含治療性社區與訓練團體。
「阿爾發（alpha）和貝它（beta）」功能的理念以及「從經驗中學習」的
概念是關鍵性的，被藝術治療師在許多不同的理論取向中所採用。

心理學家 Kurt Lewin 首先提出「團體動力」的措詞，而激勵「敏感
訓練團體」（Sensitivity Training group，簡稱 T-Groups）的發展。他發展
出自己的社交互動場域理論，強調「此時此地」更勝於過去事件的影響。
他最著名的一個有趣研究，是比較專制、民主和自由放任的領導風格對兒
童團體的影響（Lewin et al., 1939）。在這個研究以及之後在產業界的工
作中，他探究了領導風格對團體運作與社交氛圍之影響。

受到完形心理學以及其中對總和與部分間關聯之興趣的影響，心

理分析師 S. H. Foulkes 在 1952 年創立團體分析學會（Group Analytic Society）。他認為團體是治療性的媒介，治療師的任務是經由允許團體中的個體愈加發揮功能，讓他們自己成為主動與負責的，以促進治療性的潛能。個體的分析仍是主要的關注。「個體是在積極參與團體的團體脈絡下被治療」（Foulkes and Anthony, 1984: 16）。Foulkes 將個體視為關係網絡中的一點，疾病是在此網絡中經由脆弱的個體而顯現的一個干擾。此一取向早於家族治療。Foulkes 描述團體功能的四個層次：

1. 目前成人的關係，社會、文化、政治和經濟的脈絡。
2. 個人的移情關係。
3. 分享的感受和幻想，心靈內在的歷程。
4. 原型的普遍意象。

（不同團體治療模式的更全面論述，請見 Shaffer and Galinsky, 1974; Yalom, 2005; Brown and Pedder, 2000; Foulkes and Anthony, 1984。）

團體藝術治療

團體藝術治療的發展，受到藝術治療與口語團體治療兩大知識體系的影響。各種形式的團體藝術治療與各種形式的口語團體治療間的基本區別，在於團體藝術治療在某些時間點上，每位成員會由團體中「分離」出來，各自運用藝術媒材投入各自的歷程中。這對團體的動力與藝術作品的成形有著深刻地影響。所有團體皆展現一種張力，這種張力如同本章開始的引用所描述，是介於渴望融入團體認同的依賴，以及期待表達個別差異性的獨立。藝術治療團體之所以有別於口語團體，在於它具有一個架構，給予時間和空間來探索這個張力的兩個面向。藝術治療的實務已經有許多不同的既定形式，我們將依序思考，關注在對它們的影響以及在每個形式中藝術治療師的角色與功能。

工作室為基礎的開放團體

　　以工作室為基礎的開放團體（the studio-based open group）可被形容為藝術治療的古典模式，其中創作歷程被視為是一種治療因子，這是在 1970 年代初期尚未有訓練課程之前的主要工作方式（Wood, 2000）。這些團體通常起源於精神病院，由藝術治療師的先驅如 Edward Adamson（1984）所發展。隨著病患離開這些醫院融入社區的運動，藝術治療的實務出現了巨大變化（Goldsmith, 2006）。然而，從歷史的觀點來看，藝術治療的實務根源於這種工作的方式，故近來又有了對以工作室為基礎的工作感興趣的「復甦」和新興。Luzzatto（1997）探討精神科急性住院的「開放療程」；Deco（1998）提出回歸以工作室為基礎的團體，但有更明確的界限；Wood（2000）探討「場域」的重要性與工作室如何促進探索、遊戲和幻想；以及在英國藝術治療文獻中，幾乎獨特且有洞察力的指出 1980 和 1990 年代的政治氛圍導致醫院的關閉和工作室的消失。Hyland Moon（2004）表明經由以藝術為基礎的實務模式，培養藝術治療師的藝術家認同。Gill（2005）描述在倫敦和布里斯托（Bristol）上階工作室（Studio Upstairs）的取向，它持續的提供「環境給面對精神與情緒困擾的人或是藥酒癮康復者，那些人發現經由私下與公開的藝術創作，可以轉變他們的生活」（Gill, 2005: 1）。

　　在藝術治療正規訓練建立前，治療師的藝術學校背景與個別的治療經驗大大的影響了其實務取向。因此，它的源起是在畫室、工作室或工作坊的藝術傳統。在醫院或是大型機構，這種團體類型演變成病患來工作室創作，藝術被視為治療的媒介，而非團體。治療師經由個別工作理解每位成員，有時候可能花時間輪流和每個人討論，或若有替代的隱私空間，例如辦公室，便可用來做個別作品的討論。這裡有集體的感覺，可能播放音樂，或是在整個上午或下午的長時段中有共同的休息時間。團體中的病人可能來自同一個病房被安排參與上午的療程，或者團體是由被轉介及為部

門所接受之來自不同病房的病人所組成。這些團體通常由住在精神病院的長期病人或由受部門管控的學習障礙者所組成（Molloy, 1984; Skailes, 1990, 1997; Goldsmith, 2006; Charlton, 1984）。

　　這可能是住院病患在醫院中唯一具有「隱私」的「個人」空間。對於那些長期住院的病人，工作室提供了個人對藝術作品創作的內容與媒材做決定，以及創意出口的重要可能。有些病患彷若在藝術學校，像在工作室的藝術家般有自己的空間。如同在任何的工作室中，團體歷程影響空間的使用、工作的階段和步調，以及創作的圖像。藝術治療師是與團體中的個人而非團體的歷程工作。許多形成「原生藝術」（Art Brut）運動的作品意味著原始而自發性的創作，正是在醫院這種涵容與促進的環境中所創作的圖像之特徵（Maclagan, 2005）。

　　藝術治療師的理論取向決定藝術作品如何被探索。例如，Warsi（1975a: 6）描述精神病院中的羅傑斯（Rogerian）取向。Lyddiatt（1971）提供最全面的說明。Lyddiatt 以榮格學派的框架工作，強調「自發性」，釋放迄今尚未被辨識的感受。整個治療的因素建立在患者經由藝術創作接觸其無意識的結果。Lyddiatt 的治療風格特別受到榮格學派「放大」（amplification）與「積極想像」（active imagination）概念的影響（見第九章）。這很少強調治療師和個案之間的瞭解與反思，而是協助病患藉由繪畫來治療自己。Lyddiatt 不願意詮釋病人的作品，因為感到太容易投射了。

> 這個想法，即「技巧」，是去觀看個人的想像力在做什麼……。然而病患、治療師或是旁觀者可能不知不覺的消滅火花，除非以內在的方式去經驗它——消滅它，因為患者姑且試著藉由繪畫去為自己尋找、感覺與經驗新的價值，而這，事實上，是太困難了。
>
> （Lyddiatt, 1971: 4）

　　在這樣的工作方式中，藝術治療師就不會直接與移情工作，即使個體人格理論能夠闡明治療師和個案團體的關係。在這種「開放團體」中，個人可以在療程中進進出出，停留三分鐘到三小時，在工作室建立起這種氛

圍非常的重要，因為這是會讓人覺得是「他們自己的」空間的一個團體。在成員間許多的關係將會發展以及改變，像是有些人總是並排的創作。例如，一位個案使用陶土的決定，可能是許多其他人發展和改變的催化劑。藝術治療師營造一個信任與接納的氣氛，回應和尊重作品，以及在大多數時候以非語言的方式經驗它們。Adamson（1984）進一步陳述這種在醫院的工作型態，且多年來這些療程的作品可以在 Adamson 的收藏中看見，這很值得去參觀[1]。

其他進行這種團體形式的場域，可以在收容適應不良者的學校、社會服務日間中心、治療性社區、一些青少年方案與兒童之家看得到。事實上，當治療性方案有「自由時間」時，病人通常被准許使用工作室創作個人的作品。

藝術治療師為了接觸那些無法離開病房的病人，通常會帶著不同的複合媒材來造訪病房，進行開放工作室形式的療程。例如，以下由三位在老人精神病房的個案來描述這種療程的使用。大部分這些住院、無法走動的住民通常整天都坐在椅子上。藉由使用平時聚會的區域（餐桌），吸引那些能夠受益的人的參與就變得可能。「環境設置」安排有紙張、水彩筆和鉛筆，個案能依照自己的節奏和程度，開始嘗試畫下記號。在這個團體中有位中風的老人能單手塗鴉，進而逐漸拓展對色彩的使用，並發展出投入創作以及協助其動作協調的技能。他也變得投入於桌邊對話且受惠於社交互動。

同一病房，一位青春期時因彈震症（shell shock）入院的中年男子，開始在黑紙上大量的產出彩色的車輛和火的繪畫，每次療程往往畫上 20 到 25 張畫。顯然他是在緩解夜間轟炸的經驗。他總是緘默的，且習慣性的迴避所有與人的接觸。一天，他藉由在作品上書寫「學校」而找到這個經驗的意義，這也開啟了一系列漫長而隱晦的溝通。這個病患的成長非常

---

[1] Adamson 收藏，在 Northamptonshire 郡 Oundle 市 Ashton 鎮。想參觀此畫廊者請寫信給：Adamson Collection, 16 Hollywood Road, London SW10。

的緩慢（40 年的機構生活造成了不好的影響），但是他的生活品質在療程引介後提升。社交上他在團體中有歸屬感，而他的作品對他而言顯然是有意義的。

　　另一個例子是一位有著多重喪親之痛的憂鬱老人。在初期一段緩慢的、複刻月曆上的風景之後，他開始畫一些他還記得的生命場景的幾張小畫，允許記憶和感受浮現，並與團體分享。團體看起來可以支持個別成員的需求，藉由簡單地分享媒材來協同運作，也透過對每個作品的正向回饋來關懷他人。

藝術治療團體的動力

　　不同的理論取向形塑藝術治療師在團體中與成人工作的方式。已有不同形式的藝術心理治療團體發展，而瞭解不同團體如何直接受到分析式團體理論的影響是有幫助的。治療師瞭解團體歷程，雖然她可能選擇只和團體中的個體、和個人及團體歷程，或只和團體歷程工作。「分析的」團體對藝術歷程有類似的尊重和信任，對於作品內容是非指導性的，與團體中每週產生的潛意識主題工作。有些藝術治療師與特定的個案族群工作時，也會設定主題或是結合一個取向。

　　在團體藝術治療的環境中，同時與藝術治療及口語治療團體工作是一個複雜的歷程，而好幾種模式和理論立場已經發展且反映在文獻中。溝通的形式會改變，從自由浮動的言語互動到創作藝術作品，再到口語討論，團體成員可以離開口語治療固定圍圈的座位，以及改變和變動與他人的肢體互動。創作藝術作品時，成員可以在自己選擇的空間中退回去做內在自我的表達，不像是在口語治療中，如果一個人選擇移動到不同的空間，將成為分析詮釋的素材。雖然藝術治療師觀察且有時候也會回應團體成員的位置，但這的確允許更彈性流動的可能。同時，從簡單的分享媒材或是在水槽碰見另一位成員，到協助解決技術問題或是幫忙扶住東西固定，也有更多肢體互動的機會。成員可以表達和維持個體性，同時也能認同團體與

在團體中工作。

通常經由取得媒材、分享工具或清理會有分享的共同感，這是來自身體一起工作而建立的親密感。個人意識到意外發生的機會，不僅僅是在和兒童工作時。這還可以發生在各個層面上，從潑灑顏料可能提醒某人關於自己在某件事的權利，或因而發展出新的繪畫，到水「意外」打翻到其他成員的作品，而這些都構成團體動力的一部分。

在藝術治療團體中，個案更能控制他們要多麼主動投入，以及哪些部分他們要主動合作。他們可以藉由一幅「說話」的圖像來參與，不需要真的說話。他們也可能主動協助其他成員探索他們的圖像，而在那週沒有時間關注自己的作品。他們也可能在一開始分享自己的感受，或是提出一些關於上週的有用意見而讓團體向前推進。

運用口語和圖像這兩種截然不同的溝通模式讓團體動力更加複雜。例如，如果團體要迴避一個議題，因為他們覺得沒有安全感，或者還不夠安全去面對它，他們可以藉由談話來避免創作，或是藉創作以避而不談。當然每個團體會發展自己的節奏和流動性，而治療師將學會瞭解與其面對或避免議題的改變模式，並意識到任何一種媒介的表象。其中一個在團體中使用具體媒介工作的優勢，是每個人的作品都會被看見，即便他們並沒有說話。當作品被帶入圈內討論，會有一個在「此時此地」作品獲得關注的即刻反應。其中有一部分是「美感」的反應。這很複雜，因為個別作品會在其他藝術作品的「場域」（field）中被觀看，而所有作品在視覺上會彼此相互影響，團體成員對於它們的感知也是如此。團體中個人的互動不僅在人際間也在圖像間。作品可能吸引他們或排斥他們，他們也會投射到作品及其他的團體成員身上。任何曾在共享畫室中創作的人都會知道和他人一起畫畫的特質，這個經驗提供在他人存在的狀態下的獨處時刻。透過在一位成人的面前重現感受與記憶，它強而有力的連結成員的早期關係並提供移情的機會。治療師在繪畫的時刻會有關於團體成員、關於在她眼前展開的藝術作品製作、關於個別創作歷程及與媒材關聯的幻想。有些成員會有「從作品中出來」的困難。當他們從接觸潛意識狀態浮現到意識狀態，

可能強烈的經歷這個別的時間而感到在創作中「迷失」。有些人則有進入此歷程的困難,而與一張空白的紙坐在一起。

因為作品和可取得媒材的刺激,在藝術治療團體中可能比較少機會出現和他人關係固定不變的兩極化角色,除非有些肢體的投入停留在已知角色上。例如,一位成員大量使用「藍色」和「紅色」的決定,對工作室情境會有潛意識的影響。在這種方式下成員受影響且創意發生的時機非常微妙,雖然成員可能沒有意識到為什麼不同色彩組合或新媒材的選用能讓他們突然感到釋放。

團體文化的建立和發展,在於團體能開放的深入探索圖像,同時允許個人以及團體的意義被感受到。團體文化也基於圖像形成和與其工作的方式,以及治療師如何促進此文化。圖像的發展既表達也具體涵容了團體的歷史;每個圖像保有團體成員與團體關於過去、現在和未來的意義。意義也會逐漸在團體歷程的環境中闡明,治療師會依據團體動力,以及圖像如何包含這些動力來回應,無論是依據個人或是將團體視為一個整體而言。

藝術治療團體不同的工作取向

藝術治療師也許使用不同的取向來與不同的個案族群工作,而此可能依據治療師所工作的脈絡而定。多年來一直存在著關於指導式與非指導式團體理論的討論,而此辯論有助於我們瞭解藝術和圖像創作在團體形式工作中的核心角色。如同在藝術治療的所有取向,圖像創作是在某個關係中訂定的,不論是在個別、團體或機構,或是在以上三者的所有面向中。

Gerry McNeilly 在一系列的論文中發展出他稱之為「分析式藝術治療團體」(group analytic art therapy)的工作風格思維(McNeilly, 1983, 1984, 1987, 1989, 1990, 2005)。這種工作方式結合團體分析與藝術治療。Foulkes 和 Bion 的論述對他的論文極為重要。「這個心理動力的取向考慮到團體經驗的整體性」(McNeilly, 1987: 9)。他透過在心理治療社區以團體分析原則來運作的工作來發展這個取向。創作和討論的時間概略

的分成兩半,而且沒有提供主題,創作時也沒有口語介入。他允許團體找到它自己的方向來治療自己。這是一個將溝通視為最重要因素的相互學習歷程。他的目標是協助將精神官能症的症狀轉變為可分享的經驗。

McNeilly 以 Foulkes 的理論為基礎,視團體任務為「由團體來分析團體,包含領導者」。其非指導性的工作讓團體掙扎於他們的依賴渴望。藉由拒絕承擔這種責任,他因而尋求團體對團體中的歷程有更深入的瞭解。由於對個人的建議會被視為鼓勵依賴,且將權力賦予帶領者,因此當做出團體介入時,這將會是個「團體的詮釋」。團體成員被鼓勵運用自我療癒能力,因為帶領者無法成為個別成員的個人治療師。帶領者也不需要說任何無法被其他團體成員說出的話。

McNeilly 挑戰提供團體主題的做法;他認為這直接反應治療師自己的需求。藉由不讓團體感到焦慮,治療師被視為是溫柔、滋養和關愛的,因而是對抗任何團體憤怒的防衛。帶領者的角色是去「滋養團體的動力」。在分析式藝術治療團體中,創作被賦予一個特定的角色,如同 McNeilly 所陳述的,他並不探索個別的圖像:「我不追求個人圖像的深度象徵本質,而且有些作品我也完全沒有評論」(McNeilly, 1987: 9),但是「經由藝術媒材的運用,此歷程將被照亮,且導向對集體意象的瞭解」(1984: 10)。

這種特定的工作風格多被運用在治療社區中的心理神經官能症病患、門診病患、工作人員團體,或是在藝術治療的訓練,這些團體的成員需要有足夠的自我強度來清晰說明並展現洞察的能力。其他以團體分析為基礎來工作的藝術治療師,卻會更深入的探索個別圖像,這實際上更符合 Foulkes 的深度「尊重個體性」的原始前提,雖然 McNeilly 很少以這種方式論述。

分析式藝術治療團體本質上允許感受經由團體從團體中浮現。為了哪個才有更多原始或暴露的潛能,在 1980 年代關於使用非指導性之分析式藝術治療團體,和喜好以主題為中心(theme-centred)的團體的討論變得很極端(McNeilly, 1983, 1984; Thornton, 1985; Molloy, 1988)。每個相

反觀點的考量，清楚的展現一個適用於所有個案族群的藝術治療取向並不受歡迎。Roy Thornton 經由在短期機構工作與危機處理，結合了家庭與系統理論來發展他的觀點，目標是要讓成員直接投入核心議題。在這個脈絡下，團體的內在動力不是關注的重點。影響實作脈絡的還有治療師的個人背景。有些治療師經歷過 1960 年代的「人類潛能運動」，他們的團體實務可能受到「會心團體」經驗的影響。這些都鼓勵滋養和正向的移情，在某人「身邊」且給予溫暖，而非更多團體中自我存在的探索。這個變化的過程（move-ment）無疑的影響了主題團體的發展（Nowell Hall, 1987）。

不同的工作風格使得團體有非常不同的經驗。例如，分析式團體允許潛意識的主題出現，而主題式團體則使用治療師提供或團體選擇的「特定主題」。

治療師在主題式團體比較有可能創作，但在分析式團體則維持著帶領者或領導者的角色區隔，以允許團體有移情的發展。然而，這兩種取向可以說大部分是與「團體」或「社交」因素工作，而不是協助個案透過與治療師的關係來發展一個與自己「內在生活」關係的個別藝術治療。

治療師在主題團體中更可能鼓勵正向的社交文化。聚焦在所提供的主題可將團體能量導向引導的探索，得以框架團體中任何自然產生的混亂。團體關係可能被一種尋求與帶領者有更好關係的清楚掙扎所蒙蔽，在此帶領者會被視為滿足個別需求的人。當成員掙扎於抑制、限制，和在團體中冒險的能力時，分析式的工作方式可能被經驗為更不舒服的。在分析式團體中移情會發生在不同成員以及團體帶領者之間，而這個經驗潛在的豐富性可以被探索。McNeilly（1989）關注到在分析式團體中，成員沒有意識到的相似的作畫，或是圖像與象徵有密切關聯的現象。這個共時性的歷程或共鳴（resonance）允許「在團體的普遍性及其象徵的生命」聚焦。Roberts 表示共鳴是「動力沉默的語言，當被形塑後，它與潛意識拉扯」（Roberts, 1985: 11）。

在這個歷程中，每位成員回應團體生活的插曲或事件，而變得蘊藏高度能量。主題的出現引發團體個別成員的強烈反應，「對團體主題產生

共鳴是因為它本來就在自己的頻率中」。這個經驗常喚起新的素材、恢復的記憶，和新的洞察。這與接著分享先前口語團體中的潛意識素材的表達不同，因為圖像同時將它表達出來。這個現象與 Foulkes 的「環境基礎」（foundation matrix）〔成員間文化或是本質上（constitutionally）的共同點〕，以及與 Jung 的集體潛意識有關聯。這意味著團體潛意識從團體成員創作的圖像中出現，因此潛意識提供了團體的「主題」。或者，團體意識被強加而與團體潛意識連結。

　　所有後來團體工作的作者與實務工作者都要感謝 McNeilly 這個創新理論的發展。Greenwood 與 Layton（1987）描述一個以社區為基礎，與有心理健康問題者工作的藝術治療團體。他們有個在團體中「並肩」創作的方式，以促進經驗分享和發展自我與他人關係的機會。在稍後（1991）的文章中，他們描述運用幽默於精神病患的門診團體中。Skailes（1990）以榮格學派的觀點書寫，在團體中結合主題、說故事和病人的主題，運用在精神病院內和社區中。Strand（1990）探討團體互動如何能在有學習障礙的住院病人間促成。

　　Waller（1993）在有良好的實務和理論基礎的書中全面介紹「互動式藝術治療團體」（group interactive art therapy）。她的取向運用人際心理治療團體（Sullivan, 1953）與系統理論（Agazarian and Peters, 1989），以及團體分析與藝術治療；關注「此時此地」發生了什麼以及壓抑的素材。在學習和瞭解引發人際連結困難的互動模式後，患者能夠在團體中嘗試新的行為。Waller 在她的論文中提供許多案例，經由描寫主題在互動式團體中的運用，某種程度撫平過去關於團體辯論的裂痕。

　　Skaife 和 Huet（1998）探討藝術心理治療團體的理論議題，特別是創作藝術作品和口語互動之間的關係。有許多作者書寫運用藝術心理治療團體於不同個案族群的章節，包含在監獄病房極度躁動的病人（Sarra, 1998）、長期住院的精神病患（Saotome, 1998）、認知障礙的老人（Byers, 1998），以及藥酒成癮專科的病人（Springham, 1998）。這本書是基於早期在不同機構和婦女團體工作的經驗（Skaife, 1997; Huet,

1997）。Skaife 探討治療師懷孕對團體中移情的影響，Huet 提出年輕治療師和年長婦女工作的議題。Skaife（1990, 2001）敘述關於團體中的「自我決定」；以及受到 Merleau-Ponty 影響的「互為主體性」。

　　Riley（2001）探究與年長者、精神病院中的團體、飲食疾患的婦女及傷慟等工作所產生的議題。Liebmann（2002）探討和亞洲年長個案工作的文化議題。文獻中也有不同的章節探討藝術治療訓練的不同面向，從前導團體（introductory group）（Dudley et al., 1998）到給有壓力治療師的支持性治療團體（Riley, 2001）。

臨床部分：與成人工作

一個非指導性藝術心理治療團體案例

　　治療師會在團體一開始將正確數量的椅子圍成一圈，讓個案進入時可以選擇一個座位。尊重時間的界限很重要，團體會準時的開始與結束，不論所有成員是否抵達，以及即使對話突然變得很生動、親密或是情緒化也要結束。藉由維持時間和空間的界限與一致的行為，團體就能在這個象徵的空間中建立信任，去探索感受與焦慮，以及在團體中發展關係。

第六次團體療程

　　這個有固定成員的封閉式團體已經進行了一年，每週在一個日間中心會面，每次持續兩小時。團體初始的討論可能從十分鐘到一個小時。這由七位在生活中感受到男性角色威脅，或是離婚和分居的婦女個案和治療師所組成。這個團體的大小剛好，成員在圓圈內都可以有眼神交流，同時創作的圖像或藝術作品可以被擺放和涵容在圓中的空間以供反思與探索。治療師通常在整個療程中會持續坐在同一個地方。

　　B女士首先抵達團體，告訴治療師她感到緊張和對團體可能會發生的事有些擔心。

　　C小姐從旁邊經過，詢問治療師：「我們要獨自或是共同創作？」她說上週她覺得很好（當她能分享在團體中發言的恐懼）。

　　治療師指出她能分享發言的困難而感覺不錯。

　　D小姐跟著說她和C小姐有幾乎一樣的感覺，但她從來沒能夠談同樣的事，從不。

　　A女士問B女士上週後來她感覺如何。

　　B女士突然哭了起來。（上週她分享了一些家庭歷史與一位親戚的自殺）

　　A女士和C小姐都伸出手臂來碰觸她。

　　B女士流著淚，說：「如果我能多做一些」，談及朋友最近的自殺未遂，和連結到親戚的自殺成功。經過親戚生病和自殺後她失去了工作：「人要繼續活下去」。有時候，當別人告訴她不開心的事時，她「無動於衷」。

　　關於幫助朋友、親戚的焦慮，他們如何依賴你，和如何能夠「做得對」的一般性對話。

　　治療師指出在團體中要說多少、有哪些要保密「很難做得對」。接著發展的對話圍繞哭泣。D小姐說她只能獨自哭泣，她沒辦法在這裡哭，男人無法忍受妳哭，她的家人也無法忍受。她總是獨自解決問題。

　　E小姐表示她上週如何受到B女士的影響；她也只能獨自哭泣。她看傷心的電影能輕易的流淚，但只有當獨自一人時。她只能把它藏在心裡。

　　治療師表示在這裡似乎可以哭泣，把事藏在心裡耗費很大的能量。

　　C小姐附和：「在家從沒這麼做。」

　　F女士首次發言：「我獨自處理事情。」

　　G小姐低聲說她能輕易的哭，但不是說話。A女士說：「我總是說太多，我會緊張，不說話很困難。」治療師對痛苦和悲傷的多少做一般性的回應，並建議創作；此時似乎從感受中浮現出一些距離。

　　團體第一部分的討論顯然是不受約束的。B女士上週的揭露讓團體有些進展，因此新的深度分享變得可能，但這也相當的可怕。B女士一開始對「佔用時間」有罪惡感，擔心成員會對她上週的「談話」有反感。C小姐則對可以親密的談話感到鬆了一口氣，但也一半喜歡躲在團體創作。

　　關於「什麼是正確」的討論，包含被精神疾病感染的恐懼和對防衛的探索，「毫無感覺」，「在工作中迷失自我」，如何在團體外保持著一個環繞自我的界限，但當然也在團體內被其他成員所影響。關於哭泣的討論是情感失控的羞愧、很多寂寞的感受，以及「把事藏在心裡」。建立了「家庭文化」（「從不在家裡這樣做」）與所形成的可以哭泣與分享感受的團體文化之間的差異性。

　　藝術治療師是否參與美術活動、與團體成員一起創作有不同的風格。有些治療師認為創作的優點是提供個案「工作」的模式。治療師接著也會談論自己的作品，這有助於在團體中建立親密感和信任。這樣的方式比較可能在稍後討論的「主題式」團體中看見。通常這可能被認為是否定治療師和個案間角色與功能的差異。然而，如果治療師以分析的方式工作，探索可能被視為正向和負向的差異，將會是團體工作的一部分。一般而言，當移情關係發展時，治療師的立場將對父母形象和權威的探索極為重要。所以，如果這個探索被視為是團體任務的一部分時，其實沒有什麼是去否定「差異」的立場。

　　反對治療師在團體內創作的論點是，當治療師「沉浸」於自己的藝術歷程和內在世界時，誠實的說，這無法做到任何層次的深度。個案「快發狂」時治療師對移情動力無法仍舊維持在使得上力的狀態，當然在表面上以自己的風格創作是可能的，但這對團體很難是個好模範。然而，有些治療師使用藝術媒材做為他們在團體中和潛意識歷程接觸，以及協助釐清反移情的回應是怎麼回事的工作方式。藝術治療師比較可能是一個成熟、已發展創作風格的勝任藝術家，這可能同樣也會引發個案羨慕、嫉妒和絕望的感受。許多藝術治療師運用在團體結束後獨自創作的機會，以這個方式來反思和處理可能發生在團體中的複雜素材和動力。

　　如果治療師是以分析的方式去處理經由人際與圖像所展現的移情現象，則治療師的不同角色和功能將會是關鍵的因素。藝術治療師需要能自由的觀察個案的工作歷程，同時包含每件藝術作品的歷史和發展以及身體張力的狀態和團體的大致氛圍。個案也會將他們自己置於與治療師和成員有彼此關係的空間中，而這經過一段時間後，將會發展出一個緩慢變化的型態。團體成員可能會依據團體中發生的事件，建立「他們自己的」或是團體的領域。一位總是選擇在治療師腳邊或背後創作的個案，將傳達關於移情現象的重要訊息。因為圖像將會對先前沒有透露的素材有所突破，他們可能不自覺的為了安全而「在她的裙邊」作畫。

團體

　　在個別創作時間，兩位成員在地板上作畫，其中一位逐漸從治療師的腳邊移開。她曾多次表示有位高度沉默的母親，而在這個階段的團體中，當靜默的工作時，坐著觀察的治療師儼然成為安靜的中心，給了這位成員潛意識的有趣氛圍。然而，移情尚未準備好被覺察，就像此時她繼續堅持「獨自解決事情」的立場。雖然全部作品都傳遞出對團體所產生的「尋找平衡」與「界限」的主題有個別的貢獻，但是七件作品中只有兩幅在這次被討論。其中三幅明顯的在自我與壓倒性威脅的內在混亂感間劃界，在自我與外在世界之間有清楚定義的界限。將混亂感有效抑制所需的能量，形成了與外在世界的屏障。「獨自解決問題」是這些強而有力界限的一個面向，提供成員外表上強烈的獨立感受。

　　有兩幅有旋轉和漩渦的圖像。其中一幅被討論一段時間，回到團體第一個階段關於如何支持其他「生病的」人的主題。如果一個人藉由缺乏支持的力量，以「自己優先」而退縮會有罪惡感。B女士上週的自我揭露，讓團體成員被拋回關於自己如何能處理其他成員的痛苦，以及如何在協助他人時仍能保有對自己痛苦的防衛。他們由留意治療師開始。「我獨自解決問題」的一部分，是對抗渴望一對一關係的一種防衛。這在團體中不能由治療師所提供。團體必須要共同合作，匯集彼此的能力以找到解決的方式。

　　這反映在一位成員的媒材使用上。她畫了一株生長的植物，但能夠使用更多的紙張來給它更多的空間，所以那棵植物從因省紙考量的原尺寸畫紙邊緣凸了出去。經常會有關於治療師提供媒材與食物的類比，另一個是家庭和團體的動力被共置在團體的心識（mind）中。如果治療師是食物的提供者，「是否能滿足大家的需要？」、「個人可以要求更多嗎？」、「貪心？」。第一個手足競爭的潛在移情，可能透過這樣的方式表達。

　　在這個療程中第一幅被討論的作品是關於自我和他人之間的界限，但都是就過去或是團體外的關係而論。當時團體缺乏傾聽治療師的意願——團體內的關係可能引發這些旋轉和漩渦的感受，以及無法做更多的罪惡感。第二幅被討論的作品圍繞於內在的「尋找平衡」，以及探索心智健全與感到瘋狂之間的邊界。這是幅氛圍不尋常的作品，帶有神秘感的光，藍色、黃色、白色，和一些界限不明但也是半模糊糾結混亂的形狀。這幅畫帶來其他團體成員許多關於它半神秘的宗教特質的評論。創作這幅作品的成員敘述，這是一個非常痛苦的在競爭激烈的商業環境中工作的狀況，有一天突然「毫無感覺」，就像是她不存在。這種對自我關注意識的喪失在可能被當作是宗教情境的部分時可被接受，但不是在一個繁忙的商業投資情境中，而她因為害怕再次發生而離開。她的疾病表達出她在這個專業工作總是感覺到「不舒服」，以及她感到生活可能會再次開始與人共事時的正向部分。

　　這個光和混亂糾結的併置以及團體成員表達興趣的程度，或許指出它代表一些團體做為整體的感受——像是看見前方有光而鬆了一口氣，但也有想從團體感受到的旋轉壓力中逃離的願望。團體成員所描述的當她毫無感覺時並不是神秘的喜悅，而更像是壓力下的「一片空白」（blanking out），一種不再有任何感受的防衛機制。團體成員的興趣展現出她們能夠聆聽所表達的痛苦，而這表示做為一個團體，她們期望找到「新的價值」，但也可能是期望抹去團體中痛苦的感覺。

　　畫作和藝術成品在圓圈中的擺放確認了它們核心的重要性，給了它

們價值，表示它們為團體所擁有，也是團體的一部分。擺放在椅子的界限內，也提供空間給作品以某種方式被放置在外面，有時候傳達了被關注的需求（被捲入），或因為認為它們是無法被團體所接受的圖像，或感到過於私密、個別或個人而無法被展示。它們對團體來說可能感覺「過大」，在某種意義上情緒可能無法被團體所涵容。

主題中心團體（theme-centred groups）

　　主題團體提供團體特定的議題、主題或方向，若不是由治療師建議，就是來自於團體初始的討論。以這種形式工作的治療師表示主題可以是「啟動」（enabling）的，提供那些新到治療的個案一個起點或是克服焦慮。主題提供了一個安全的結構與方向，因為團體帶領者被放置在一個權威或父母的角色，或是一個包含所有一般性決策的主動角色，而非像在分析式團體中的領導者表面上採取更被動的角色。偏好使用主題的第二個理由是藝術治療師可以給予適當的主題，讓成員可以經由適當的控制方式瞭解創作歷程，所以他們能夠在一個引導的療程中「看見事情發生」。經由成員共同體驗一些事情，主題能將團體「緊密結合」（weld）在一起，其中雖然「共同性」可能是個優勢，但成員也能在自己的層次上經驗主題。在同樣的團體中，有人能認真的工作，也有人較為表面，但都能感受到是相同歷程的一部分。

　　這樣的取向可能比其他更適合某些個案族群。例如，主題中心團體特別適合需要探索特定議題的短期停留個案，以及那些參與分析式取向團體無法在處理焦慮議題上獲益的人。主題式團體風格起源於會心團體運動，通常被區分成三個部分，一開始是「暖身」活動，促成「就緒」的狀態去探索，或是促進團體的凝聚力與方向。正如 Patricia Nowell Hall 所解釋：

有時候一個療程會從「定心」或是放鬆練習、冥想或瑜伽開始（像是向水裡看，當表面平靜，一個人可以更清楚的看見深度以及在下方有

什麼）。有時候我們會從那些設計來加強感官覺察與幫助能量流動的技巧開始。

（Nowell Hall, 1987: 159）

　　所運用的活動可能大不相同，從快速彩繪到肢體活動、舞蹈、運動、音樂、按摩——有各式各樣的可能，其中包含許多能讓成員更與身體的感覺接觸和覺察到張力。

　　團體接著會分開去畫所選擇的主題；治療師可能會加入，或與個人談話，或坐著觀察進行中的作品，運用她的印象來做團體歷程最後圖像的討論。治療師在最後部分傾向扮演一個教誨性（didactic）的角色，因為討論往往由其來「主導」。在短期團體中，成員間比較不可能有充分的交流，因為這需要時間來醞釀，同時帶領者所引導的團體結構，明顯的會鼓勵正向移情而其自己也被視為擁有「知識」。這對於那些沒安全感與非常焦慮的人可以是安全的體驗。帶領者會安排運用時間的結構以討論所有圖像，無論是被放在圓圈內或是釘在牆上的作品。在主題式團體中，所有的作品比較可能被給予「相同」的考量，而非是團體的責任去討論他們要選擇聚焦在哪裡。

　　由於主題式團體的確更深層次的處理特定個案族群的困擾，它們有頗多的「社交」功能，幫助人們在「此時此地」與彼此聯繫。這比較常被運用在日間或是社區中心、員工訓練團體、為了社會大眾或一般社交用途的教育性目的，以及拓展那些較長期照護的經驗。因其有「遊戲和活動」的成分，主題式團體的運用可能會造成假象，雖然看起來很有趣，但能使人投入非預期的專注程度。治療師需要謹慎的從許多不同的結構中選擇來探索一個可用的主題。

一個主題中心團體的範例

　　接下來的實例是一個在精神科社服日間中心進行的團體。整個活動設計在治療性社區路線下執行。成員參與是在「契約」的基礎上，這包含期

望他們參加所有的治療性活動與維持對團體定期參與的承諾。團體的結構有助於社區成員間自助、合作與分享的所有精神理念。所有成員都被期待參與每週一次的藝術治療團體。它持續兩個小時，第一個小時用來創作，第二個小時用來討論。主題由工作團隊選擇，做為捕捉與聚焦當時中心重要的特定動力的方式，例如憤怒、什麼讓你感到悲傷、你想成為什麼、你的理想伴侶、惡夢。如果個案建議一個主題，它或許會被採用，但通常有出席且全然參與團體的工作人員會在一開始就提出主題。

　　成員為不同年齡層各式各樣有著不同嚴重程度的心理健康困難與社交問題者，他們全都坐在有現成創作媒材的桌子旁。如果有新的成員或是學生出席，他們會被介紹給其餘的團體成員，以及被告知團體的模式。如果成員願意，他們可以展示自己的作品，但他們並沒有義務這麼做。一般而言，在繪畫或是藝術創作時，全場鴉雀無聲，這似乎為大家所接受，然後這次活動在約定的時間結束，藝術治療師會邀請團體成員分享他們的作品。藝術治療師對於個別需求觀察入微，使用長短適宜的時間來談論作品與回應其他團體成員的問題與意見。治療師會引導團體並對團體如何進行採取全面的控制，會對作品有些評論以及對特定圖像與團體討論所浮現的主題加以連結。即使有人沒有展示他們的作品，團體也會準時結束，因為每個人都有均等的機會，是他們自己選擇展示與否。圖像間的相似與差異構成討論的焦點，更重要的是，每位成員在自己和他人的圖像中看見與自身經驗所產生的共鳴。因此成員將自己的某些面向投射到他人的身上，而這是此種團體類型最具效益的功能之一。

　　這次特定的團體主題是「把自己畫成一棵樹」，選擇它的原因是因為有幾位新加入中心和團體的成員，而這個主題比較容易被理解且能以個人的方式連結。依據每個人如何象徵的描述自己，圖像為自己發言，並進一步探索每幅作品。注意到不同的特質如何清楚的反映在作品上是有趣的。這樣的工作方式協助有認同問題的人去概念化他們自己，且在這些具體但又抽象的方式中體會自我意識。每幅作品的短評如下（見圖 7.1）。

圖 7.1「把自己畫成一棵樹」：

a：相當混亂且怎樣都無法將自己的感受表達清楚。她能說明那三個
　　在頂端的「小東西」是新生出來的（她曾是長期病人，最近在社
　　區定居）。另一位婦女詢問這是否以任何方式反映她對於未來的
　　希望，她點頭。她被問到右邊的那棵小「樹」──她笑著說它看
　　起來像是個「影子」。（45 歲女性）

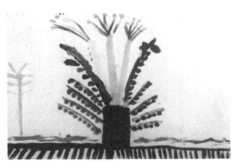

a

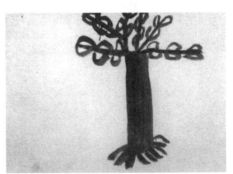

b

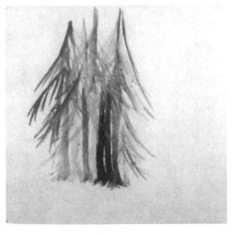

c

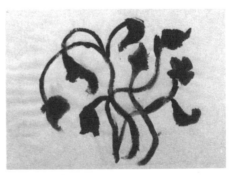

d

圖 7.1　把自己畫成一棵樹

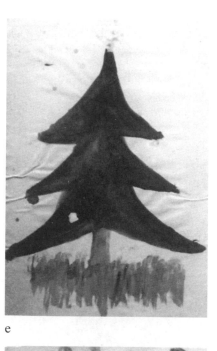

e

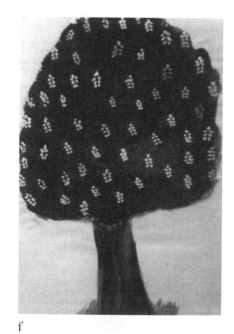

f

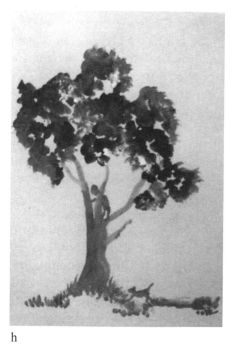

g

h

圖 7.1　把自己畫成一棵樹（續）

b：無討論。（男性，曾長期住院，目前居住在社區）

c：退縮、體格瘦小、孤單與沈默。她能夠連結圖像中自己和他人「分開」的感受，就像是在黑暗的森林中迷失，但不知道要如何離開。有人表示它看起來很難進入。（60 歲女性）

d：「我無法畫一棵樹——想要畫圖樣——我不知道那說了我一些什麼——我想要在後面用粉紅色來畫我生活中複雜糾纏的網絡——哪兒都去不了」（她曾被看管，與輕微犯罪和藥物濫用有關）。（19 歲）

e：「聖誕樹——唯一我能畫的樹，但讓我想起和家人的美好時光。我想念他們且希望他們可以來看我，但我知道他們不會來。」「那裝飾品呢？」「星星是明亮的，或許它會召喚他們來——我希望如此——我沒有想到它像那樣，但我知道這是我想要的。」（50 歲男性，在有長期酗酒問題後獨居）

f：「這是滿的——強壯的——我現在所感覺到的——綻放和春天——它是樂觀且填滿整張紙的。我非常期待我的新工作。」（39 歲秘書）

g：「這是顆梨樹——我不知道為什麼我把它畫成這個樣子——中間是我的臉——微笑著但我一點也沒有感到開心——事實上我覺得很悲慘——這像是個面具——我覺得我與家人在一起必須假裝開心，不然他們會完全的排斥我，它真是個壓力。我覺得被困在面具背後——我想從臉的後面可能有眼淚流出來。」（25 歲，年輕的媽媽和家庭主婦）

h：團體用最久的時間討論這個作品，因為畫這幅作品的女性說了一個關於自己童年很長的故事。這是她與她喜歡的狗在爬樹。雖然它們是幸福的回憶，但她很孤單，且感到似乎不知道自己現在的生活發生了什麼事。團體與她一起留在她的圖像，感受到它對她有重要的意義。當時有許多關於樹的問題：它在哪裡、樹枝、樹葉，以及從樹幹伸展出來的枯枝。當她開始談及過去和她一起爬

樹，而今已失去的、她所深愛的哥哥時，變得淚眼婆娑，她從來
沒能夠回想這個失落，以前當然也沒有和別人分享過。團體於這
個被認知到的悲傷和失落的感受中結束。

有些主題和活動的集結著作可以取得，其中 Liebmann（2004）提供
團體實務建議與許多特別針對成人的主題，明確說明不同個案族群在許多
情境中的案例；Makin（2000）採用一個更表達性藝術治療的取向；Ross
（1997）則特別聚焦在兒童。

其他團體工作的近期發展包含藝術治療師與多個家庭團體工作的角
色，一種在大團體中與幾個家庭一起工作的技巧（Asen, 2002; Dalley,
2008）。藝術治療師與其他同事在一個跨專業團隊一起工作，提供團體
創造性活動與表達的可能。另一個措舉是在小學場域與全班工作，而底層
的大型團體動力的理論則適用於這情形（Reddick, 2007）。心智化是一個
整合的框架，結合認知行為治療（CBT）、心理治療、系統思考與社會生
態學的認知與情感思考。它的概念涉及把人類行為的意圖和意義，歸之於
參考與辨識自己和他人情緒、感受、思想與意圖的普遍能力。這個心智化
取向強化了臨床瞭解治療性改變的基礎，且已在一些藝術治療團體中發展
（Franks and Whitaker, 2007; Taylor-Buck and Havsteen-Franklin, 2013）。

臨床部分：與兒童團體工作

從嬰兒期到青春期不同年齡的兒童團體，能促進社交和情緒的溝通、
友誼與行為的瞭解。團體在兒童自然聚在一起的社會照顧、教育和健康場
域發生，提供各式各樣治療的可能。

有大量文獻探討在不同機構與兒童的工作（Case and Dalley, 2008;
Dalley, 1993; Vivian-Byrne and Lomas, 2007）。Prokofiev（1998）提供一
個關於成人心理治療團體模式如何被運用到與兒童的類似工作之回顧與案
例。Murphy（1998, 2001）提出了一些令人信服的理由，全盤考慮團體工

作運用於兒童和青少年之性侵倖存者。這預防了「個人關係中潛在權力不平衡的複製」，且有助於減輕孤獨感和污名（Haywood, 2012）。有兩位治療師一起提供健康、非不當對待的成人合作模範可能是有幫助的。不論是相較於單獨與一位成人的個別治療或是家庭治療，青少年可能會認為和同儕團體工作更為愉快（Riley, 1999; Ewers and Havsteen-Franklin, 2012）。Buckland 和 Murphy（2001）探討運用藝術和遊戲與年輕的潛伏期女孩工作，評論這些孩子從她們自己與彼此的虐待中復原的資源。Aldridge 和 Hastilow（2001）探索同時有男性和女性治療師與男孩手足團體工作的好處，以及這個工作的強度和所引發的焦慮。Brown 和 Latimer（2001）假設與另一種專業治療師共同工作的好處，在這裡是一個藝術治療結合認知治療的青少女團體。這對於處理由性侵所產生的「扭曲的信念」特別有幫助。

　　Boronska（2000）在一個不同的照護脈絡，與不同專業的同儕和受看管的兒童工作。她提出一個與手足（受看管兒童）團體的工作來提升他們形成「豐富關係」能力的極具說服力案例。在團體中她能促進他們與自己作品的關係，且開始對他們的作品、自己和他人有一個反思的立場。使用象徵性的溝通變得可能，而不像之前的行動化（acting out）。Dally（1993）基於團體是社會縮影的觀點，描述「在心理治療團體架構中藝術的使用」。這個章節對探索經由藝術作品和行為的表達強度，以及治療師強而有力回應的需要非常有幫助。

　　有些作者的文章或章節是探討與患有注意力不足動過症（Attention Deficit Hyperactivity Disorder，簡稱 ADHD）的兒童工作。Murphy 等人（2004）描述在 CAMHS 團隊與有 ADHD 診斷的兒童工作。這些兒童經常難以去形成滿意的關係，有輪流、分享或聆聽的困難，以及常是低自尊且被孤立。Safran（2002）從團體取向與家族治療取向考量此個案族群。有些作者（Woods, 1993; Prokofiev, 1998）評論這種團體要能夠成功的結構需求，以及創意自由如何在瞬間轉變成混亂，因而有隨機應變的需要。Henley（1998）對此理解，在為 ADHD 兒童所開設的方案中，設

計了自由遊戲、表達性藝術活動與「友誼圈」的時間。Riley（2001）與早期依附困難的兒童工作，且描述經歷嚴重燒燙傷兒童的支持性團體。Noble（2001）提供自閉症兒童一個社交技巧取向的團體，以及 Rozum（2001）為 ADHD 兒童結合藝術與認知行為治療。Rozum（2001）也在書中探討青少年團體，聚焦在在團體治療中加進藝術的語言。Bissonnet（1998）提供與青少年男孩在社會服務機構的臨床工作案例。

　　當在團體中與兒童工作，藝術治療師可能也會和偕同帶領的同儕一起工作，其理論可從個別心理的理論與團體理論而來。每個團體都不單是個人的組合，也是一個有它的法則與團體文化、並發展自己獨特動力的凝聚團體。雖然不可能單獨觀看團體成員中個別成員的行為，但是當與兒童工作以及回應總體的團體互動時，必須將發展的理論放在心上。

　　兒童可以在藝術和遊戲治療室的脈絡中非常成功的一起工作。兒童認同這在特定時間和特定日期運作的整個團體。團體通常很快的散開，個別進入到他們自己當下的主題與所懸念的工作上。兒童可能以不同方式配對或分組，但在所發展的「工作團體」氛圍中會有接納與容忍感，讓個別兒童不受干擾的去追求自己的目標。團體對於兒童的社會發展和瞭解有幫助，因為他們會以治療師為模範去連結和接納差異。他們也會相互學習與開始協調他們之間的關係，因為治療師可能會和團體探討和修通在團體互動中必然會發生的衝突、差異或凝聚力。在此受保護的團體氛圍裡，兒童也能在一些個人的空間中更深入的探索自己所掛念的事來獲益。已建立起來的信任讓兒童能容忍差異，也開始瞭解和協助彼此。

臨床案例

　　下面兩個案例取自於教育機構。第一個呈現藝術和遊戲交替的年幼兒童團體；第二個是一個能以藝術更有意識覺察自己的較年長兒童團體，接著詳細描述的短文提供複雜的概念和不同程度的溝通。當兒童一起遊戲或是沉浸於自己的幻想或內在世界，治療師觀察和評論這個歷程，試著瞭解

整個團體的潛在動力以及每位兒童對此的貢獻。在互動中所產生的遊戲和作品的意義，很大一部分是藉由去豐富與拓展他們表達心中複雜情緒狀態的方式，來反應這個歷程。藉由共同互動，兒童發展洞見而瞭解他們的困境，以及有能力去和別人分享，而這幫助他們感到不那麼孤單。

小學團體，7 歲

在這個環境，藝術治療師和那些被校長和級任老師轉介，有著特殊教育需求與行為困難的一小群兒童工作。所有的兒童在學校都是低自尊與低成就的。這個團體在每學期末被回顧；以下所描述的這三位兒童每週來一次，這是第五次的團體。Tracey 被轉介是因為她正被夾在父母痛苦和吵架的離婚中。Dean 則是因為衝動行為與其他說謊和偷竊的症狀而被轉介，他的家庭生活很混亂。Louis 是個在班級中害羞、內向和退縮的孩子，他的學業表現也非常不好。

團體

這次療程，兒童圍著桌子有個簡短的討論，全體一致決定要彩繪。兩個男孩一開始走去水槽裝水，但注意力被轉移而開始玩水。在 Dean 的煽動下，他們從沙盤拿走玩具，假扮泰山和動物戰鬥：泰山跳躍離開水龍頭，與在水裡的鱷魚打鬥。Tracey 開始用非常多水的方式畫一張她的朋友圖，說：「她是黑人但我要把她畫白。」她給治療師一個苦笑去表達她把頭畫得很大。反映在圖像上，她畫「雀斑在她臉上」，接著說：「沒有雀斑──只是水痕。」

評論

在這個階段可以看見出現了圍繞著水的潛意識主題。Louis 扮演泰山；Dean 認同「攻擊的」鱷魚；每個男孩都背負著一部分他人的投射。Dean 需要控制他許多「野蠻的」衝動，但當 Louis 扮演泰山，他就能把

它們「玩」出來。然而，Dean 所表達的許多「野蠻的」感受是 Louis 自己所無法接觸到的。這大部分在水裡發生。雖然 Tracey 獨自創作，但是她用了很多水的彩畫與玩水同時開始，而她對顏色的意見包含許多可能的意義。這表達了關於她被忽略或是沒被包含在遊戲中的「差別」、她的不同性別以及她也不同的膚色。她是團體中唯一的白人孩子，這也在她關於朋友的畫像中強調出她想要「一樣」。Tracey 也可能畫出自己的一個面向：「她是黑人但我把她畫成白的」，在這裡面她有罪惡感，像是她可能會被責備為離婚的原因。她自己的部分可由雀斑來獲得證實，她自己有雀斑但朋友沒有。然後它們被轉變成水痕，即是眼淚。

　　團體歷程能使兒童表達自己的困境；團體中潛意識的動力與互動促使他們表達日常生活中所面對的困難。

團體

　　Tracey 開始談及她寵物貓的死亡，這發生在她五歲的時候。後來她變得更悲傷與心事重重，因為她忘了那隻貓的名字。她本來要在圖上畫一隻狗，但現在反而變成一隻貓。她告訴治療師她的貓叫做「Kitty」，但「別人叫牠『踢一隻貓』（Kit-e-Kat）來惹我生氣。」她接著說：「很多動物都死了。」畫完後她移動到沙盤旁邊。同時 Dean 開始在水槽旁把玩具動物的腳沾上顏料，讓它們在桌面上走出一條痕跡再回到水槽內。當動物腳上的顏料將水「染色」，很明顯將水變髒是很重要的：當治療師評論髒水與混亂，有斷然「是」的回應。當勝負難決的戰鬥持續在混濁的水中進行時，他們覺得很興奮。Dean 被 Tracey 投入在沙盤的行為所吸引，表示他也想使用沙盤，但在這發展成爭辯前，他注意到一幅前一個團體在晾乾的超人圖，於是他去自己的作品夾中找他上週開始畫的超人。

評論

　　在團體的這個部分，Tracey 將浮現的悲傷與治療師分享。Dean 的方式像是運用動物的腳印，有接觸卻沒有干擾她。關於貓的對話相當的複

雜，或許呈現了她心中自從兩年前爭執和爭吵開始（當她五歲）時，探索她母親與自己變化的一種方式。她似乎已失去和早先自己快樂時的連結，「忘記貓的名字」，以及她的焦慮表達在關於她是否在這個「父與母」離婚的過程中，會被照顧得好好的，因為「很多動物都死了」。男孩將衝突力量訴諸於戰鬥，但這是個混濁的區域──水變得非常髒，且整個都陷入了僵局。

團體

Tracey 在沙盤的角落放置了一座冰屋，且在外面蓋了圍牆。她用一個小碗裝水並將它放在沙上，像是一塊冰的呼吸孔。她放了一個拿著矛的愛斯基摩人偶，他被一群進犯的北極動物──幾隻海豹、幾隻北極熊、一隻海象與一隻鱷魚所環繞。Dean 完成上週的超人圖，請治療師幫他寫上自己的名字。他對此感到滿意並希望將它掛在牆上。Louis 開始且完成了他自己的超人圖，那是他模仿掛在牆上、較年長兒童所畫的圖。他對於自己的圖畫感到非常焦慮，即使他能勝任且小心的執行。

評論

無法解決在水裡的衝突，男生們便分頭進入幻想。超人不需在真實層面解決問題，但可以超越這些問題。Louis 認同年長男孩的超人，展現想要變成熟與「控制住」的期望。他需要複製或模仿的需求意味著他缺乏自信，而且他無法感覺到自己做得夠好，即便實際上他的仿作比那一幅原作畫得更好。Tracey 與男孩們像是交換活動，並藉由改變位置試圖去解決每個人所發生的問題，在這個療程中她注意到彼此但沒有太多的互動。Tracey 的冰原景觀和愛斯基摩人偶可能指出她感到「受冷落」與「被圍攻」，無論在團體或她的家庭中。但是鱷魚在那裡，她的呼吸孔也在冰上，這可能指出希望與生命的跡象。她的遊戲可以被視為團體的隱喻，潛意識的內容在藝術治療室相遇，然後被重新整合。冰上的孔可被視為在凍結的「意識」荒地下與潛意識的連結。她使用這次療程的方式和男孩略為

不同。在角落中的冰屋給她一個安全的空間，在那她可以反思、撤退回去以及當她準備好時出現，而男孩則為了自己的空間感，選擇更主動的繪畫方式。

小學團體，9 到 11 歲

藝術治療師在團體中與有學習困難的兒童工作。他們都在生活中經歷了重大的失落。每位兒童每週有一次個別治療與一次團體治療。這增強了團體成員間濃厚但競爭的關係，雖然他們知道他們被看見的時間總數一樣。這使得他們有更多的機會去自我揭露，而經由他們的團體互動有助於進一步的瞭解。團體已經運作了一個學期，且在這次結束後會被檢視。

圖 7.2「六幅團體作品」：

a：年長手足在照護機構、被父親遺棄、母親因車禍而肢體受傷。肥胖兒童、無法控制的情緒。（Abdul，11 歲）

b：母親在年幼時過世，現在與父親和手足住在一起。（Colin，10 歲）

c：母親白人、父親非裔黑人，擔心會來探訪但沒有住在一起的父親，以男子氣概隱藏敏感。（Graham，9 歲）

d：父親家暴母親和孩子後離婚，心智上像幼兒有語言缺陷，黏著大人、默默哭泣。（Susie，9 歲）

e：父親家暴母親造成她耳聾後離婚。有繼父與新手足。（Jane，11 歲）

f：母親在幾個手足連續相繼出生後，不再和她說話。所有的接觸都是經由父親與手足。（Georgina，9 歲）

團體，第七週

在這學期期中休假後的首次會面，兒童衝去看檔案夾與假期前未完成的作品。他們都記得自己已經在做的，並驚呼作品被妥善保管。他們選擇圍坐在大桌旁，並開始完成畫作與陶器彩繪等。

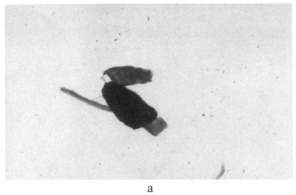

a

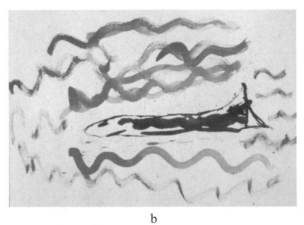

b

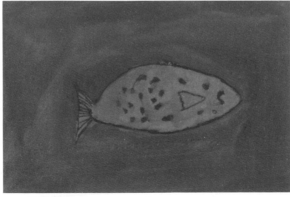

c

圖 7.2　六幅團體作品

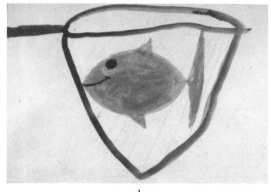

d

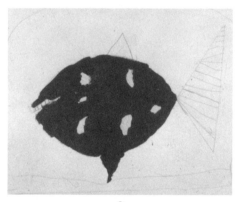

e

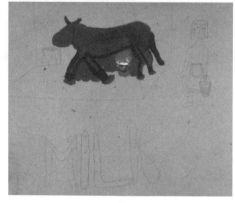

f

圖 7.2　六幅團體作品（續）

　　團體進行 20 分鐘後，三位較年長的兒童 Abdul、Colin 和 Jane 開始一輪相互的中傷攻擊，表達出誰將會主導這個團體的競爭暗流。Abdul 在團體中造成騷動，不斷表現出小破壞的行為，在其他人作品附近或上面潑灑顏料和水。團體一開始他就用木頭做機關槍。當他為了一塊木頭而試著破壞另一個孩子的立體作品時，治療師出面調停，並提醒他基本規則。藉由貶抑其他兒童作品的言論，他刻意忽視治療師指出他的憤怒實際上是衝著她而來的意見。Jane 斷斷續續地說「如果你想要在我們團體……」，這更加激怒他。

　　Colin 認真的投入創作，忽略 Abdul 攻擊性的批評，直到 Abdul 重返團體並開始畫一個巫婆，用它來議論 Colin 過世的母親。Colin 擱下他先前的作品，開始畫一條「孤獨」的鯊魚，「這是條危險的魚」。較年幼的男孩 Graham 躲到另一張桌子畫了一隻恐龍，這隻暴龍張開滿嘴的牙齒。他帶著它咆哮的回到團體，發現到團體中很多人正在進行「魚」的彩繪，也開始著手畫一條「金魚」。「魚」的繪畫起始於 Susie，她接著又彩繪了一幅「魚在網中」。她說：「這是一條扁魚（比目魚），一艘救生艇網住了它，他很高興自己被抓，他不想必須要活下去。」Jane 欣賞那條魚，請 Susie 也為她畫一條。她接著加上銳利的牙齒，用咖啡色把它塗了一半再加上斑點，然後留下作品。Graham 的魚在海上，塗成藍色，明顯的沒有網子。「這是條斑點金魚。」當這一切在 Georgina 身邊發生時，她努力去畫一幅「被擠奶的乳牛」。不論是在描繪或是彩繪牠時，她都有許多困難。牠必須有角，但沒有耳朵，就像是她在藝術治療中描繪的所有動物。她表示：「這頭乳牛在穀倉裡被擠奶，小女孩帶來另一個水桶，因為其中一個已經滿出來了。」她在圖上寫下「牛奶」。她和 Jane 與 Susie 有一些互動，但大部分的精力都用在畫畫上。

評論

　　團體中年長的兒童開始發表簡單的意見來回應團體的歷程。例如，Colin 聆聽治療師對 Abdul 的評論，把它們聽進去，但仍保持投入的狀

態，對 Abdul 的攻擊性有所掌控。然而，他的作品直接回應團體的狀況且加碼了防衛的需求。一條「孤獨的黑鯊魚」，這同時訴說關於 Abdul 的一些事，以及他自己在母親過世後的憂鬱。Abdul 的巫婆試圖用來嘲弄 Colin，是 Abdul 投射對自己母親的攻擊感受。他被對她的強迫性焦慮所困擾著，而這被轉移到治療師身上。Graham 的恐龍臉上表達出他的防衛，其形成也部分回應了 Jane 和 Abdul 不受約束的鬥嘴。這也平行展現了他在面對困難時如何撤退到他「男子氣概」形象的背後。

　　安靜的 Susie 在團體中激起了創意的流動。在某些方面來說，年長兒童的持續爭論讓她難以理解，但提供了 Georgina 與她自己深化個人議題的庇護。在魚的畫作中，看得出來魚網反映了她所感受到的藝術治療療程的界限，是一般普遍的掙扎於語言與生活中的喘息機會。

　　Jane 認同「快樂的魚」，試著仿效它的特質，但是牙齒的出現顯示她有非常不一樣的感覺。她在家中掙扎於對她繼姊妹的嫉妒，而這個爭寵正在團體中上演。Georgina 掙扎於牛的複雜「母親」意象。Georgina 和 Jane 共享關於「聽見」或被聽見的問題，Jane 的母親半聾，而 Georgina 的母親選擇「不去聽她」。母牛的奶水滿溢，有角但沒有耳朵。她在教室所創作的作品中，所有動物都有耳朵，但在藝術治療療程中的作品，默默的陳述她在家中的部分問題。流動的顏料被塗抹和混合在牛身上，以至於到最後牠沒有五官，最明顯地畫出和引人注目的是乳牛粉紅色的乳房，以及在下面裝牛奶的綠色桶子。注意力集中在乳房和奶水，這是在家中最為欽羨的物體，因為嬰兒被餵養，但她不再被母親所「餵養」。

　　如同在所有的團體，成員有不同的方式去分享感受，表達痛苦和快樂。有些作品似乎更受到團體經驗和人際關係的影響，這都與家庭的模式有關。有些似乎退回到個人的歷程；它們對團體的貢獻，考驗著團體接受它以及處理所浮現議題之意願。Susie 最後對她的魚下了「他不想必須要活下去」的意見，似乎為她在嬰兒期所經歷過的生死搏鬥發聲。

移情與投射歷程

　　關於人際與內在心靈的歷程，本章在探討團體經驗的不同面向時已提出一些參考文獻。在這個部分我們會概述對這些術語背後的一般理解。描述這樣的歷程是複雜的，因為它們同時在團體中發生。將它們想像發生在不同的層次，可較容易瞭解此歷程的本質。第一個層次是目前的關係，乃立基於現實的意識層面上。這反映了成員與他們所處之更廣泛的社會脈絡中的社交和文化，以及政治和經濟的面向。這個關係的層次，影響著團體中的所有互動，但可能特別在團體剛開始有共鳴、由成員對彼此的第一印象，或是當一位新成員加入一個緩慢改變的團體時。

　　這種現象可見於一所多元文化學校混合著多種族群的兒童團體案例中。因為女孩成員不約而同的搬離該地區的不尋常情形，這個團體只剩兩位男孩成員，非裔的 Paul 與來自巴基斯坦的 Imran。一位西印度裔的新女孩成員 Cathy 加入團體，在她的第一次療程，所有兒童都用陶土創作，Paul 開始針對 Imran 有一長串的反印度言論。他試圖將自己與 Cathy 配對，說他們都是來自於「非洲」，即使 Imran 抗議他不是印度人，而 Cathy 則氣憤的說她是英國人，這種混淆的情況持續著。在這漫長的交流中，所有兒童都持續做著他們的陶土作品。團體帶領者表示即使有不同的背景，每個成員都是這個團體的一份子。團體的張力立即得到緩解，也能接受有時當有新成員加入而影響到團體的空間時，藉由排除別人有時比較容易感覺到屬於這個團體。在探索彼此的背景後，男孩們發現他們都是穆斯林。這並不是在現實層面上相似與相異探索的結束，因為這需要在團體中用不同的形式來處理很多次。

　　在這個對話發生時，Imran 正在用陶土創作一個陶人。當爭論持續進行時，這個人逐漸「裝扮」民俗服飾，配矛、彎刀和盾牌，變成一個戰士，平躺在桌面而非自由的站立著（圖 7.3）。這似乎象徵著團體力量的展現。它呈現出使用民族認同的防衛，和被另一位男孩當作代罪羔羊般投

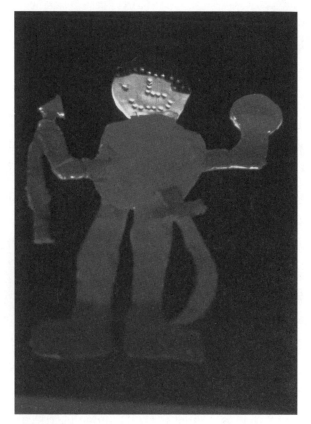

圖 7.3　Imran 的黏土士兵

射出的垂頭喪氣感受。它承載著認同被確定的模糊性，以及在這個特定機構中身為少數民族的困難。

　　互動的第二個層次，是關於治療師與成員之間，以及成員彼此之間的移情。移情關係就感受和期待而言，能被瞭解為過去與重要他人關係的經驗。如我們所見，藝術治療室中個人自己所擺放的位置在與治療師的關係上，可能反映了對治療師的移情，這與先前和父母或權威角色關係的模式相關。例如，在一個成人團體中，三位婦女選擇在工作室中的隔板後面工作，經由工作空間的選擇而形成次團體。在創作期間，她們的作品一直未被其他的團體成員和治療師看見。實際上，如果進入這個次團體會感到

是侵擾她們的。幾週過後事情才逐漸明朗，她們三位都在處理兒時受虐的部分，這對於治療師或是她們之間都是未知之事，但她們下意識的一起工作。她們不同經驗的分享讓這個複雜的議題能被探索。對於這三人的「一起」工作反映了與姊妹關係的面向，在她們之間有些秘密，以及與治療師做為母親的關係面向──她在「簾幕後」到底知不知道發生了什麼事？其他團體成員在關於「對這個秘密，他們會怎麼想？」上，反映出「男性」和「公眾」的不同面向。移情也會在圖像中隱性或顯性的呈現。例如，在此案例中，母親／治療師能否在圖畫中辨識出受虐的「跡象」（signs）？孩童藉由呈現自己或試圖隱藏在偽裝的圖像中來告訴母親，就像小時候她試著將它隱藏一樣。如同孩童可能拼命的想讓母親知道，成人也可能極度的想要治療師從抽象的畫作中知道。思考移情時也不該忘了對機構的移情，這與過去在其他機構經驗到的議題和事件也有關聯。

　　互動的第三個層次是關於內在心靈的歷程，所有其他的團體成員，包含治療師在內，都反映一些個人的潛意識元素，這與個體的內在世界，以及內在客體如何被投射到外在團體成員有關。在個別精神分析中，這些歷程有各自的專有名詞以做為概念的區分，如投射、內攝和認同。在團體中這些歷程相當不同地自然發生，所以有時會給它集體的術語如鏡映（mirroring）或鏡像反應（mirror reaction）（Foulkes, 1964）。鏡映可被視為有一個發展的面向，它最初發生在每位嬰兒的經驗上，是一種學習自他人和瞭解環境的方式。它也有一個療癒性的面向，即人們透過先在別人身上注意到他們擁有的一些特質，進而辨識到那些也是自己所擁有的部分之方式。在它們能夠被辨識以及被瞭解之前，這往往需要很努力去分析在團體中正發生的投射和內攝歷程。

　　所有的投射機制都是防衛機轉，以保護自我不致感到過度焦慮。部分的投射歷程是分裂的。在這種情況下，個人內在經驗的不同部分可以被同時經驗到，但投射到不同人身上。當個人感受到兩種也許非常不同的情緒，以這種方式來分裂可說是對抗焦慮的防衛，例如，在第一個討論的兒童團體中，Louis 和 Dean 經由分別扮演泰山和鱷魚的角色，能夠將對控

制的本能和對攻擊的本能表現出來；每位孩子接受彼此的一部分，不過這個扮演沒有明顯的結果，因為在他們的內在也對等的在對抗，但他們能在遊戲中探索這兩個面向。投射必須要能「切合」，在投射中這個人需要有某些特質，以「鉤住」那個特定的面向。Louis 和 Dean 之間的投射發生在一個互相接受的友好層面，直到其中一人發展，且想要改變在團體中的角色時才會有作用。

在第二個討論的兒童團體中，Abdul 比其他的兒童更不安。他的感受經常被分裂出去且被自己否認，也被他自己理解為是在別人的身上。強烈的焦慮並沒有使他找到沮喪、無價值感以及對自己也鍾愛的母親的憤怒。經由攻擊的行為和辱罵，這些不斷地投射到其他兒童身上，例如，他經由此次療程中的「女巫」圖來攻擊其他兒童的母親。

在這個團體中，我們也能看到另一個認同歷程作用。例如，Susie 畫了一條魚，Jane 非常欣賞，請她也為自己畫一條。她試著仿效 Susie 所畫魚的特質，但在接著畫 Susie 所畫的魚的過程中，她將其變成一條有著尖銳牙齒和斑點之非常不同的魚。這條魚結合了矛盾的情感，因為她可能期望仿效 Susie 魚的特質，但也可能因嫉妒而想破壞它們。Graham 欣賞 Susie 的畫，也畫了一條魚。其他兒童都感受到 Susie 認真地投入在團體工作中。

這些投射性歷程非常強而有力，因為它們可能導致有人在被團體分配的角色中過度發展，然而，如果投射停留在他們身上，他們可能也確實失去發展的「自由」。這在投射性認同的機制中可能是最強而有力的，所謂投射性認同是經由投射將不想要的心理內容轉移到另一個人身上，另一個人也認同那個「不想要的內容」，且開始用那種方式表現。這能同時被視為一個內在心靈的機制及人與人之間的交易。

在第二章記錄的部分，可以看見「不想要的心理內容」被轉移到團體帶領者的例子。治療師在那裡感受到「沒用的」與「不好」。Hassan 從「廢物」與 Imran 陶土作品的「剩餘」部分做了一個形體，對治療師說「這是妳」。與這些強而有力團體歷程工作在本質上的困難，能讓團體領

導者感到脆弱，這是為什麼督導和反移情回應的監控是如此的不可或缺。Hassan 將這些感受投射到團體領導者已經好幾週，但這在團體其他的交流和活動中很難清楚的看到。此突然以一個形象來承載，半消遣地做為給治療師一個「禮物」的舉止，具體化了過往一系列的互動，使得這些「無價值感」能和 Hassan 討論，讓他也能獲得協助的去承認它們。

第四個層次有時被稱之為原初層次（primordial level）或是基礎模型（foundation matrix）（Foulkes），這大致與 Jung 的集體潛意識相對應。此種共鳴的現象在當團體成員顯然巧合的畫相似的主題時曾討論過。有時候這是對團體生活事件的潛意識回應，顯示人類經驗更深層的普遍性。如接下來的例子所闡明的，這也可能發生在治療師身上。

團體領導者接獲親戚過世的消息，在知道她的大體因留作醫學研究沒有葬禮後失落感倍增。團體開始談論「孩童離家」，談及失去他們舊的房間與他們再也沒有房間。然而，當團體開始談論他們的作品，每幅都展現了包含不同宗教和文化背景中葬禮的不同面向。年輕人與老人的死亡，連同關於失落的儀式都被討論到。

個人的失落或死亡可以連結到先前的討論，就像葬禮存在於任何的文化形式中，但童年的失落、個人童年的臥室、個人一直以來在家中象徵性空間的失落沒有儀式。在這些互動下有共同或集體為童年失落的哀悼，以及缺乏儀式來表達這些的感受，而這與治療師缺乏機會在葬禮中去哀悼這位親戚的感受有潛意識的連結。許多團體成員在發展的步驟上無法成功的交涉搬離家裡來獨立居住，曾情緒崩潰而短暫住過院。這些所討論到的不同層次的複雜性很廣泛，也都被視為是在同時發生。在現實層次有基本的文化交流，也有集體的失落交流，潛意識的與童年和改變有關。

團體工作的實務議題

在任何形式的藝術治療團體中，藝術治療師會面對一些依據理論取向在實務上的決定，例如，每種團體類型的成員篩選。在接受一個轉介後，

藝術治療師會為團體進行評估，就像個別工作的方式般，該評估會基於不同的因素，特別是團體藝術治療是否為最適合的治療選擇。這可能需要一次以上的會面，因為個案可能考慮加入一個新組成正在運作、或是一個已經存在且運作一段時間的團體。

在多數團體中需要有能力去形成和維持關係，雖然這在開放性團體中可能不需要，因為較少實際的與團體歷程工作。在分析型態的藝術治療團體中，成員需要有足夠的自我強度去評估內在和外在的現實以及建立工作同盟，然而也會接觸到自身不安和無助的部分。成員需要能在療程間運作。基於這個原因，患有精神疾病、嚴重憂鬱症、思覺失調症、反覆住院的個案，以及許多嚴重學習困難或嚴重精神病態者和過動兒童是禁忌的（contra-indicated），雖然在文獻中可見到許多以這些族群為對象的創舉。

發展危機、精神官能和性格問題能在許多不同形式的團體中獲得良好的治療。藝術治療師可能帶領門診團體或病房團體，與一種疾患、問題或危機的類型工作，例如，飲食疾患、酗酒、藥物相關困難和喪親之痛，包含一些青少年問題。團體治療因為有人際學習的可能，對於那些有連結困難的人來說非常受用。對於那些覺得生活沒有意義的人、對關係普遍不滿意與那些拘謹或焦慮的人，這可能是有益的模式。許多病人有親密的問題，不是保持冷漠、冷淡和專注於自我，就是有不切實際要即刻親密的需求，當這無法被滿足便可能導致他們提前離開。其他在團體中連結的問題因而可能是情緒感染，或被其他個案的圖像所淹沒，雖然如果這能夠被團體所涵容，個案對圖像的敏感性和開放性可能對所有成員都是非常正向的因素。那些無法與人分享治療師、有容忍團體中其他成員的困難，或需求非常高的個案，可能更適合個別治療。

當要選擇所適合的團體型態時，個案的需求必須被考量，個案可能需要一個支持的團體去表達感受與獲得正向的鼓勵，她可能從大家有空去聆聽和瞭解她所說出自己的問題而獲益。開放工作室的環境或主題性團體，都同時能讓成員對圖像的複雜性有更多的覺察，並有個人不同深度的探

索。個案會獲得相互鼓勵的感受、歸屬感、與日俱增的覺察和與其他成員的互動。他們可能開始注意到自己如何對困境有所貢獻。這些團體類型可能是短期停留、定期變更會員的開放性團體。

其他的封閉性團體，會積極的運用到與治療師和團體成員之間的關係。這些團體工作時會意識到過去的生活，童年經驗如何影響現在，以及對圖像與人際的移情素材會加以辨識與評論。一些較少注重動力取向的團體可能會處理正向移情，去強化工作聯盟，在這裡，與個案的工作主要會是探索圖像，較不全然探索與治療師的關係。然而，在分析式團體則更強調個案面對自己，以及與包含治療師的成員間人際關係的責任。病人能與整個團體及其圖像工作，探索關係之內在心靈與人際的不同面向。

團體的大小取決於團體形式和特定的個案族群。例如，傳統的分析式團體包含六到八位成員，以允許口語和視覺的接觸，與將創作的圖像包含在圈內的需求。這容許合宜的動力去促進團體凝聚力，提供全員時間和機會去投入討論。然而，如果與嚴重身體障礙，換言之，因心理問題轉介而來的人工作，人數會比較少，也有其他工作人員來協助治療師做媒材的基本準備。其他個案從病房到藝術治療室可能需要協助，護理人員可能會在團體期間停留。其他團體可能有一個協同領導者，無論是另一位藝術治療師或來自不同訓練的同儕。開放工作室團體最大可能會有 12 位成員，包含不同的個案與工作人員。

我們對藝術治療室已經有相當深度的探討（第三章），也談及團體工作的區域。所有空間的安排都受到理論偏好所支配，也受到可使用空間的硬體限制。將繪畫和討論區域分開的做法可能是有幫助的，或是成員可以圍繞大桌子來創作和討論，或討論時將他們的作品釘在牆面上。空間需要夠大以允許所有成員圍坐一圈並容納所創作的作品。有個人空間可用也許是重要的，讓成員在他們的工作區域能保有「隱私」，或治療師有個明朗的視野能觀察到所有的個案工作。水槽和媒材觸手可及總是重要的，空間不是在通道上或由玻璃隔板區隔也是必要的，否則涵容的感受與空間的象徵感將蕩然無存。最好只有一個入口以維持安靜，因為噪音會非常干擾。

地板的表面最好能被清洗。除非地板可以被滴或潑，讓媒材「接替一個人」（take one over）沒太多意義，那不可能有真實的互動。靠近個案作品儲藏處有個作品可以晾乾的空間是有助益的，如此還很濕的畫作能在晾乾的過程中不被干擾。

　　團體為期多久與其中不同活動的時間安排取決於團體的型態。一個以開放為基礎的工作室團體可能會持續整個上午，在某種意義上「都是繪畫的時間」，治療師會逐漸輪流與成員交談。所有分析式與主題性團體的型態可能會依據脈絡與個案族群而有所不同，從一個半小時到兩個半小時不等。通常在團體的脈絡中會有關於藝術媒材使用界限的協議，有趣的是，團體成員如何在此藝術治療團體歷程的特定面向去彼此聯合與協調。例如，分享筆刷或不同的調色盤，誰選擇去「收拾」和誰「製造與留下爛攤子」。這些都有助於治療師去觀察與做適當的回應。依據治療的取向，治療師可能會提議一個關於運用多少時間創作和談論的結構，或可能完全由團體來決定與協商，而藝術治療師同樣也可能評論這個過程。例如，在團體中可能會完全逃避用任何時間去做創作，或是團體可能決定馬上創作，且使用大部分時間在個別的創作而沒有聚在一起討論。藝術治療師的任務就是去反映這一點，讓團體瞭解這些動力以及思考這為什麼會發生。

團體界限

　　治療師的任務是建立和維護團體的象徵性空間。治療師通常在團體歷程一開始會花點時間來建立團體界限，如時間界限與對出席的期待。在門診的情境，團體會準時開始與結束，團體成員被要求要準時，並在無法前來時聯絡治療師傳達歉意。通常，會在團體開始時向其他成員解釋缺席的原因。其他界限可能包含那些保密性原則，成員被要求不在團體外評論任何其他的團體成員，且通常不鼓勵在團體外相互聯繫。使用手機、簡訊、社交網站如臉書讓這界限難以執行。

　　界限對讓團體成員感到安全與被涵容很重要，像是說清楚關於肢體暴

力以及在這個空間中不傷害彼此或破壞財產的議題。一開始也會討論飲食和吸菸，有些工作室型態的團體會有泡茶和使用咖啡設施的權利，這也是參與者的約定。所有的界限都是藝術治療師與團體成員間治療性協議的一部分，而當它們被打破時，會變成團體治療性課題的有用素材。

　　青少年團體可能特別會挑戰與測試界限（Ewers and Havsteen-Franklin, 2012），有些團體可能會有一或兩位成員為整個團體來扮演這種角色。探索打破特定規則的象徵意涵對整個團體是有益的學習，能被共同探索，且當團體可能感到被攻擊時會挑起一些強烈的情緒。藉由測試團體界限，規則會被經驗為堅固和可信賴的，且能發展信任與安全感。混亂、塗鴉與耗材的破壞都可能被容忍，但界限範圍必須再說明白，否則會有一種壓倒性的混亂與缺乏控制感。有些協議可能也涉及為下一個團體清理與保護房間裡的空間。

　　我們期待本章為團體工作提供了一個全面性的介紹，同時也傳遞它有其複雜性的意味，以及打算專門從事這種工作模式的治療師有團體工作進階培訓的需要。

參考文獻

Adamson, E. (1984) *Art as Healing*. London: Coventure.

Adler, A. (1929) *The Practice and Theory of Individual Psychology*. London: Routledge and Kegan Paul.

Agazarian, Y. and Peters, R. (1989) *The Visible and Invisible Group: Two Perspectives on Group Psychotherapy and Group Process*. London: Tavistock/Routledge.

Aldridge, F. and Hastilow, S. (2001) Is it safe to keep a secret? A sibling group in art therapy, in J. Murphy (ed.) *Art Therapy with Young Survivors of Sexual Abuse: Lost for Words*. London: Routledge.

Asen, E. (2002) Multiple family therapy: an overview, *Journal of Family Therapy*, 24: 3 16.

Bion, W. R. (1961) *Experiences in Groups*. London: Tavistock.

Bissonnet, J. (1998) Group work with adolescent boys in a social services setting, in D. Sandle (ed.) *Development and Diversity: New Applications in Art Therapy*. London and New York: Free Association Books.

Boronska, T. (2000) Art therapy with two sibling groups using an attachment framework, *Inscape*, 5(1): 2–10.

Brown, A. M. and Latimer, M. (2001) Between images and thoughts: an art psychotherapy group for sexually abused adolescent girls, in J. Murphy (ed.) *Art Therapy with Young Survivors of Sexual Abuse: Lost for Words*. London: Routledge.

Brown, D. and Pedder, J. (2000) *Introduction to Psychotherapy*. London: Tavistock.

Buckland, R. and Murphy, J. (2001) Jumping over it: group art therapy with young girls, in J. Murphy (ed.) *Art Therapy with Young Survivors of Sexual Abuse: Lost for Words*. London: Routledge.

Byers, A. (1998) Candles slowly burning, in S. Skaife and V. Huet (eds) *Art Psychotherapy Groups: Between Pictures and Words*. London: Routledge.

Canty, J. (2009) The key to being in the right mind, *Inscape*, 14(1): 11–16.

Case, C. and Dalley, T. (eds) (2008) *Art Therapy with Children: From Infancy to Adolescence*. London and New York: Routledge.

Charlton, S. (1984) Art therapy with long-stay residents of psychiatric hospitals, in T. Dalley (ed.) *Art as Therapy: An Introduction to Use of Art as a Therapeutic Technique*. London: Tavistock.

Dalley, T. (1993) Art psychotherapy groups for children, in K. Dwivedi (ed.) *Groupwork for Children and Adolescents*. London: Jessica Kingsley.

Dalley, T. (2008) 'I wonder if I exist?': a multi-family approach to the treatment of anorexia in adolescence, in C. Case and T. Dalley (eds) *Art Therapy with Children: From Infancy to Adolescence*. London: Routledge.

Deco, S. (1998) Return to the open studio group: art therapy groups in acute psychiatry, in S. Skaife and V. Huet (eds) *Art Psychotherapy Groups*. London and New York: Routledge.

Dudley, J., Gilroy, A. and Skaife, S. (1998) Learning from experience in introductory art therapy groups, in S. Skaife and V. Huet (eds) *Art Psychotherapy Groups*. London and New York: Routledge.

Ewers, M. and Havsteen-Franklin, E. (2012) You don't know anything about us! An art psychotherapy group for adolescent girls, *ATOL: Art Therapy Online*, 1(4). www.gold. ac.uk

Foulkes, S. H. (1964) *Therapeutic Group Analysis*. London: Allen & Unwin.

Foulkes, S. H. and Anthony, E. J. (1984) *Group Psychotherapy*. London: Karnac Classic.

Franks, M. and Whitaker, R. (2007) The image, mentalisation and group art psychotherapy, *Inscape*, 12(1): 3–16.

Freud, S. (1921) Group psychology and the analysis of the ego, in *Standard Edition, Vol. XXIII*. London: Hogarth Press.

Gill, D. (2005) Studio Upstairs: mission statement, Bristol: Studio Upstairs.

Goldsmith, A. (2006) Contribution to C. Case and T. Dalley (eds) *Handbook of Art Therapy*, 2nd edn, pp. 44–50. London: Routledge.

Greenwood, H. (2012) What aspects of an art therapy group aid recovery for people diagnosed with psychosis? *ATOL: Art Therapy Online*, http://eprints-gojo.gold. ac.uk/458/1/Greenwood

Greenwood, H. and Layton, G. (1987) An outpatient art therapy group, *Inscape* (summer): 12–19.

Greenwood, H. and Layton, G. (1991) Taking the piss, *Inscape* (winter): 7–14.

Haywood, S. (2012) Liminality, art therapy and childhood sexual abuse, *Inscape*, 17(2): 80–86.

Henley, D. (1998) Art therapy in a socialization program for children with attention deficit hyperactivity disorder, *American Journal of Art Therapy*, 37: 2–12.

Hosea, H. (2006) The brush's footmarks: parents and infants paint together in a small community art therapy group, *Inscape*, 11(2): 69–78.

Huet, V. (1997) Ageing another tyranny: art therapy with older women, in S. Hogan (ed.) *Feminist Approaches to Art Therapy*. London and New York: Routledge.

Hyland Moon, C. (2004) *Studio Art Therapy: Cultivating the Artist Identity in the Art Therapist*. London: Jessica Kingsley.

Lewin, K., Lippitt, R. and White, R. K. (1939) Patterns of aggressive behaviour in experimentally created social climates, *Journal of Social Psychology*, X: 271–99.

Liebmann, M. (2002) Working with elderly Asian clients, *Inscape*, 7(2): 72–80.

Liebmann, M. (2004) *Art Therapy for Groups*. London and New York: Routledge.

Luzzatto, P. (1997) Short-term art therapy on the acute psychiatric ward: the open session as a psychodynamic development of the studio-based approach, *Inscape*, 2(1): 2–10.

Lyddiatt, E. M. (1971) *Spontaneous Painting and Modelling*. London: Constable.

Maclagan, D. (2005) Re-imagining art therapy, *Inscape*, 10(1): 23–30.

Main, T. F. (1946) The hospital as a therapeutic institution, *Bulletin of the Meninger Clinic*, X: 66–70.

Makin, S. (2000) *Therapeutic Art Directives and Resources: Activities and Initiatives for Individuals and Groups*. London: Jessica Kingsley.

McNeilly, G. (1983) Directive and non-directive approaches in art therapy, *The Arts in Psychotherapy*, 10: 211–19.

McNeilly, G. (1984) Directive and non-directive approaches in art therapy, *Inscape* (December): 7–12.

McNeilly, G. (1987) Further contributions to group analytic art therapy, *Inscape* (summer): 8–11.

McNeilly, G. (1989) Group analytic art groups, in A. Gilroy and T. Dalley (eds) *Pictures at an Exhibition*. London: Tavistock/Routledge.

McNeilly, G. (1990) Group analysis and art therapy: a personal perspective, *Group Analysis*, 23: 215–24.

McNeilly, G. (2005) *Group Analytic Art Therapy*. London: Jessica Kingsley.

Melliar, P. and Brühka, A. (2010) Round the clock: A therapist's and service user's perspective on the image outside art therapy, *Inscape*, 15(1): 4–13.

Michaelides, D. (2012) An understanding of negative reflective functioning, the image and the art psychotherapeutic group, *Inscape*, 17(2): 45–54.

Molloy, T. (1984) Art therapy and psychiatric rehabilitation: harmonious partnership or philosophical collision? *Inscape* (summer): 2–11.

Molloy, T. (1988) Letter to *Inscape* (summer): 18–19.

Moreno, J. L. (1948) *Psychodrama*. New York: Beacon.

Murphy, J. (1998) Art therapy with sexually abused children and young people, *Inscape*, 3(1): 10–16.

Murphy, J. (ed.) (2001) *Art Therapy with Young Survivors of Sexual Abuse: Lost for Words*. London: Routledge.

Murphy, J., Paisley, D. and Pardoe, L. (2004) An art therapy group for impulsive children, *Inscape*, 9(2): 59–68.

Noble, J. (2001) Art as an instrument for creating social reciprocity: social skills group for children with autism, in S. Riley (ed.) *Group Process Made Visible: Group Art Therapy*. London: Brunner-Routledge.

Nowell Hall, P. (1987) Art therapy: a way of healing the split, in T. Dalley, D. Halliday, C. Case, J. Schaverien, D. Waller and F. Weir, *Images of Art Therapy*. London: Tavistock.

Prokofiev, F. (1998) Adapting the art therapy group for children, in S. Skaife and V. Huet (eds) *Art Psychotherapy Groups*. London and New York: Routledge.

Reddick, D. (2007) Art based narrative: working in the whole class in a primary school, in C. Case and T. Dalley (eds) *Art Therapy with Children: From Infancy to Adolescence*. London: Routledge.

Riley, S. (1999) *Contemporary Art Therapy with Adolescents*. London: Jessica Kingsley.

Riley, S. (2001) *Group Process Made Visible: Group Art Therapy*. London: Brunner-Routledge.

Roberts, J. P. (1985) Resonance in art groups, *Inscape* (summer): 17–20.

Ross, C. (1997) *Something to Draw On: Activities and Interventions Using an Art Therapy Approach*. London: Jessica Kingsley.

Rozum, A. L. (2001) Integrating the language of art into a creative cognitive-behavioural program with behaviour-disordered children, in S. Riley (ed.) *Group Process Made Visible: Group Art Therapy*. London: Brunner-Routledge.

Safran, D. S. (2002) *Art Therapy and AD/HD: Diagnostic and Therapeutic Approaches*. London: Jessica Kingsley.

Saotome, J. (1998) Long stay art therapy groups, in S. Skaife and V. Huet (eds) *Art Psychotherapy Groups: Between Pictures and Words*. London: Routledge.

Sarra, N. (1998) Connection and disconnection in the art therapy group: working with forensic patients in acute states on a locked ward, in S. Skaife and V. Huet (eds) *Art Psychotherapy Groups: Between Pictures and Words*. London: Routledge.

Schilder, P. (1939) Results and problems of group psychotherapy in severe neurosis, *Mental Hygiene*, XXIII: 87–98.

Shaffer, J. B. P. and Galinsky, M. D. (1974) *Models of Group Therapy and Sensitivity Training*. New Jersey: Prentice-Hall.

Skaife, S. (1990) Self-determination in group analytic art therapy, *Group Analysis*, 23: 237–44.

Skaife, S. (1997) The pregnant art therapist in an art therapy group, in S. Hogan (ed.) *Feminist Approaches to Art Therapy*. London and New York: Routledge.

Skaife, S. (2001) Making visible: art therapy and intersubjectivity, *Inscape*, 6(2): 40–50.

Skaife, S. and Huet, V. (eds) (1998) *Art Psychotherapy Groups: Between Pictures and Words*. London: Routledge.

Skailes, C. (1990) The revolving door: the day hospital and beyond, in M. Liebmann (ed.) *Art Therapy in Practice*. London: Jessica Kingsley.

Skailes, C. (1997) The forgotten people, in K. Killick and J. Schaverien (eds) *Art Psychotherapy and Psychosis*. London: Routledge.

Springham, N. (1998) The magpie's eye: patients' resistance to engagement in an art therapy group for drug and alcohol patients, in S. Skaife and V. Huet (eds) *Art Psychotherapy Groups: Between Pictures and Words*. London: Routledge.

Strand, S. (1990) Counteracting isolation: group art therapy for people with learning difficulties, *Group Analysis*, 23: 255–63.

Sullivan, S. (1953) *The Interpersonal Theory of Psychiatry*. New York: W. W. Norton.

Taylor-Buck, E. and Havsteen-Franklin, D. (2013) Connecting with the image: how art psychotherapy can help to re-establish a sense of epistemic trust, *ATOL: Art Therapy Online*, 4(1). www.gold.ac.uk

Thornton, R. (1985) Letter to *Inscape*, Late issue no. 1: 23–25.

Vivian-Byrne, K. and Lomas, H. (2007) Approaching care together: a compass to guide us, *Inscape*, 12(2): 69–78.

Waller, D. (1993) *Group Interactive Art Therapy*. London: Routledge.

Warsi, B. (1975a) Art therapy in a large psychiatric hospital, *Inscape*, 12(1): 17–21.

Warsi, B. (1975b) Art Therapy: a way to self-knowledge, *Inscape*, 14(1): 3–16.

Wood, C. (2000) The significance of studios, *Inscape*, 5(2): 40–53.

Woods, J. (1993) Limits and structure in child group psychotherapy, *Journal of Child Psychotherapy*, 19(1): 63–78.

Yalom, I. (2005) *The Theory and Practice of Group Psychotherapy*. New York: Basic Books.

Chapter 8

理論發展及其對當前藝術治療實務的影響

圖像和意義是相同的：當前者成形，後者就變得清晰。實際上圖像不需詮釋：它流露出自身的意義。

（Jung, 1960: 204）

英國當代藝術治療的理論取向

本章涵蓋藝術治療理論的近期發展。第一部分將著重於藝術治療理論的發展與不同取向的藝術治療，提供參考文獻以利進一步閱讀。第二部分將探討理解人類發展與神經生理學研究的重要進展，以及當前心理健康治療的趨勢。

近期藝術治療理論與實務的入門教科書（例如 Rubin, 2001, 2010; Malchiodi, 2012; Edwards, 2004）涵蓋了許多思考的新發展。Wood（2011）也提供了關於藝術治療中重要理念與不同概念的參考手冊。然而，本章會強調在一些其他近期著作中，關於特定領域的臨床實務及在新的臨床場域之實務調整。

本書第一章陳述藝術治療師所與之工作的廣泛個案族群與場域，與不

同的個案族群工作，必須考量臨床的需求或場域的特定狀況來做技巧上的調整。這種例子如因監獄環境的強制性會對工具和設備有所限制；或是與末期病人工作的藝術治療師會攜帶所蒐集的媒材到他們床邊，且可能會替太虛弱而無法創作的病人創作（Rothwell, 2008; Hutchinson and Rothwell, 2011; Connell, 2006; Schaverien 引用 Gold, 1994; Hardy, 2001; Brosch, 2008）。例如，在蘇格蘭的高地與島嶼地區，稀少的人口意味著藝術治療師每個月只有一週從阿伯丁（Aberdeen）飛到社德蘭群島（Shetlands），而每個病人必須安排治療空檔，這自然對工作有所影響。這些情況下，藝術治療師也必須在其實務工作中有相當的調適。

在已經建立藝術工作室與個別工作空間的大型精神病院關閉前，有些成人病患可能有他們自己的工作室區域，或可單獨使用的桌面（Killick and Schaverien, 1997; Killick, 2000; Goldsmith, 2006）。Killick（1993, 1995）為精神病患發展出一個以病人使用的媒材與桌面來做為第一種安全關係的特定方法，而這接著能發展成與治療師的關係。隨著第三章所討論過的 NHS 的沿革與醫院的關閉，藝術治療師現在比較常在社區的門診診所、兒童中心，以及有時在病人的住家或住宿機構工作。這有時候會被迫限制所能使用的媒材種類，而如果在病人家中工作也會有維持環境界限的困難。同時，藝術治療師在教育場域工作的人數也有顯著的增加。過去藝術治療師在特殊學校工作，但現在已經進入更主流的場域，大多受聘為更廣泛的學校諮商服務的一部分（Gersch and Goncalves, 2006）。藝術治療現在正在發展對生理健康困難個案的治療（Malchiodi, 1998, 1999; Liebmann and Weston, forthcoming, 2014）。早期與臨終病患，如癌症末期病人的緩和治療工作，已經擴大範圍並結合其他像是失智症與愛滋病的複雜醫療狀況（Soo Hon and Kerr, 2012; Byers, 2011）。目前，更多的研究計畫已經在這些重要領域展開，與專業發展及訓練並行（Strand and Waller, 2010）。

新的理論觀點

　　不同的藝術治療取向考量治療中互動的動力，即不論藝術作品扮演一個更重要的角色，或是對口語表達的經驗和對關係有更多的期待。這在藝術治療中是介於藝術作品、個案與治療師的三方關係，有時會被視為一個三角關係（Wood, 1984; Wood, 1990; Case, 2000; Schaverien, 2000; Skaife, 2000）。在〈藝術治療中的三種聲音〉（*The Three Voices in Art Therapy*）中，Dalley 等人（1993）詳細描述在一個門診場域中，藝術治療師與成人個案之間治療性關係的歷程。第三個聲音是這位病人的聲音，他提供了關於個人歷程的描述與對自己創作的洞見。Waller 和 Gilroy（1992）探討以藝術創作做為移情的反映。

　　其他作者以圖表示意他們的想法，這是有幫助的。首先，Edwards（1987）考量圖像與病人間的對話，他視此發生「稍微獨立」於與治療師的關係（見圖 8.1）。

　　Schaverien（1987, 1992, 1995）以兩種不同的方式探索這一點。首先，她對於圖像扮演著病人不想承認、也無法忍受情感之代罪羔羊的角色感興趣。她使用三角關係來思考這個問題（見圖 8.2），但也在此動力中假設幾個不同的關係。

　　觀看治療的歷程，改變或洞見可能會經由對治療師的移情，或對圖像的代罪羔羊移情而發生。Schaverien（1994）依此模式進一步的發展，提出三種不同藝術治療的類別。這在某些程度上受到當前對本專業名稱由藝術治療更名為藝術心理治療之可能的辯證所刺激。首先，她表明藝術治療涉及真實的關係，治療性同盟與代罪羔羊移情，而非治療師與個案之間的移情現象。個案與圖像的關係非常有可能仍維持在潛意識，其次，她認為藝術心理治療中的圖像較像是個案與治療師關係的「背景」，而這是重要的。在這種藝術治療中，所處理的真正關係是治療性同盟和移情，而非與代罪羔羊的移情。個案與圖像的關係變成是有意識的。最後，她表示在

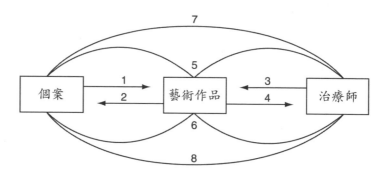

$$
\begin{array}{c}
藝術作品 \left\{
\begin{array}{l}
1.\ 個案的表達 \\
2.\ 個案的印象（視覺回饋）\\
3.\ 治療師的期望 \\
4.\ 治療師的感知
\end{array}
\right.
\end{array}
$$

藝術作品
做為中介 { 5. 透過藝術作品與治療師溝通
6. 回應藝術作品與個案溝通

直接關係 { 7. 治療師對個案的感知
8. 個案對治療師的感知

圖 8.1　圖像與病人之間以及病人與治療師之間的對話（依據 Michael Edwards）。Copyright © 1987 from 'Jungian analytic art therapy' by M. Edwards in J. Rubin (ed.) *Approaches to Art Therapy.* Reproduced by permission of Routledge/Taylor & Francis Group, LLC

分析式藝術心理治療中，所有個案、圖像和治療師之間的關係都是平等的且具有同等的重要性。個案與圖像的關係變成是有意識的，且融入於口語與非口語中。Skaife（1995）對此文章提供重要的回應，指出治療工作便是在此非口語與口語之間的張力點上來完成。這爭論持續在專業中發生。Case（2000）探討與成人工作時所涉及的關係和與心理困擾兒童工作時的可能差異，以及這個關係可能會被視為其他形狀而非三角形。

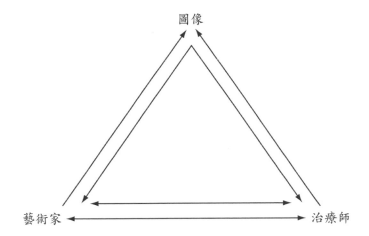

圖 8.2　三面向關聯──動力場（依據 Joy Schaverien）。Copyright © 1995 from
Desire and the Female Therapist: Engendered Gazes in Psychotherapy and
Art Therapy by J. Schaverian. Reproduced by permission of Routledge/Taylor
& Francis Group, LLC

以工作室為基礎的藝術治療

　　從歷史上來看，工作室藝術治療是在大型醫院與有學習障礙或精神
疾病患者的主要工作方式之一（見第一、三章）。在 Netherne 醫院工作
的 Adamson（1990）對此傳統取向的觀點有極大影響；同樣在那裡工作
的 Bach（1990）撰寫其與生病兒童的工作；同是此取向的先驅 Lyddiatt
（1971），則是與許多不同的個案族群工作。Edwards（1999）撰寫關於
他與 Irene Champernowne 共同在 Withymead 中心的一個治療性社區的工
作。這段歷史可在 Stevens（1986）、Waller（1991）、Hogan（2001）
與 Edwards（1999）的著作中找到。關於近期對工作室為基礎取向的思想
可見 Luzzatto（1997）、Wood（2000）和 Hyland Moon（2004）。近來
此取向已有復甦並重燃興趣的趨勢，重新回到藝術治療的起源（Henzell,
2006）。

榮格學派取向的藝術治療

　　Jung 的觀點對英國藝術治療師仍然特別重要，最著名的有 Edwards、Schaverien 和 Killick。Jung 對 於 Lyddiatt（1971）、Baynes（1940）、Hillman（1975, 1978, 1979）早期藝術治療的工作與美國藝術治療先驅 Naumberg（1950）的工作深具影響。Jung 在他個人經驗痛苦時描繪、彩繪與再現他的內在經驗（Jung, 1963; Edwards, 1987, 1999）。他的病人被鼓勵用視覺形式來再現夢境，以進入與圖像的關係中。他稱此技巧為「積極想像」（Jung, 1964, 1997）。如此，圖像被視為在彰顯其意義。Jung 相信圖像有共同的起源，它們被瞭解為由個人與集體（或原型）的元素所組成。Hillman（1975）探討擬人化（personification）是允許想像力來告知我們並做為一個接觸情緒的方式。感受能被擬人化與處理成在圖像中的「彼處」（out there），允許個案逐漸的與自己的一個面向形成關係。

　　許多作者對此取向有進一步的貢獻。Schaverien（1992）發展「圖示的（diagrammatic）意象」與「體現的（embodied）意像」的看法，且全面的書寫關於藝術與積極想像（2005），此在本章稍後會討論。McNiff（1992）探索「與圖像對話」，以及 Lanham（1998）使用自己的畫作為例，撰寫關於藝術治療中的原型意象，以及在我們想像活動中，保持意象之活躍的需求。

英國的獨立傳統

　　精神分析思想的發展持續貫穿藝術治療的實務，藝術治療師如何瞭解藝術歷程、人格發展、與個案關係的自然演變，以及不同的心智狀態。例如，Winnicott（1971）關於在母嬰間發展潛在空間，其中遊戲能發生，且寶寶能經驗到一種「我與非我」的感受之概念，可謂現今已發展完備的藝術與文化之基礎。儘管這個歷程始於「我與非我」，兒童從一塊毛毯、泰

迪熊，或其他過渡性現象開始；經由遊戲，他們能利用它去探索什麼是內在的現實和什麼是外在的現實，逐漸建立什麼是自我與什麼是他人。藝術治療師的目的是為在治療中的兒童或成人首次重建或創造這樣的空間，使之能在其中「遊戲」。藝術媒材可做為順應的物質，經由它客體關係能被加以探索（O'Brien, 2003; Case, 2005a, 2008; Dalley, 2008a, 2008b）。

　　與兒童以及那些極重度成人精神病患工作的藝術治療師，同樣受到 Wilfred Bion 與 Melanie Klein 工作的影響。Klein 企圖以投射性認同的概念，來瞭解嬰兒處於痛苦情境時，母嬰間複雜的非口語溝通。她在這個人類經驗領域的工作提供一個有益的理論框架來支持治療師。藝術治療師與那些將他們不安情緒投射出來的兒童和成人工作，這類似嬰幼兒與他們照顧者之間的關係。心理失常的個案可能會投射他們的痛苦，以期能被治療師理解，且以更可接受的形式被回應回來。經由非口語的溝通，治療師可能只捕捉到此溝通中他們所認同的某些面向，而這可能是個非常令人不安的經驗。與這些歷程工作的藝術治療師，在達到它被表達在藝術作品並被瞭解的階段前提供涵容。這讓藝術治療師和個案之間的關係能被加以探索。書寫關於精神疾病與心理困擾兒童的作者們廣泛地運用到這些觀點（如 Killick, 1995; Wood, 1997; Thomas, 1998; Reddick, 1999; Case, 2005a）。Bion 的「涵容」概念，同樣對被原始心智狀態所主導、經驗到害怕和恐懼的個案族群有幫助。這些病人可能不曾有過能安全處理他們早先嬰兒期的恐懼之照顧者。Killick（1993, 1995, 2000）曾解釋這些個案如何沒有足夠的自我去和治療師「進行工作」（do business），以及在治療師能夠被運用之前，一個能涵容這些恐懼的客體必須在個案的心識（mind）中先建置起來。Killick 和 Greenwood（1995）與 Greenwood（2000）討論藝術教室做為涵容環境的重要性，在調解涵容客體的經驗中，能從「侵入式攻擊」（intrusive attacks）中存活。最初，藝術教室、病人的桌面與藝術作品扮演具體的容器，直到與治療師的關係能開始冒險。Dalley（2000）和 Case（2005a）依據涵容圖像討論 Bion 的概念。

發展式藝術治療

　　藝術治療師在學習障礙和自閉症領域的工作，傳統上採用兒童發展的心理模式理論，並受到心理動力模式的影響（Rees, 1998; Bull and O'Farrell, 2012）。與發展遲緩或是整體性發展遲緩病人的工作，則強調瞭解正常兒童繪畫發展的重要性（Matthews, 1984, 1989）。許多這樣的個案處於前象徵階段，尚未能使用藝術媒材來描繪可以表達出感受與獲得洞見的圖像。這些個案可能需要探索他們所使用媒材的品質，如此一來，工作和遊戲的歷程能成為互動的核心焦點，而遊戲始終是個重要的元素（Dubowski, 1984, 1990）。Lowenfeld 和 Brittain（1987）與 Kellogg（1970）所描述的繪畫階段，為發展此取向的藝術治療師所採用。簡單的說，這始於媒材探索、隨意塗鴉、早期形狀命名、前樣式化人物的表徵和蝌蚪人（cephalod），到發展出樣式，轉換到描繪生活與幻想的圖像。有些個案的畫處於比他們實際年齡更早的發展階段，這可能提供關於他們情緒發展的訊息。這個背景對所有藝術治療師都有幫助。

　　Fox（1998）書寫關於與成人自閉症患者的工作及對象徵功能的修正。Dubowski（1990）的理念對促進與學習困難的兒童，以及概括自閉症的兒童之發展式藝術治療模式有幫助。Dubowski 強調當口語派不上用場時，發展其他模式（如繪畫）的重要性。

　　「情感顯現藝術治療」（emerging affective art therapy）（Evans and Rutten-Saris, 1998）是一種藝術治療模式，運用 Daniel Stern 所發展的探討活力的情感（vitality affects）與其在重建嬰兒期前語言溝通時情感的範疇，以及在藝術作品中樣式發展面向的概念。這個取向源自於 Stern（1985），在 Trevarthen 和 Neisser（1993）的著作中也被提及，稍後在本章會討論 Stern 的觀念。目的是為了當個案無法使用口語和其他共享的象徵符號時，將前語言溝通變成一個分享對話的重要性。

　　Evans 和 Dubowski（2001）依據觀察治療師與兒童的經驗，以一個

評估影片做為未來工作的基礎，建構了一個類似的介入模式：「互動式藝術治療」。Dubowski 探討與圖像溝通的能力如何經由和語言平行發展的一系列階段，而導向自我感的發展（1984, 1990）。他們的目標是去發展兒童與治療師之間的互為主體性，因為他們瞭解這是前象徵功能的基本部分。他們表示這種藝術治療模式提供了「一個溝通的鷹架」來誘發更多口語的運用。最近，Restron（2010）研究藝術治療的非口語面向與互為主體性之間的相關性。

以美學為基礎的藝術治療取向

或許去區分一個著重圖像品質的取向很奇怪。然而，有些作者將心理動力理論與之並列地去定義此一取向。例如 Maclagan（1994: 51）指出「為了分析的尊嚴，美感的和心理的部分可被屏棄」，而其他人則主張需要以心理分析去瞭解心智狀態，連同圖像的創作能提供更好的洞見。這些取向不僅回歸早期藝術治療的傳統基礎，也照亮新理論的發展。

Simon（1992, 2002）書寫關於單次療程和整個處遇療程中繪畫風格的改變，以及其所隱含的心理意涵。她詳細闡述美感意識的「風格循環」（circle of styles），認為那同時也是心理狀態的循環。Simon 感謝 Jung 對她工作的啟發，讓她能引用其包含思考、情感、感官與直覺的四個心理基本功能模式。她探討個案對世界的「慣性態度」，以及經由風格而非內容的表達方式，雖然會有形式和內容不可分割的爭議。

Robbins（2000）和 Maclagan（2001）注意到圖像的美感特徵與心理狀態間的動力關係。Robbins 提出「心理美學」一詞，用以思考個案藝術作品的美感特徵以及其治療關係的品質。Maclagan 一直對「介於美學與心理學之間的」探索感興趣，覺得作品提供了感受一幅圖畫無可取代的線索。他發現這些可能是模糊和難以言喻的，因為它們可能與前語言或前象徵的感覺有關，因而提出需將圖「分散閱讀」（scatter of readings）的因應之道。Maclagan（2005）與 McNiff（2004）都受到 Hillman（1983）在

所觀看的圖像有「其自己的生命」之影響，認為它們需要被允許以照亮意識。Maclagan 的理論有助於將我們的注意力重新投注在觀看「畫面中的媒材加工法」，以及其所對應的心理內層（lining）。McNiff（2000）提出很受用的以藝術做為探究的主要模式之論點。

其他作者結合美學和心理動力理念或是分析心理學而自成一格。如同在先前章節的討論，Schaverien 在探索「三角關係」中辨識出「圖像中的生命」（the life in the picture）（1992）與「圖像的生命」（life of the picture）（1994）。它們與藝術作品中所體現的移情，以及將圖像視為客體、對它所產生的反移情有關。她清楚的區分兩種不同類型的圖像：「圖說的」與「體現的」，瞭解到它們反映了創作過程中對藝術作品的移情（1987, 1992, 2000）。在前者中，溝通可能是意識的，且形成一個想告訴治療師關於某些事的願望，較像是地圖或是輔助。在後者體現的圖像中「傳達一種無法被其他表達模式所取代的感受狀態」（2000: 59）。她指出在體現的圖像中，心靈的潛意識元素可能會被揭露或感受到，也因而正在轉化，在療癒的歷程中扮演著重要的一部分。

Case（1994）探討治療師將自己在療程外的藝術作品當作一個「具反思性的反移情」之重要性，這讓一個人能夠更清晰的「看見」一位沒有在創作的個案。她在一系列論文（1995, 1996, 1998）中，探討一些圖像裡可見到的移情與反移情關係之美感特質。這當中的第一篇是觀看被個案的沉默所封裝的美感特質，它在治療師的腦海中形成了一個意象。她接著觀察兒童在治療性情境中所經驗到的位置，將之視為「移情的美感時刻」，與在牆上的藝術作品和兒童的圖像相關。

Learmonth（2009）指出藝術治療可以有進化心理學的基礎。他取向中的主要議題是：就進化的與個人的意義而言，藝術創作是一種調適的過程。他採用以人類學和藝術史為典範的 Ellen Dissanayake（1995, 2000）的論點，以及對藝術特別感興趣的考古學家 Steven Mithin 的觀點（1996）。Mithin 的「認知的流動性」（cognitive fluidity）概念指的是跨越不同智能，人類都有運用想像和隱喻去工作的能力，而這被 Learmonth

引用在對於藝術心理治療及其包含「媒材、語言和關係」（materials, words and relationships）的看法中。Dissanayake 對儀式深感興趣，在她所定義的「特別的製作」（special making）中，藝術具有超越平庸與創造意義的功能。

　　藝術治療訓練的一個重要部分是發展一個「適合」學生的取向，一個在工作中能支持、且感到自在的取向，於此同時，學生獲得經驗而能修改其工作方式去適應每個個案族群與場域。有些治療師採用不同來源的折衷取向。

對人類發展之理解的進展

　　為了使用大家共同的經驗，個人必須深刻理解兒童情感發展的理論，以及其與兒童所應對之環境因素的關係。

（Winnicott, 1971: 3）

　　過去十幾年間，我們對關於人類發展理論的理解與思考方式有顯著的進展。我們打算在這裡概述這些較新的理念以及它們如何影響藝術治療的實務。

　　首先，我們關注在發展心理學家，特別是 Stern 與其同儕對嬰兒發展、互為主體性與協調（attunement）概念的看法之研究。其次，我們考量依附理論的進展，特別是在許多「受看管兒童」行為中可見到的紊亂與迷惘的依附行為。就長大成人後發展心理衛生問題的觀點來看，這些兒童可謂是最脆弱的族群之一。第三，我們檢視逐漸被意識到的神經生理學之重要性，以瞭解創傷對大腦發展的影響，這包含與憂鬱的主要照顧者（通常是母親）同住，對孩子在成年後心理健康的影響。在回顧性研究中發現，混亂的早期依附與早期創傷和虐待、成人邊緣性人格疾患（Fonagy et al., 1997; Lyons-Ruth and Jacobvitz, 1999）、解離或多重人格疾患（Balbernie, 2001 引自 Liotti, 1999）有高度相關。

互為主體性（intersubjectivity）

Stern 高瞻遠矚的〈嬰兒的人際互動世界〉（*The Interpersonal World of the Infant*）（1985）一書，大體上透過將治療師的重要存在當作個案治療中的工具，而對治療世界有著深遠的影響。它採用母親和嬰兒的模組，認為母親對嬰兒同理協調的方式讓嬰兒的感受／身體狀態有非語言的共鳴。這種嬰兒和主要照顧者之間的互動涉及自我調節與對他人狀態的敏感性，後來被稱之為「協調」（attunement）。如果它不幸損壞，失調有可能被修復（Fonagy and Target, 1998）。

Stern 書寫關於語言我（verbal self）出現前的前語言溝通，以及嬰兒在生命前 18 個月自我感（sense of self）的發展。他挑戰先前發展階段的觀點，轉而提出連續進展（progression）的概念，認為個體經由愈來愈複雜的連結模式持續在生命中發展。然而，他也提及當特定的自我感產生時所形成的幾個階段的進展（Stern, 1985）。這些階段有從出生到 2 個月所浮現的自我感、2 到 6 個月所出現的核心自我感、7 到 15 個月所出現的互為主體的自我感，以及 18 到 30 個月所出現的語言自我感。

藝術治療師特別感興趣的是 Stern 關於語言對其他表達模式影響的理解。他認為，雖然語言有促進個人經驗分享的積極效益，但也會讓嬰兒從與他們自己個別經驗的直接接觸中變得疏離：「不論是經歷到的或是描繪的，語言都迫使人際間的經驗有所隔閡」（1985: 182）。Evans 和 Rutten-Saris（1998）以及 Evans 和 Dubowski（2001）使用 Stern 的觀點去發展藝術治療在自閉症光譜兒童工作方式的思考。這些兒童有嚴重的溝通障礙。Stern 假設每個兒童都有他們自己的「情感活力」（vitality affect）（即一種動作或做事的行為特徵）。這個能被藝術治療師以一個平行而調和、非語言溝通的方式去「協調」回應，用身體去再現母嬰間最初的互動。Evans、Rutten-Saris 和 Dubowski 在他們的工作中指出，素描或繪畫的動作改變，將導向感受的命名〔Stern 的「分類情感」

（categorical affects）〕，與最終的象徵能力。這是種從最初開始的發展中去填補可能錯過部分的工作方式。

依附理論

　　依附理論強調親密情感連結在人類求生存中的重要性；運用自我與他人在彼此關係中的工作模式；以及主要照顧者的對待方式對兒童的重大影響：「在依附的框架中，一位依附角色的工作模式概念，在許多方面等同並取代傳統精神分析的內在客體概念」（Bowlby, 1988: 120）。

　　每個孩子都有與其主要照顧者形成一個強大且健康的依附之潛能：「與其他的物種相比，人類的無助和依賴都大大的延長，這使得必要保護的依附關係成為人類生存的決定性因素」（Balbernie, 2001: 239）。這個連結是與一個特定對象的持續情感關係。這帶來舒適與安全感。這個關係的失去會導致極端的痛苦。這個與母親或主要照顧者的依附關係，也是其他在家庭中與父親和手足以及未來終其一生社交關係的重要依附模式，即便它們都不盡相同。如果兒童有位細心、關愛和協調的照顧者，那便是與他人有健康關係的標竿。如果兒童的依附貧乏，則通常情緒和行為問題也會隨之而來（Fonagy et al., 1997）。

　　Bowlby（1998）提出一個依附理論發展和運用的卓越解釋。它可說明與理解此一外在可觀察得到的事實之方式──人們需要有親密關係。Bowlby 以人為一個自體平衡的生理系統（a homeostatically organised physiological system）來做比喻。也就是說，嬰兒、兒童、青少年或年齡較大的人，以類似於調節體溫之生理系統的方式，在特定距離或可及性（accessibility）的限制間，維持他們與依附者之間的關係。Bowlby 假設存在著一個內在的心理組織，其中包含了自我（self）與依附對象（們）的再現模式。其原始理念是基於對幼兒如何在陌生環境中回應陌生人，以及這種經驗如何影響幼兒與其隨後返回親人間關係的觀察（Ainsworth and Wittig, 1969; Ainsworth et al., 1971）。

從這個原始的測驗情境發展出了多種不同的依附研究，雖然依附理論衍生自客體關係理論，但它也採用進化論、動物行為學、控制論和認知心理學的概念。構成依附行為的兩個任務是關懷的尋求與給予，被認為是有效人格功能和心理健康的主要特徵。第三個基本要素是探索包含遊戲和各種活動的環境。當任何年齡的個體感到安全，便可能離開其依附對象去探索。當感到驚恐、焦慮、疲累或不適，便有朝向趨近（proximity）的本能感受。這個在兒童與成人／父母間的典型行為模式，被稱為「自安全基礎的探索」（Ainsworth, 1967）。

在生命的第一年間，與日俱增的構件（component）應對了日後依附行為的發展。辨識出母親形象的趨近性或可及性目標促使發展成有組織的系統，而這需要等到孩子發展出當母親不在時仍能保有她在心中的認知能力時始能達成，這種能力在生命中的第二個到第六個月發展。從第九個月開始，大部分嬰兒如果被留在陌生人身邊會哭泣與抗議。為了在母親不在時能加以比較，和當她返回後能加以辨識，嬰兒發展出母親的代表，並能加以利用。嬰兒發展與每個他人互動關係的工作模式，而 Ainsworth 等人（1971）首先描述這種能被理解的行為模式。Bowlby（1998）有更詳盡的論述，在此僅簡述這些模式。

安全型依附（Secure attachment）

個體相信當她遭遇不利的或是令人害怕的情境時，她的母（父）／雙親角色的人會是可用、有回應與有幫助的，有了這個保證，她將感到有勇氣去探索這個世界。父母親，尤其是母親在孩子小時候容易在其身邊，也敏於覺察孩子的訊息，且當其尋求保護與／或安慰時，能關愛的回應。

抗拒焦慮型依附（Anxious resistant attachment）

個體不確定當其呼喚時父母是否是可用、有回應或有幫助的。因為這種不確定性，她總是容易產生分離焦慮，傾向於緊黏著人，以及對探索世界感到焦慮。在此模式中衝突顯而易見的，是由父母有時是可用、有幫助

的，有時卻非如此，同時也以分離和將之拋棄的威脅做為控制的手段所造成的。

逃避焦慮型依附（Anxious avoidant attachment）

當個體尋求關照時沒有信心會獲得被幫助的回應，相反地，卻預期會被斷然拒絕。嬰兒試圖在情緒上變得自給自足、活在沒有他人的愛或支持的生活中，而後來可能被診斷為自戀或是有個「虛假的自我」（false self）（Winnicott, 1960）。這個模式中衝突較為隱性，是當孩子尋求母親的安慰或保護時，母親總是斷然拒絕的結果。

迷惘或紊亂型依附（Disoriented or disorganised attachment）

這種由 Main 和 Weston（1981）、Crittenden（1985）、Main 和 Solomon（1986）、Radke-Yarrow 等人（1985）、Main（1990）以及 Main 和 Hesse（1990）所發展的模式，獲得了那些與創傷或被疏忽兒童工作者很大的興趣，其中有著好幾代疏忽、虐待、憂鬱或強烈喪親悲慟的模式。這些兒童會呈現恍惚、凍結、不動、突然停止／開始動作，以及容易跌倒的情形。他們可能對著照顧者改變臉部表情和轉開自己的頭，且展現矛盾的行為模式。這通常連同其他主要的依附類型之一被發現，通常是抗拒焦慮型；依附，但缺乏因應技巧。研究結果指出父母或照顧者自己也是受到驚嚇的、嚇人的或是虐待的，或是因為喪親之痛而無法提供支持。他們可能正苦於自己的依附創傷。

有些關於神經生理研究與創傷兒童的有趣連結。迷惘或紊亂型依附的嬰兒，長大後傾向於在他們自己的關係中變得非常掌控或是懲罰性的。Perry（2002）認為依附困難就發展上的疏忽而言，在時機不當、異常或是沒有照護互動的意義上是適合的。Taylor 等人（1997）指出早期形成的病態依附所導致的情緒失調，是所有精神疾病的基本機制。

隨著依附模式研究和理論的發展，前瞻性研究顯示每個依附模式一旦形成便會持續。原因之一在於母（父）親對待兒童（不論好壞）的方式傾

向於維持不變。每個模式往往是使自身永存（self-perpetuating），引發更多相同行為（例如，一位安全型的孩子較快樂且更受獎勵的引發關愛的照顧，反之，一位焦慮和矛盾型的兒童傾向於愛抱怨與黏人，而獲得被推開的回應）（Bowlby, 1998）。

　　不利的回應循環會發展。證據顯示在年幼兒童，此模式由其與母（父）親的關係來定義。如果父母親的行為改變，關係模式也會改變；當兒童長大後此模式會變成兒童的屬性，兒童因而會傾向於將此或由此衍生的部分強加於新的關係中。這尤其讓試圖提供兒童一個新生活的養父母感到痛苦，只會被兒童舊有依附模式的回應所拒絕。一位安全依附型的兒童，當父母所對待的方式隨著其成長而有所不同時，能更新其工作模式，但焦慮依附型的兒童由於焦慮和所伴隨的防衛而較缺乏彈性。即使有人對待兒童與年幼時父母所對待的方式不同，其工作模式變得更為慣性、普遍性且大部分是潛意識的，持續處於一個未修改與未變化的狀態中。

敘事的重要性

　　「尚未被理解的事，無可避免的會再次出現；就像不眠的幽靈，它無法歇息，直到咒語被打破，而謎團已被解開」（Freud, 1909）。依附模式的重要性，以及這些如何對母（父）親在兒童將會成為怎樣的人上有所影響，清楚的描述在一篇影響深遠的論文〈育嬰室裡的幽靈：精神分析取向〉（*Ghosts in the nursery: a psychoanalytic approach*）（Fraiberg et al., 1975）。這篇論文探討母親過去的幽靈（她自己被父母親照顧的經驗）如何影響她將成為怎樣的母親。在被特別毀損的情況下，這顯示出「這是無法記得自己兒時苦痛和焦慮感受的父母，如何需要將自己的痛苦強加在其孩子身上」（1975: 280）。

　　進一步的研究探索那些新手父母在要成為父母時的脆弱性，他們不是與兒時經驗鮮明的接觸，就是變得疏離、沒有接觸或對新生兒有虐待的可能，因為他們不是無法記得創傷素材而要將它重演，就是雖然記得所發生

的事，但無法與自己的痛苦和恐懼接觸（Fraiberg et al., 1975; Baradon et al., 2005; Baradon, 2009; Fonagy et al., 1992; Tracey et al., 1996）。能記得兒時故事但沒有伴隨情緒的父母將可能變成「與加害者認同」。他們將會有一個內在的同盟來對抗新生兒，將其陷入嚴重的高風險中。因為以諸多防衛來對抗痛苦之故，他們與其嬰兒連結的方式受到嚴重的影響。

　　後兩篇論文的研究結果強調，母（父）親能確切的闡述與討論一段一致的過往敘事，而能與痛苦接觸，將能阻斷過去事件的不斷重演。受苦的記憶能變成一個保護新生兒的形式。這些論文也說明在許多疏忽的、暴力的和情感匱乏經驗當中的一個好經驗，如何能被內化，且成為一個能被正向利用的工作模式。Gerhardt（2004）提供整個關於母嬰互動與大腦形塑領域很好的介紹。

神經生理研究的發展

　　研究指出，情緒的運作在大腦中是重要的組織過程。如此一來，個體組織情緒的能力（早期依附關係的部分產物）直接形塑心靈整合的經驗與適應未來壓力的能力。

（Balbernie 2001 引用 Seigal 1999: 4）

　　嬰兒的大腦是透過與照顧者成熟大腦的情緒互動所形塑（Seigal, 1999），因此「對發展中的嬰兒來說，母親在本質上就是環境」（Schore, 1994: 78）。嬰兒與母親或照顧者情緒關係的品質是重要的。Pally（2000）提供一個關於這些歷程非常有用的概述，尤其在「情緒處理」（emotional processing）方面。Perry（2002: 87）以下列方式描述神經發展的核心原則。首先，遺傳和環境的影響。第二，大腦以一個按照次序和階層的方式來發展，其中在兒童期的不同階段，不同的區域發展、組織，進而變得能完全運作。大腦自己「從最少（腦幹）到最複雜（邊緣、皮質區）」組織。第三，神經發展有賴活動。大腦的使用，早期在母嬰共創的

以及他們較大的周圍環境中，將促進「使用—依賴」迴路的成長（Perry et al., 1995）。第四，在發展中的嬰兒大腦有其「機會之窗／脆弱之窗」（276頁），因為事實上經驗塑造它所能組織自己的方式。Perry引用Spitz所舉的「觸摸」的例子，說明這對嬰兒來說是重要的，如果沒被觸摸他確實可能會死（Spitz, 1945, 1946），然而青少年可能幾個星期沒被碰觸都不會有顯著不利的影響。

當一個孩子在關愛和關照的環境中成長，反思和理解自己情緒的生活將被母親所鏡映。以這種方式，兒童專司思考反思，位於眼眶的皮質區域將得以發展：「前額葉眼眶皮質，已知道在處理人際間的訊號上扮演著一個重要角色，那對於開啟個體間的社交互動是必要的」（Schore, 2001a: 36）。前額葉眼眶皮質調節同理而感性的連結或協調的溝通。對促進自我覺察、個人認同、情境記憶，以及想像自己在未來或記得自己的過去的能力有所貢獻（Balbernie, 2001）。在右半腦，則發展控制情緒、評估外來刺激與人際溝通的功能。

兒童在疏忽的環境中成長或經歷重複性的創傷壓力會顯得特別脆弱，因為「不當組織了調節社會情感功能的神經系統」（Perry et al., 1995: 276）。Perry（2002）提供了當嬰兒受到忽視時他們的大腦發展將受到損害的進一步證據。他評量了在孤兒院中長大的兒童之智商，那些在機構環境中長大的孩子沒有受到個別的關注、認知的刺激或是情感上的關愛。16歲時這些兒童平均智商是60。之後兒童較規律的被領養，所以測量0到2歲和2到6歲間被收養的兒童在16歲時的智商才變得可能。研究結果顯示兒童愈早被從疏忽的環境中領養，他們的智商分數也就愈高，即在他們16歲時，0到2歲被領養兒童的智商平均為100，2到6歲被領養者的智商平均為80（Dennis, 1973）。

疏忽導致發育中大腦神經迴路萎縮的實際傷害，因為缺乏在對的時間給予必要的刺激。實際的創傷引發原始的逃或戰，或是僵住的反應、動彈不得、解離或昏厥，因為在發育的敏感時期，過度啟動重要的神經系統而造成過度警覺（最初這可能帶來幫助）：「受創兒童使用多種解離的技

巧」（Perry et al., 1995: 281）。這些回應模式超越思考優於行動之較為複雜的反思歷程。以此方式，在這些關鍵的早期，兒童虐待和疏忽形塑了大腦的程序性（programmed）（Glaser, 2000; Schore, 2001b），它會有長期的負向影響（Nelson and Bosquet, 2000）。心智的調適性有助於我們的生存，意味著它會依據自己所處的情境來進行調整。這些神經迴路所發展的反應仍會持續，即使兒童已不再處於疏忽的情境。

　　基於這些原因，受疏忽的兒童有許多由於大腦變態所引起的發展問題，這些兒童愈早從受忽略的環境離開，某些功能與大腦尺寸的回復就愈有可能。母親和照顧者扶持兒童象徵能力與語言習得的發展，健康的母親和嬰兒能發展出一個相互調節的模式，如果成功，將會允許創造出容許犯錯和修復的二元（dyadic）意識狀態。母性的憂鬱是一種非故意的疏忽形式，對嬰兒的發展有不利的影響（Zeanah et al., 1997）。短期暴露於憂鬱狀態下的嬰兒被認為可能恢復，但長期的憂鬱會破壞與情緒表達有關的左額葉皮質區域（Nelson and Bosquet, 2000）。母性憂鬱影響母嬰之溝通，這對保護兒童對抗心理或情緒疾病扮演著關鍵性的角色：「這個溝通的位置是依據人類進化中這個與特定適應相關之溝通」（Papousek and Papousek, 1997: 38）。

　　6 到 18 個月的嬰幼兒經歷母親憂鬱會導致持續存在的情緒和認知困難（Murray, 1997; Sinclair and Murray, 1998; Balbernie, 2001）。Tronick 和 Weinberg（1997: 73）假設母性憂鬱對兒童社交和情緒功能與發展的影響：「人類大腦天生是二元的，經由互動交流所創造」。意識到母親憂鬱且情緒狀態變得高度警覺的嬰兒，為了要保護他們，使得他們在情緒上變得很受限。在成對的母嬰系統中，當母親憂鬱時，嬰兒會被剝奪與母親合作而擴大其意識狀態的經驗。相反地，為了要形成一個更大的成對系統，嬰兒可能接受母親憂鬱狀態的元素——悲傷、仇恨、退縮和疏離。嬰兒為了成長會混合母親憂鬱狀態的意識。

藝術治療的含意

　　所有這些研究結果均強調早期介入方案的必要性：「去協助仍然流動的關係組或神經元簇（constellation of neurons）比去改變已經確立的更容易」（Balbernie, 2001: 249）。先前不存在的神經迴路有可能連結，在治療關係中也可能發展反思的思考歷程，雖然這是一個緩慢且艱鉅的任務。Allan Schore 強調人類的學習發生在整個生命週期中；雖然完全的治癒可能不切實際，但有可能修復一些損壞並改善關係的品質，因而改變兒童及其子女的未來。Schore 認為「病人和治療師的關係扮演一個促進成長的環境，支持依賴經驗才得以成熟的右腦，特別是那些與調節情緒激發有關的下皮質邊緣結構的區域」（1994: 473）。

　　許多藝術治療師很可能與那些童年時期曾經歷不利情境的兒童和成人工作。這些包含「受看管」（look after）的兒童族群。Amini 等人（1996）表示心理治療或可做為一個依附關係，經由此，「受看管」的兒童能夠透過重組那種「將非語言經驗以未經處理形式儲存的內隱記憶」來改變情緒。藝術治療室能提供一個投入的和感官的環境，加上一位同理和契合的治療師，提供了多元模式的工作可能。情緒狀態可能透過使用陶土的觸覺經驗，或從外觀看圖像來表達，不需立即使用話語。圖像能回應創作者，因為當創作者努力朝口語表達時，它們有被保存、收藏和檢索的回饋功能：

> 經歷早期生命中關係所引發的創傷之災難狀態的最後終點，是一個逐漸損壞的適應能力、採取防衛行動，或代表自己行動，以及最重要的，一個阻礙情感和痛苦被意識到的能力。
>
> （Schore, 2001b: 232）

　　藝術媒材，若安全的使用，能當作遊戲的催化劑。當圖像在遊戲中出現，個體會為自己感到驚訝。這種方式由個案觸及到非語言痛苦素材的經

驗所引起,有強大的產生形式(forms)的可能性,是與治療師互動的起點。Schore 顯示一段成功的治療性關係如何「最佳化『形成中的兩個心智』(two minds in the making)的成長,即增進病人和治療師雙方持續發展其適當的潛意識心識(mind)的複雜性」(2001c: 320)。

Fonagy 和 Target(1998)指出,精神分析的實務重點近年來有個改變,從著重於找回被遺忘的經驗,轉變成去創造有意義的敘事。這呼應著互動和人際面向的工作走向,朝向反思功能的發展(Fonagy and Target, 1997)。反思功能是安全依附的重要產物,它允許感知他人的狀態。Schore 建議在治療中:

> 非語言的移情與反移情互動發生在前意識和潛意識層次,代表病人與治療師右大腦和右大腦之間快速行動的、自動的、調節的和失調的情緒狀態之溝通。移情事件無疑發生在情緒激動的時刻,且近期神經生理研究顯示,「注意力在情緒激動時會改變,而對當前情緒狀態的相關線索高度敏感」。
>
> (Lane et al., 1999: 986)

治療師和病患之間潛意識的共鳴,當同理的協調時,因而成為最重要的。這指出個案必須對治療師有一個生動的情感經驗(Schore, 2001c 引用 Amini et al., 1996)。

近期藝術治療論文都強調早年、依附研究和神經生理理論的重要性。Boronska(2002)將依附框架運用在她與準備被長期安置的受看管兒童之藝術治療團體工作中。團體的目標是去支持兒童有更豐富關係的能力。這些有創傷史的兒童在他們的表現上也呈現性別差異。依進化的觀點,證據顯示男童遭受攻擊時,生存的機會朝向警覺(哭泣)、抗拒、反抗和攻擊之數線端移動而增加。女童生存的機會則沿著迴避(哭泣)、順從、解離和昏厥之數線端移動而增加。這被簡化了,因為有許多與兒童年齡有關的變化,但儘管來自相同背景的受創兒童,他們的症狀仍有明顯的性別差異。男孩呈現注意力缺陷過動症、品格疾患和對立性違抗疾患的外化症

狀，而女孩呈現順從、解離、憂鬱和焦慮的內化症狀。童年時期，男孩和女孩接受心理衛生服務的比例是 3：1，而在成年時，女性和男性呈現 2：1（Perry et al., 1995; Perry, 1997）。

O'Brien（2004）探索藝術治療中的藝術創作可能啟動大腦神經結構的假設，促使非語言的早期經驗為人所知。如同 Boronska，她與受忽視和虐待的兒童個別工作。在她關於〈在藝術治療中弄得一團亂〉（*Making of mess in art therapy*）的論文中，她探討這些兒童製造混亂的意義。她引用神經與依附兩個理論，表示混亂可能是早期虐待關係而導致神經迴路受損的結果，其中使用解離去壓抑受虐和被疏忽的記憶。Case（2005b, 2008b, 2010）在一系列的論文：透過與一位被收養兒童治療中的藝術作品；創傷重演；以及創傷和記憶再現於一層疊一層的圖像與重複性的遊戲來探索創傷後記憶的形成。Knight（1998）概述處理依附困難之工作時皮膚的重要性，以及分離和認同常是與兒童及其家庭治療性工作的核心主題。她總結：

> 因為藝術創作能促進前語言和潛意識歷程的表達，藝術治療在考量如何處理依附問題時有一個重要的作用。藝術媒材的感官和觸覺本質，連同治療師的情緒支持，透過整個治療歷程中身心整合的創作性肢體行為，來促成修復的發生。
>
> （1998: 159）

Teasdale（1995, 1997）關於在監獄族群依附疾患的研究指出，藝術治療可以被運用來促進創作者對圖像的依附，此點可做為對人依附的前奏。

發展新的概念與臨床實務

自從本書（2006）的最後版本發行以來，以及根據神經科學的重要發現，母親和一歲以下嬰兒的父母與嬰兒的心理治療正在全英國發展。有些

藝術治療師依據父母與嬰兒計畫（Parent-Infant Project，簡稱 PIP）在倫敦的安娜‧佛洛伊德中心（Anna Freud Centre）開拓這種取向（Baradon et al., 2005; Baradon, 2009），與巡迴醫護人員、助產士在嬰兒特別照護病房一起工作（Bromham, 2013; Bromham and Jasieniecka, 2013）。許多藝術治療師已經在幼兒園、兒童中心和學校與幼兒工作（Hosea, 2006）。對於那些在照護系統，不論是被寄養或等待被出養的受看管兒童，瞭解神經科學讓藝術治療師注意到潛藏的創傷與破裂的依附在處理失落、過渡和改變上的重要性，以及早期受遺棄的經驗如何影響成人生活。

在父母—嬰兒方案工作的藝術治療師，無論是以個人或團體的形式工作，都聚焦在母嬰間的關係上。他們被鼓勵去創作藝術，而這能促進和激發遊戲感、探索共同創造的能力、製造一團混亂，以及享受他們之間的互動。這種共同連繫的方式可促進他們之間的連結與情緒調和，對嬰兒的早期經驗和發展而言是關鍵的。其所接受的轉介來自於巡迴醫護人員、助產士、嬰兒特別照護病房，以及與藝術治療師在健康中心和兒童中心一起工作的其他專業人員。所呈現的問題通常是因為睡眠和餵食困難與成長停滯，以及因為出生時的創傷、發展遲緩、產後憂鬱或其他環境因素使母嬰無法連結。處理此議題和辨識這些早年的重要性有助於連結和依附議題的蓬勃發展，而非讓發展上有害的困擾連結循環變得根深蒂固（Isserow, 2008; Tuffery, 2011）。

Dalley（2008a）將焦點放在「僵住的母親情結」（dead mother complex）（Green, 1986）及其對病人的不良影響。那些人的早期經歷裡有位無法關注到嬰兒情緒需求的憂鬱母親。Dalley 探索那些將自己表現得憂鬱的兒童之困境，以及在他們的治療中如何經由創作出圖像與陶土模型來表達心智功能上這種「行屍走肉」（deadness）的感覺（Pitcairn, 2012）。其他發展親子工作的領域則經由制定一個「親子組藝術心理治療」的原則、實務和勝任性的研究手冊。這個工作通常更針對依附困難的父母，協助他們增進與其孩子連結的能力，以及與那些有早期不利經驗兒童生活的寄養照護者和收養父母工作，以協助促進其連結彼此的能力

（Taylor-Buck et al., 2013）。

心智化與正念（mentalisation and mindfulness）

　　這兩個概念已獲得相當多的臨床認可，並愈來愈被運用在許多臨床場域，心智化是反思自己與他人心智狀態的能力，如果我們能做到這一點，那我們就能瞭解為什麼人們如此行動；我們也能開始預測行為。這種能力使我們能經由瞭解自己的經驗而與他人的經驗連結。這是個自我反思和想像的活動，這與哲學概念的「心智臆測」（theory of mind）相關，已經被臨床工作者發展和運用在瞭解自閉症上（Baron-Cohen et al., 1993; Frith, 1989）。心智臆測是理解以及對別人心智狀態和感受有些想法的能力，這通常大約在四歲前發展（Music, 2011）。某些人，包含那些患有自閉症者，尚未發展心智臆測，因而導致社交、情緒及理解社交線索上的困難。

　　Fonagy 等人（2002）研究心智化能力與依附之間的關係。他們發現有依附困難歷史者，通常在某些程度上是由於不同類別的虐待，有較差的心智化能力；而安全依附者有心智化良好的照顧者，能促使他們對自己和他人的心智狀態有良好的展現。這種能力是對抗心理社會逆境的一種保護。

　　有些關於心智化能力受損的研究，例如那些患有邊緣性人格疾患者，由於早期依附的匱乏缺少一個明確的自我意識，有較差的人我界線，而他們的關係模式也是不穩定的。在過去，這導致患有人格疾患者是無法治療的結論，故這個臨床族群運用心智化為基礎的治療方案（mentalisation-based therapy programme，簡稱 MBT）帶來了新的希望（Allen and Fonagy, 2006; Midgley and Vrouva, 2012）。藝術治療師現正調整其實務，結合 MBT 的取向與邊緣性人格疾患者工作（Franks and Whitaker, 2007; Morgan et al., 2012; Eastwood, 2012; Springham et al., 2012a, 2012b）。

　　正念是關於發展每個當下對自我的覺察。它的前身是一些聚焦於「此時」正發生什麼的一些完形治療的面向。正念取向心理治療在西方的發

展，一般來說與身為佛教徒的執業治療師對臨床工作的影響有關。在冥想時，個人試著專注在自己當下每時每刻的經驗，這涉及用特定的方式去關注，有時稱之為「以當下為中心的覺察」（present-centred awareness）。人們被鼓勵帶著開放和好奇的態度，有意識的覺察當下的想法、感受和周遭環境。如此一來，人們變得更能意識到他們心智的慣性模式，而可能以嶄新的方式回應。在心理衛生上運用正念的執業者結合佛教冥想的療癒面向與心理覺察，它已經被運用於治療疼痛、焦慮、憂鬱和壓力的病人。在西方，正念練習是一般心理衛生團體工作的部分，與成人和青少年不同的治療形式結合，由於個人是團體的一部分，因而看起來似乎是被支持的，有時也與 CBT 的形式一起使用。在東方，它們與藝術治療更加整合（見Pluckpankhajee, 2012; Chua, 2012，亞洲靈性與藝術治療的討論）。

政府的新措施與對藝術治療未來的含意

2012 年，政府在英格蘭和威爾斯推出「改善心理治療的使用」（Improve Access to Psychology Therapies，簡稱 IAPT）方案，導向對焦慮和憂鬱患者短期介入的產生，通常是運用 CBT。有相當多的資金投入在這些服務，隨之而來的是提供治療師長期治療性工作的機會下降。個案被提供的是電話治療、六次會面療程或短期團體，這對許多有依附困難或複雜疾病者而言著實難以參與。每次療程的成效被密切監控，並在每個療程後實施成果評量。六週短期治療的方式徹底影響藝術治療師如何適應這種模式所提供的服務。與此同時，引用按成效付款（payment by result，簡稱 PBR）的模式，也對所有在 NHS 場域提供治療的工作取向有相當大的影響。

科技、網路和社交網站的使用

網路經由影響溝通、關係模式和社交支持系統，已經改變了兒童、

青少年與成人的社交世界。尤其是年輕人，在情感和心理受挫時，愈來愈轉向網路去滿足其教育、娛樂和社交網絡上的需求。雖然對長期發展的影響所知甚少，但是早期的研究反映出線上社會化功能的複雜性。匿名的機會、獲取訊息與幻想而無後顧之憂的可能，使得線上交流對那些不情願向父母或專業人員揭露其困難的人趨之若鶩。匿名的聊天室和經驗分享提供了一個安全的論壇，去練習社交互動以及交換關於因應苦惱方式的資訊。對於網路使用有相當清楚的顯著差異，男孩花較多時間上網瀏覽網頁與玩暴力遊戲，而女孩則是在線上聊天和購物。透過高使用頻率以及社交孤立和憂鬱之間的關聯研究，有些學者認為高度的網路使用可能阻礙健康的社交發展（Blais et al., 2008），但也有其他學者認為網路使用和安適感無關（Gross, 2004）。

資訊科技革命對政治和社會的影響是複雜且有時是深刻不安的。全球化的通訊需要重新評估分離焦慮的概念。例如，家庭能經由 Skype 而聚在「一起」。為了樂趣，各種類型的即時通訊和圖像能組織和凝聚群體，但全球規模的政治動盪也迅速蔓延。網路產生它自己的問題，諸如賭博和色情成癮的大量增加、網路霸凌、暴露在性暴力和影像的影響、以及戀童癖圈在線上的擴展（Mills, 2013）。

有鑑於此，藝術治療性工作核心價值的最大挑戰之一，是管理和擁抱日新月異的科技發展與網路的使用。愈來愈多的藝術治療師依此調適他們的工作。有許多的臨床案例可供學習，而將科技引進臨床場域的結果確實是有啟發性與增長知識的。治療性工作以及治療師與個案間的關係能更加豐富且顯著的發展（Dalley, 2011, 2013）。許多人提問藝術治療師要如何能運用科技（電腦遊戲、手機、簡訊、電子郵件和社交網站），以及質疑這是藝術治療嗎？藝術治療師不再只是在紙上作畫。BAAT 近期公布了關於使用社交媒體的指南，而新一代藝術治療師的挑戰即是要去適應科技世界，以及如何將思考、研究、臨床工作、督導和訓練依此發展。

參考文獻

Adamson, E. (1990) *Art as Healing*. London: Coventure.

Ainsworth, M. D. S. (1967) *Infancy in Uganda: Infant Care and the Growth of Attachment*. Baltimore, MD: Johns Hopkins University Press.

Ainsworth, M. D. S. and Wittig, B. (1969) Attachment and exploratory behaviour in one-year-olds in a stranger situation, in B. M. Foss (ed.) *Determinants of Infant Behaviour*. New York: Wiley.

Ainsworth, M. D. S., Bell, S. M. and Stayton, D. J. (1971) Individual differences in strange situation behaviour of one-year-olds, in H. R. Schaffer (ed.) *The Origins of Human Social Relations*. London: Academic Press.

Allen, J. and Fonagy, P. (2006) *Handbook of Mentalisation-based Treatment*. Chichester: John Wiley.

Amini, F., Lewis, T. and Lannon, R. (1996) Affect, attachment, memory: contributions toward psychobiologic integration, *Psychiatry*, 59: 213–39.

Bach, S. (1990) *Life Paints Its Own Span: On the Significance of Spontaneous Pictures by Severely Ill Children*. Switzerland: Daimon Verlag.

Balbernie, R. (2001) Circuits and circumstances: the neurobiological consequences of early relationship experiences and how they shape later behaviour, *Journal of Child Psychotherapy*, 27(3): 237–55.

Baradon, T. (ed.) (2009) *Relational Trauma in Infancy: Psychoanalytic, Attachment and Neuropsychological Contributions to Parent–Infant Psychotherapy*. London: Routledge.

Baradon, T., Broughton, C., Gibbs, I., James, J., Joyce, A. and Woodhead, J. (eds) (2005) *The Practice of Psychoanalytic Parent–Infant Psychotherapy: Claiming the Baby*. London: Routledge.

Baron-Cohen, S., Tager-Flusberg, H. and Cohen, D. J. (eds) (1993) *Understanding Other Minds: Perspectives from Autism*. Oxford: Oxford University Press.

Baynes, H. G. (1940) *The Mythology of the Soul*. London: Routledge & Kegan Paul.

Blais, J., Craig, W., Peper, D. and Connelly, J. (2008) Adolescents on-line: the importance of internet activity choices to salient relationships, *Journal of Youth and Adolescence*, 37(5): 522–36.

Boronska, T. (2000) Art therapy with two sibling groups using an attachment framework, *Inscape*, 5(1): 2–10.

Bowlby, J. (1988) *A Secure Base: Clinical Applications of Attachment Theory*. London: Tavistock/Routledge.

Bromham, J. (2013) Preliminary report on art therapy service with mothers and infants: drawn together. Unpublished document.

Bromham, J. and Jasieniecka, M. (2013) Drawn together. Report, June 2010–2013. Unpublished document.

Brosch, H. (2008) Not being calm: art therapy and cancer, in M. Liebmann (ed.) *Art Therapy and Anger*. London: Jessica Kingsley.

Bull, K. and O'Farrell, S. (2012) *Art Therapy and Learning Disabilities*. London: Routledge.

Byers, A. (2011) Visual aesthetics in dementia, *Inscape*, 16(2): 81–89.

Case, C. (1994) Art therapy in analysis: advance/retreat in the belly of the spider, *Inscape*, 1: 3–10.

Case, C. (1995) Silence in progress: on being, dumb, empty, or silent in therapy, *Inscape*, 1: 21–6.

Case, C. (1996) On the aesthetic moment in the transference, *Inscape*, 1(2): 39–45.

Case, C. (1998) Brief encounters: thinking about images in assessment, *Inscape*, 3(1): 26–33.

Case, C. (2000) Our lady of the queen: journeys around the maternal object, in A. Gilroy and G. McNeilly (eds) *The Changing Shape of Art Therapy: New Developments in Theory and Practice*. London: Jessica Kingsley.

Case, C. (2005a) *Imagining Animals: Art, Psychotherapy and Primitive States of Mind*. London: Routledge.

Case, C. (2005b) The mermaid: moving towards reality after trauma, *Journal of Child Psychotherapy*, 31(3): 1–17.

Case, C. (2008) Playing ball: oscillations within the potential space, in C. Case and T. Dalley (eds) *Art Therapy with Children: From Infancy to Adolescence*. London: Routledge.

Case, C. (2008b) Action, enactment and moments of meeting in therapy with children, in D. Mann and V. Cunningham (eds) *The Past in the Present: Therapy Enactments and the Return of Trauma*. London: Routledge.

Case, C. (2010) Representations of trauma and memory: layered pictures and repetitive play in art therapy with children, *ATOL: Art Therapy Online*, no. 1. www.gold.ac.uk

Chua, Y. (2012) Art therapy inspired by Buddhism, in Debra Kalmanowitz, Jordan Potash and Siu Mei Chan (eds) *Art Therapy in Asia*. London: Jessica Kingsley.

Crittenden, P. (1985) Maltreated infants: vulnerability and resilience, *Journal of Child Psychology and Psychiatry*, 26: 85–96.

Connell, C. (2006) Letter to the authors, in C. Case and T. Dalley (eds) *Handbook of Art Therapy*, 2nd edn, pp. 28–29. London: Routledge.

Dalley, T. (2000) Back to the future: thinking about theoretical developments in art therapy, in A. Gilroy and G. McNeilly (eds) *The Changing Shape of Art Therapy*. London: Jessica Kingsley.

Dalley, T. (2008a) The use of clay as a medium for working through loss and separation in the case of two latency boys, in C. Case and T. Dalley (eds) *Art Therapy with Children: From Infancy to Adolescence*. London: Routledge.

Dalley, T. (2008b) 'I wonder if I exist?': a multi-family approach to the treatment of anorexia in adolescence, in C. Case and T. Dalley (eds) *Art Therapy with Children: From Infancy to Adolescence*. London: Routledge.

Dalley, T. (2011) Can you see the real me? Paper presented to conference 'Locked in the Screen: Problematic Aspects of New Technologies for Children and Adolescence', Tavistock Clinic, London.

Dalley, T. (2013) Where now? Looking to the future of art therapy. Keynote paper presented to conference 'Finding a Voice, Making Your Mark: Defining Art Therapy for the 21st Century', Goldsmiths College, University of London.

Dalley, T., Halliday, D., Case, C., Schaverien, J., Waller, D. and Weir, F. (2013) *Images of Art Therapy: New Developments in Theory and Practice*. London: Routledge.

Dalley, T., Rifkind, G. and Terry, K. (1993) *Three Voices of Art Therapy*. London: Routledge.

Dennis, W. (1973) *Children of the Crèche*. New York: Appelton Century Croft.

Dissanayake, E. (1995) *Homo Aestheticus: Where Art Comes From and Why*. Seattle, WA and London: First University of Washington Press.

Dissanayake, E. (2000) Art *and Intimacy: How the Arts Began*. Seattle, WA and London: First University of Washington Press.

Dubowski, J. (1984) Alternative models for describing the development of children's graphic work: some implications for art therapy, in T. Dalley (ed.) *Art as Therapy: An Introduction to the Use of Art as a Therapeutic Technique*. London: Routledge.

Dubowski, J. (1990) Art versus language (separate development during childhood), in C. Case and T. Dalley (eds) *Working with Children in Art Therapy*. London: Tavistock/Routledge.

Eastwood, C. (2012) Art therapy with women with borderline personality disorder: a feminist perspective, *Inscape*, 17(3): 98–114.

Edwards, D. (2004) *Art Therapy*. London: Sage.

Edwards, M. (1987) Jungian analytic art therapy, in J. Rubin (ed.) *Approaches to Art Therapy*. London: Brunner-Routledge.

Edwards, M. (1999) Learning from images, in R. Goldstein (ed.) *Images, Meanings and Connections: Essays in Memory of Susan Bach*. Castle Hedingham, Essex: Daimon Press.

Evans, K. and Dubowski, D. (2001) *Art Therapy with Children on the Autistic Spectrum: Beyond Words*. London: Jessica Kingsley.

Evans, K. and Rutten-Saris, M. (1998) Shaping vitality affects, enriching communication: art therapy for children with autism, in D. Sandle (ed.) *Development and Diversity: New Applications in Art Therapy*. London: Free Association Books.

Fonagy, P., Steele, M., Moran, G., Steele, H. and Higgett, A. (1992) Measuring the ghost in the nursery: an empirical study of the relation between parents' mental representations of childhood experiences and their infants' security of attachment, *Journal of American Psychoanalytical Society*, 41(4): 957–89.

Fonagy, P. and Target, M. (1997) Attachment and reflective function: their role in self-organisation, *Development and Psychopathology*, 9: 679–700.

Fonagy, P. and Target, M. (1998) An interpersonal view of the infant, in A. Hurry (ed.) *Psychoanalysis and Developmental Theory*. London: Karnac Books.

Fonagy, P., Target, M., Steele, M., Steele, H., Leigh, T., Levinson, A. and Kennedy, R. (1997) Morality, disruptive behaviour, borderline personality disorder, crime, and their relationship to security of attachment, in L. Atkinson and K. J. Zucker (eds) *Attachment and Psychopathology*. New York: Guilford Press.

Fonagy, P., Gergely, G., Jurist, E. and Target, M. (2002) *Affect Regulation, Mentalisation, and the Development of the Self*. New York: Other Press.

Fox, L. (1998) Lost in space: the relevance of art therapy with clients who have autism or autistic features, in M. Rees (ed.) *Drawing on Difference: Art Therapy with People Who Have Learning Difficulties*. London: Routledge.

Fraiberg, S., Adelson, E. and Shapiro, V. (1975) Ghosts in the nursery: a psychoanalytical approach to the problem of impaired infant-mother relationships, *Journal of American Academy of Child Psychiatry*, 14: 387–422.

Franks, M. and Whittaker, R. (2007) The image, mentalisation and group art psychotherapy, *Inscape*, 12(1): 3–16.

Freud, S. (1909) Pelican Freud Library, vol. 8: Case Histories 1, Little Hans. Harmondsworth: Penguin.

Frith, U. (1989) *Autism: Explaining the Enigma*. Oxford: Blackwell.

Gerhardt, S. (2004) *Why Love Matters: How Affection Shapes the Baby's Brain*. Hove, East Sussex and New York: Brunner-Routledge.

Gersch, I. and Goncalves, S. J. (2006) Creative arts therapies and educational psychology: let's get together, *Inscape*, 10(2): 22–31.

Glaser, D. (2000) Child abuse and neglect and the brain: a review, *Journal of Child Psychology and Psychiatry*, 41(1): 97–116.

Goldsmith, A. (2006) Letter to the authors, in C. Case and T. Dalley (eds) *Handbook of Art Therapy*, 2nd edn, pp. 44–50. London: Routledge.

Green, A. (1986) *On Private Madness*. London: Hogarth Press.

Greenwood, H. (2000) Captivity and terror in the therapeutic relationship, *Inscape*, 5: 53–61.

Gross, E. (2004) Adolescent internet use: what we expect, what teens report, *Journal of Applied Developmental Psychology*, 25(6): 633–49.

Hardy, D. (2001) Creating through loss: an examination of how art therapists sustain their practice in palliative care, *Inscape*, 6(1): 23–21.

Hardy, D. (2013) Working with loss: an examination of how language can be used to address the issue of loss in art therapy, *Inscape*, 18(1): 29–37.

Henzell, J. (2006) Unimaginable imagining, *Inscape*, 11(1): 13–21.

Hillman, J. (1975) *Re-visioning Psychology*. New York: Harper.

Hillman, J. (1978) *Further Notes on Images*. Dallas, TX: Spring.

Hillman, J. (1979) *The Dream and the Underworld*. New York: Harper.

Hillman, J. (1983) *Healing Fiction*. New York: Station Hill.

Hogan, S. (2001) *Healing Arts: The History of Art Therapy*. London: Jessica Kingsley.

Hosea, H. (2006) 'The brushes' footmarks': parents and infants paint together in a small commumity art therapy group, *Inscape*, 11(2): 69–78.

Hutchinson, L. and Rothwell, K. (2011) Hiding and being seen: the story of one woman's development through art therapy and dialectical behavioural therapy in a forensic context, *ATOL: Art Therapy Online*, 1(2). www.gold.ac.uk

Hyland Moon, C. (2004) *Studio Art Therapy: Cultivating the Artist Identity in the Art Therapist*. London: Jessica Kingsley.

Isserow, J. (2008) Looking together: joint attention in art therapy, *Inscape*, 13(1): 34–42.

Jung, C. (1960) *The Transcendent Function*. Princeton, NJ: Bollingen.

Jung, C. (1963) *Memories, Dreams, Reflections*. London: Collins.

Jung, C. (1964) *Man and His Symbols*. London: Aldus.

Jung, C. (1997) *Jung on Active Imagination*. London: Routledge.

Kellogg, R. (1970) *Analysing Children's Art*. Palo Alto, CA: National Press.

Killick, K. (1993) Working with psychotic processes in art therapy, *Psychoanalytical Psychotherapy*, 7(1): 25–38.

Killick, K. (1995) Working with psychotic processes in art therapy, in J. Ellwood (ed.)

Psychosis: Understanding and Treatment. London: Jessica Kingsley.

Killick, K. (2000) The art room as container in analytical art psychotherapy with patients in psychotic states, in A. Gilroy and G. McNeilly (eds) *The Changing Shape of Art Therapy*. London: Jessica Kingsley.

Killick, K. and Greenwood, H. (1995) Research in art therapy with people who have psychotic illnesses, in A. Gilroy and C. Lee (eds) *Art and Music: Therapy and Research*. London: Routledge.

Killick, K. and Schaverien, J. (1997) *Art, Psychotherapy and Psychosis*. London: Routledge.

Knight, S. (1998) Art therapy and the importance of skin when working with attachment difficulties, in D. Sandle (ed.) *Development and Diversity: New Applications in Art Therapy*. London: Free Association Books.

Lane, R. D., Chua, P. and Dolan, R. J. (1999) Common effects of emotional valence, arousal and attention on neural activation during visual processing of pictures, *Neuropsychologia*, 37: 989–97.

Lanham, R. (1998) The life and soul of the image, *Inscape*, 3(2): 48–55.

Learmonth, M. (2009) The evolution of theory, the theory of evolution: towards new rationales for art therapy, *Inscape*, 14(1): 2–10.

Liebmann, M. and Weston, S. (eds) (forthcoming 2014) *Art Therapy with Physical Conditions*. London: Jessica Kingsley.

Liebmann, M. and Weston, S. (eds) (forthcoming 2014) *Art Therapy with Neurological Conditions*. London: Jessica Kingsley.

Liotti, G. (1999) Disorganisation of attachment as a model for understanding dissociative psychopathology, in J. Solomon and C. George (eds) *Attachment Disorganisation*. New York: Guilford Press.

Lowenfeld, V. and Brittain, W. L. (1987) *Creative and Mental Growth*, 8th edn. New York: Macmillan.

Luzzatto, P. (1997) Short-term art therapy on the acute psychiatric ward: the open session as a psychodynamic development of the studio-based approach, *Inscape*, 2(1): 2–10.

Lyddiatt, E. M. (1971) *Spontaneous Painting and Modelling*. London: Constable.

Lyons-Ruth, K. and Jacobvitz, D. (1999) Attachment disorganisation: unresolved loss, relational violence and lapses in behavioural and attentional strategies, in C. Cassidy and P. R. Shaver (eds) *Handbook of Attachment*. New York: Guilford Press.

Maclagan, D. (1994) Between the aesthetic and the psychological, *Inscape*, 2: 49–51.

Maclagan, D. (2001) *Psychological Aesthetics: Painting, Feeling and Making Sense*. London: Jessica Kingsley.

Maclagan, D. (2005) Re-imagining art therapy, *Inscape*, 10(1): 23–30.

Main, M. (1990) Procedure for identifying infants as disorganised/disoriented during the Ainsworth strange situation, in M. Greenberg, D. Cicchetti and M. Cummings (eds) *Attachment in the Preschool Years*. Chicago: University of Chicago Press.

Main, M. and Hesse, E. (1990) Parents' unresolved traumatic experiences are related to infant disorganised attachment status: is frightened and/or frightening parental behaviour the linking mechanism?, in M. Greenberg, D. Cicchetti and M. Cummings (eds) *Attachment in the Preschool Years*. Chicago: University of Chicago Press.

Main, M. and Solomon, J. (1986) Discovery of a new, insecure/disorganised/disoriented attachment pattern, in T. B. Brazelton and M. Yogman (eds) *Affective Development in Infancy*. Norwood, NJ: Ablex.

Main, M. and Weston, D. (1981) Quality of attachment to mother and to father: related to conflict behaviour and the readiness for establishing new relationships, *Child Development*, 52: 932–40.

Malchiodi, C. (ed.) (1998) *Medical Art Therapy with Children*. London: Jessica Kingsley.

Malchiodi, C.(ed.) (1999) *Medical Art Therapy with Adults*. London: Jessica Kingsley.

Malchiodi, C. (ed.) (2012) *The Handbook of Art Therapy*. 2nd edn. New York: Guilford Press.

Matthews, J. (1984) Children drawing: are young children really scribbling?, *Early Child Development and Care*, 18: 1–39.

Matthews, J. (1989) How young children give meaning to drawing, in T. Dalley and A. Gilroy (eds) *Pictures at an Exhibition*. London: Tavistock/Routledge.

McNiff, S. (1992) *Art as Medicine*. Boston: Shambhala.

McNiff, S. (2000) *Art-Based Research*. London: Jessica Kingsley.

McNiff, S. (2004) *Art Heals: How Creativity Heals the Soul*. Boston: Shambhala.

Midgley, N. and Vrouva, I. (eds) (2012) *Minding the Child: Mentalisation-based Interventions with Children, Young People and Their Families*. London: Routledge.

Mills, E. (2013) Surrendering our children to porn, *Sunday Times News Review*, 24 February, 4.

Mithin, S. (1996) *The Pre-history of the Mind: A Search for the Origins of Art, Religion and Science*. London: Phoenix.

Morgan, L., Knight, C., Bagwash, J. and Thompson, F. (2012) Borderline personality disorder and the role of art therapy: a discussion of its utility fron the perspective of those with a lived experience, *Inscape*, 17(3): 91–97.

Murray, L. (1997) Post-partum depression and child development, *Psychological Medicine*, 27: 253–60.

Music, G. (2011) *Nurturing Natures: Attachment and Children's Emotional, Sociocultural and Brain Development*. Hove, East Sussex: Taylor and Francis.

Naumberg, M. (1950) *An Introduction to Art Therapy*. New York: Teachers College Press.

Nelson, C. A. and Bosquet, M. (2000) Neurobiology of fetal and infant development: implications for infant mental health, in C. H. Zeanah (ed.) *Handbook of Infant Mental Health*, 2nd edn. New York: Guilford Press.

O'Brien, F. (2003) Bella and the white-water rapids, *Inscape*, 8(1): 29–41.

O'Brien, F. (2004) The making of mess in art therapy: attachment, trauma and the brain, *Inscape*, 9(1): 2–13.

Pally, R. (2000) *The Mind–Brain Relationship*. London: Karnac.

Papousek, H. and Papousek, M. (1997) Fragile aspects of early social integration, in L. Murray and P. Cooper (eds) *Postpartum Depression and Child Development*. New York: Guilford Press.

Perry, B. (1997) Incubated in terror: neurodevelopmental factors in the 'cycle of violence', in J. D. Osofsky (ed.) *Children in a Violent Society*. New York: Guilford Press.

Perry, B. (2002) Childhood experience and the expression of genetic potential: what childhood neglect tells us about nature and nurture, *Brain and Mind*, 3: 79–100.

Perry, B., Pollard, A., Blakeley, T., Baker, W. and Vigilante, D. (1995) Childhood trauma, the neurobiology of adaptation, and 'use-dependent' development of the brain: how 'states' become 'traits', *Infant Mental Health Journal*, 16(4): 271–91.

Pitcairn, W. (2012) The spectre at the feast: an exploration of the relationship between the dead mother complex and eating disoders, *British Journal of Psychotherapy*, 29: 41–56.

Pluckpankhajee, A. (2012) New consciousness on art therapy in Thailand based on spiritual remedy, in D. Kalmanowitz, J. Potash and S. M. Chan (eds) *Art Therapy in Asia*. London: Jessica Kingsley.

Radke-Yarrow, M., Cummings, E. M., Kuczynski, L. and Chapman, M. (1985) Patterns of attachment in two- and three-year olds in normal families and families with parental depression, *Child Development*, 56: 884–93.

Reddick, D. (1999) Baby-bear monster, *Inscape*, 4(1): 20–28.

Rees, M. (1998) *Drawing on Difference: Art Therapy with People Who Have Learning Difficulties*. London: Routledge.

Robbins, A. (2000) *The Artist as Therapist*. London: Jessica Kingsley.

Rostron, J. (2010) Onamodal perception and language in art therapy with autism, *Inscape*, 15(1): 36–49.

Rothwell, K. (2008) Lost in translation: art psychotherapy with patients presenting suicidal states, *Inscape*, 13(1): 2–12.

Rubin, J. (2001) *Approaches to Art Therapy*, 2nd edn. New York: Brunner-Mazel.

Rubin, J. (2010) *Introduction to Art Therapy: Sources and Resources*. London: Routledge.

Schaverien, J. (1987) The scapegoat and the talisman: transference in art therapy, in T. Dalley *et al.* (eds.) *Images of Art Therapy: New Developments in Theory and Practice*. London: Routledge.

Schaverien, J. (1992) *The Revealing Image: Analytical Art Psychotherapy in Theory and Practice*. London: Routledge.

Schaverien, J. (1994) Analytical art psychotherapy: further reflections on theory and practice, *Inscape*, 2: 41–9.

Schaverien, J. (1995) *Desire and the Female Therapist: Engendered Gazes in Psycho-therapy and Art Therapy*. London: Routledge.

Schaverien, J. (2000) The triangular relationship and the aesthetic countertransference in analytical art psychotherapy, in A. Gilroy and G. McNeilly (eds) *The Changing Shape of Art Therapy: New Developments in Theory and Practice*. London: Jessica Kingsley.

Schaverien, J. (2005) Art and active imagination: reflections on transference and the image, *Inscape*, 10(2): 39–52.

Schore, A. N. (1994) *Affect Regulation and the Origin of the Self: The Neurobiology of Emotional Development*. Hillsdale, NJ: Lawrence Erlbaum.

Schore, A. N. (2001a) Effects of a secure attachment relationship on right brain development, affect regulation and infant mental health, *Infant Mental Health Journal*, 22(1–2): 7–66.

Schore, A. N. (2001b) The effects of early relational trauma on right brain development, affect regulation, and infant mental health, *Infant Mental Health Journal*, 22(1–2): 201–69.

Schore, A. N. (2001c) Minds in the making: attachment, the self-organising brain, and developmentally-oriented psychotherapy, *British Journal of Psychotherapy*, 17(3): 299–328.

Seigal, D. J. (1999) *The Developing Mind: Towards a Neurobiology of Interpersonal Experience*. New York: Guilford Press.

Simon, R. (1992) *The Symbolism of Style*. London: Routledge.

Simon, R. (2002) *Self Healing through Visual and Verbal Art Therapy*. London: Routledge.

Sinclair, D. and Murray, L. (1998) The effects of post-natal depression on children's adjustment to school, *British Journal of Psychiatry*, 172: 58–63.

Skaife, S. (1995) The dialectics of art therapy, *Inscape*, 1: 2–7.

Skaife, S. (2000) Keeping the balance: further thoughts on the dialectics of art therapy, in A. Gilroy and G. McNeilly (eds) *The Changing Shape of Art Therapy: New Developments in Theory and Practice*. London: Jessica Kingsley.

Soo Hon, S. and Kerr, C. (2012) Benefits of art therapy for an adolescent living with HIV/AIDS, *ATOL: Art Therapy Online*, 1(4). www.gold.ac.uk

Spitz, R. A. (1945) Hospitalism: an inquiry into the genesis of psychiatric conditions in early childhood, *Psychoanalytic Study of the Child*, 1: 53–74.

Spitz, R. A. (1946) Hospitalism: a follow-up report on investigation described in volume 1, 1945, *Psychoanalytic Study of the Child*, 2: 113–17.

Springham, N., Findlay, D., Wood, A. and Harris, J. (2012a) How can art therapy contribute to mentalisation in borderline personality disorder? *Inscape*, 17(3): 115–29.

Springham, N., Dunne, D., Noyse, S. and Swearingen, K. (2012b) 2012 UK professional concensus guidelines, development process and outcome, *Inscape*, 17(3): 130–34.

Stern, D. N. (1985) *The Interpersonal World of the Infant: A View from Psychoanalysis and Developmental Psychology*. New York: Basic Books.

Stevens, A. (1986) *The Withymead Centre: A Jungian Community for the Healing Arts*. London: Coventure.

Strand, S. and Waller, D. (2010) The experience of Parkinson's: words and images through art therapy – a pilot research study, *Inscape*, 15(2): 84–93.

Taylor, G. J., Bagby, R. M. and Parker, J. D. A. (1997) *Disorders of Affect Regulation: Alexithymia in Medical and Psychiatric Illness*. Cambridge: Cambridge University Press.

Taylor-Buck, E., Dent-Brown, K. and Parry, G. (2013) Exploring a dyadic approach to art psychotherapy with children and young people: a survey of British art therapists, *Inscape*, 18(1): 20–28.

Teasdale, C. (1995) Reforming zeal or fatal attraction: why should art therapists work with violent offenders? *Inscape* (winter): 2–9.

Teasdale, C. (1997) Art therapy as a forensic investigation, *Inscape*, no. 2: 32–40.

Thomas, L. (1998) From re-presentations to representations of sexual abuse, in D. Sandle (ed.) *Development and Diversity: New Applications in Art Therapy*. London: Free Association Books.

Tracey, N., Blake, P., Warren, B., Enfield, S. and Shein, P. (1996) Will I be to my son as my father was to me? Narrative of a father with a premature baby, *Journal of Child Psychotherapy*, 22(2): 43–64.

Trevarthen, C. and Neisser, U. (1993) *The Perceived Self: Ecological and Interpersonal Sources of Self-knowledge*. Cambridge: Cambridge University Press.

Tronick, E. and Weinberg, M. K. (1997) Depressed mothers and infants: failure to form dyadic states of consciousness, in L. Murray and P. Cooper (eds) *Postpartum Depression and Child Development*. New York: Guilford Press.

Tuffery, H. (2011) Are you looking at me? The reciprocal gaze and art psychotherapy, *ATOL: Art Therapy Online*, 1(3). www.gold.ac.uk

Waller, D. (1991) *Becoming a Profession: A History of Art Therapists 1940–82*. London: Routledge.

Waller, D. and Gilroy, A. (eds) (1992) *Art Therapy: A Handbook*. Buckingham: Open University Press.

Winnicott, D. W. (1960) Ego distortion in terms of true and false self, in D. W. Winnicott (1965) *The Maturational Process and the Facilitating Environment*. London: Hogarth Press.

Winnicott, D. W. (1971) *Playing and Reality*. Harmondsworth: Penguin.

Wood, C. (1990) The triangular relationship: the beginnings and endings of art therapy relationships, *Inscape* (winter): 7–13.

Wood, C. (1997) The history of art therapy and psychosis (1938–1995), in K. Killick and J. Schaverien (eds) *Art, Psychotherapy and Psychosis*. London: Routledge.

Wood, C. (2000) The significance of studios, *Inscape*, 5(2): 40–53.

Wood, C. (2011) *Navigating Art Therapy: A Therapist's Companion*. London: Routledge.

Wood, M. (1984) The child and art therapy: a psychodynamic viewpoint, in T. Dalley (ed.) *Art as Therapy: An Introduction to the Use of Art Therapy as a Therapeutic Technique*. London: Routledge.

Zeanah, C. H., Boris, N. W. and Larrien, J. A. (1997) Infant development and developmental risk: a review of the past ten years, *American Academy of Child and Adolescent Psychiatry*, 36(2): 165–78.

Chapter 9

藝術與精神分析

　　在本章與下一章，我們將追隨著由精神分析作者所提出的對於藝術創作過程想法的演變。

　　當藝術創作被視為是提供進入潛意識題材的自發性表達時，藝術創作與精神分析實務上的連結就變得更清楚了。接下來的章節探索和介紹一些影響與形成當代藝術和治療想法的、與藝術和精神分析的背景有關的文獻。本章嘗試成為未來藝術治療師的一篇簡介更勝於一篇批判性的評論，以便鼓勵他們以自己的方式對這個主題做出初步的嘗試，但不可避免的是作者的偏見偶爾也會出現。我們企圖以一個歷史的取向來做為進一步閱讀的基礎，當然，這個領域的研究持續在發展中。重點放在那些對這個辯論有顯著貢獻者，依循著他們對原始歷程（primary process）的想法及對其應用的重新評估。連結從 Freud 的藝術就如同是症狀學的觀點開始〔「每一個精神分析治療都是要去釋放被壓抑的愛的努力，這被壓抑的愛在症狀的妥協中找到了一個微薄的出口」（Freud, 1907: 113）〕，到後來作者的影響，像是 Adrian Stokes（1992），他全然重視藝術的破壞性和修復性力量，以及原始歷程與次級歷程（secondary process）之間的交互作用。討論的基礎是關於繪畫中「慾望」的本質及其交互作用，思考起來或許有幫助。這是一個關於感受和伴隨與形成這些感受之心理歷程的研究，特別是在嬰兒期強烈的愛與恨，以及之後它們在生命中的反覆出現和交互作用。

Freud 與古典精神分析對藝術的看法

參觀者在 Freud 位於 Hampstead 的博物館時會對他的書房和治療室感到賞心悅目和驚訝，那包含了他對古代與近東藝術品興趣的證據。這些骨董圍繞地陳列在他的書桌和書架上，轉移了對沙發的興趣（The Freud Museum, 20 Maresfield Gardens, London NW3 SSX. www.freud.org.uk）。

Gombrich（1996）評論「這些雕像似夢般的氣氛，當然，為這尋夢的探索者保留了它的魅力」。Freud 從這些小雕像上得到的樂趣，佐以在他的信中所提到的對參觀藝廊的喜愛，與眾所皆知他對現代藝術運動毫不妥協的敵意，以及對藝術家著名的評論是不一致的。

Freud 以基於他對心靈工作模式的理解對藝術和藝術家寫了若干本書和論文。一個 Freud 早期且最基礎的概念是對原始心智運作機轉的假設，這個機轉藉著釋放本能的衝動而具有調節緊張狀態的功能。有兩種釋放的模式：原始和次級。原始歷程的特徵是潛意識（unconscious）的想法，且比次級歷程還早在每個個體中發生，而次級歷程的特徵則是意識（conscious）層面的想法。原始歷程是依享樂原則（pleasure principle）來管理，以減少因為願望實現的幻覺所帶來本能緊張的不安。次級歷程的思考則是由現實原則（reality principle）所管理，以減少因為適應性行為所引起本能緊張的不安。Freud 相信隨著個體成熟，進展的唯一方法是透過壓抑早期嬰兒期處理本能需求的方式。原始歷程因而被視為是天生適應不良的，成長必須要排除的部分。做夢是原始歷程最大的特色，在夢裡圖像可以被凝縮（condensation）和移置（displacement），換言之，它們可以變得混亂、能替代或象徵其他物件，並且忽視空間和時間的範疇。然而次級歷程最大的特色是使用文字、文法規則和正式的邏輯。

Freud 視人類的自我慢慢地被現實原則和外在需求所教育去放棄享樂原則中不同的主題和目標。其中有一個歷程，在此歷程中本能的能量被非本能形式的行為所釋放，那就是昇華（sublimation）。這個歷程被 Anna

Freud（1979: 52）描述為「本能對更高社會價值順從的目標之移置」。因而自我必須放棄這些原始的性與攻擊的本能，藉由補償（compensation）來讓它們以幻想的形式賦予進一步的存在。Freud 比較「幻想的心靈領域」和「自然保護區」的創作，它看起來相當詩意，然而「每樣東西，包含那些無用的和甚至是有毒的，只要它喜歡，便能長大和增殖」（Freud, 1916: 372）。

　　這個頗為嚴厲的人類叢林的潛意識觀點與他那個時代的社會道德觀產生共鳴，在當時成為一個「理性的生物」是非常優越於當一個「享樂的動物」。這出自他在「症狀之形成」（symptom formation）的討論中，是 Freud 針對藝術家達到他們巔峰一事的名言：

> 有一條從幻想引回到現實的通路——這個通路，就是藝術。藝術家再度是內向人的雛型，離精神官能症（neurosis）只有一步之差。他被過度有力的本能需求所壓迫。他渴望得到榮耀、財富、名聲和女人的愛，但他缺乏達到這些滿足的方法。
>
> （Freud, 1916: 375）

　　Freud 認為精神官能症的症狀是源生於享樂與現實原則之間的衝突。滿足慾力（libido）的需求被兩個驅力之間的妥協所填滿，而以症狀的形式來被調解。對於藝術家，Freud 認為：「他們的法則大概包含了強大的昇華能力，和對壓抑相當程度的縱容，那些是衝突的決定性因素。」然而其他人只能從幻想中獲得有限的滿足，但藝術家「知道如何以一種可讓他們去掉隱私並擊退陌生人的方式來處理他的白日夢，而讓別人得以分享他們的歡樂」（Freud, 1916: 376）。

　　在 Freud 的觀點裡，藝術家從讓潛意識幻想再現中獲得被壓抑的本能之釋放並得到樂趣。總結來說，Freud 有系統性地闡述了古典精神分析對於藝術創作是昇華作用的產物之觀點，並且認為它替代了原始的性和攻擊本能。當其他人觀賞畫作時，他們渴望從自己潛意識裡的那些，對他們而言，已遙不可及的內在快樂資源裡得到慰藉和緩解：「他（藝術家）得

到他們的感激和崇拜，如此一來他達到本來只能在幻想裡完成的幻想——榮耀、權力和女人的愛」（Freud, 1916: 376-7）。用這些專業術語來說，Freud 視藝術創作歷程為退化到一個較早嬰兒期狀態的潛意識，一個從現實到幻想的轉向被原始歷程所主宰。如此一來藝術家「從現實轉向他生命中幻想的渴望建構，並轉化他所有的興趣以及慾力，循此路徑也可能導致精神官能症」（Freud, 1916: 376）。

　　「很清楚地對 Freud 來說，在這種原始歷程中是沒有藝術價值的」（Gombrich, 1996）。在〈一個自傳式的研究〉（*An autobiographical study*）中，Freud（1925）寫下想對詩和藝術創作去做一般性分析的企圖，但始終未能完成。事實上，Freud 之後將他內在世界的地圖發展到一個比較不苛刻的系統，以自我（ego）、本我（id）和超我（superego）來取代原始（潛意識）和次級（意識）兩個心理歷程。自我取代了「意識」，成為「本我受外在世界所直接影響、已被修正的那一部分」（Freud, 1923: 25）。在這新的結構裡，潛意識已經不再是必須被壓抑，而且自我也不再必要是意識的。之後的學者，像是 Rycroft（1985）和 Wellheim（1970），反對原始歷程是古老的和不適應的，並對 Freud 未重新考慮潛意識歷程的建設性角色和價值而感到惋惜。

　　Freud 除了認知到昇華是藝術活動的產物之外，無法像囊括其他事一樣的去囊括藝術的活動，也無法區辨好的和壞的藝術，更重要的是他也不能區辨藝術創作和精神官能症症狀。他對藝術的評論從他著作裡的幾個主要議題中被一點一滴地蒐集，但他的觀點中最核心的描述是在他對藝術家以及他們作品的三個研究中。前兩個是對 Leonardo da Vinci（達文西）（Freud, 1910）的研究和 Michelangelo（米開朗基羅）的〈摩西〉（*Moses*）（Freud, 1914）。Wollheim 提出這兩個研究的主要差別在於表達的形式。在 Da Vinci 的研究中，Freud 探索了藝術家在創作裡做了什麼，在 Michelangelo 的那篇，他研究了作品的主題裡表達了什麼。全部有關 Da Vinci 的論文源起於一個對兒時記憶或可能的幻想的分析，而那是大家所知道的 Da Vinci 童年。它就現在探討 Freud 對某一特殊型態的同

性戀的源起，以及對第一次完整浮現的自戀概念而言，不只是可揣摩的，也是一個非常清楚的媒介。Freud 很仔細的從最早年開始建構 Da Vinci 的生平，並將此與其後來為人所知的人格特質做連結。舉例來說，大家都知道 Da Vinci 並不完成他的畫作，而且創作速度非常緩慢。Freud 寫到 Da Vinci 對父親的認同（他父親在他很小的時候便遺棄了他和他媽媽），展現在他也是藉由不完成他的作品來「留下」它們上。Freud 認為這樣對抗他父親的「叛逆」建立了他對科學研究的態度，並節錄 Da Vinci 的口語：「對權威上訴者，其記憶對不同意見的影響更甚於其理智」（Freud, 1910: 122）。

　　在 Freud 的觀點裡，這個做為研究者的敏銳和他對性缺乏興趣是有所連結的，就是將熱情轉化為對知識的渴望。他的慾力並沒有被壓抑，而是打從一開始就從好奇心裡被昇華，並且連結到對研究的強烈本能。嬰兒原始對性的探究被視為是第一個對研究的願望；對父母性愛的好奇：

> 對藝術活動衍生自心中原始本能的這個做法，我們應該感到很高興，若非如此，我們的能力是讓我們失望的。我們必須很知足的強調這個事實（它是幾乎無庸置疑的），藝術家創造的藝術品同時也提供了他自己性渴求的一個出口。
>
> 　　　　　　　　　　　　　　　　　　　　　　　（Freud, 1910: 226）

　　Freud 藉著「這位偉大且神祕男人的吸引力」來防衛他自己去對抗因為寫下一篇「精神分析式的小說」（psychoanalytical novel）而可能遭受的控訴（Freud, 1910: 228）。這篇 Da Vinci 的論文開啟了一個對偉大的藝術家和作家「分析式自傳」的傳統。就像他的臨床個案研究，此篇企圖呈現出成人對嬰兒時期性慾的能力和傾向之依賴。Da Vinci 的畫作成為達文西症狀學（Leonardo's symptomatology）的另一個項目。Freud 探索〈蒙娜麗莎〉（*Mona Lisa*）和〈聖母、聖子與聖安妮〉（*Madonna and Child with St Anne*），並使用畫裡的「證據」來證實對於 Da Vinci 後來的畫作與相當程度的「嬰兒期情結」之間連結的假設。Gombrich 認為 Freud

對待這兩張畫就好像它們是一位病人的幻想般：「他一直將我們必須從藝術裡尋找到圖像本身最大的精神內涵視為理所當然」（1966: 33）。

　　那些 Freud 所寫的 Leonardo 的文章最能清楚地闡述他對藝術創作者心理本質和運作的觀點。有關「分析式自傳」傳統的問題是它並沒有將 Leonardo 卓越的天賦和成就算進去，也沒有解釋創作衝動的起源。但無論如何，當一個藝術作品對他有一個強烈的影響時，Freud 必須試圖去解釋是什麼造成這個影響：

> 每當我不能做這個的時候，舉例來說像是音樂，我幾乎無法得到任何樂趣。一些儀式的抑或是分析的，會讓我轉向去反抗一個不理解的感動，為什麼我會被影響，以及是什麼影響了我。
>
> （Freud, 1914: 253）

　　他幾近乎惱怒的問，為什麼藝術家的情況不能「像其他內在生命的事實一樣」，以文字的方式被溝通和理解。所以他必須去知道藝術作品的意義，而且必須能夠去「詮釋」它。針對這有一個例子就是 Freud 對 Michelangelo 的〈摩西〉之迷戀，他連續三個禮拜每天都去觀賞它、研究它、測量它甚至畫下它：「我常常觀察到，對我來說，藝術作品的主題比它們的形式和技巧品質更具有強烈的吸引力」（Freud, 1914: 253）。

　　有趣的是，Freud 描述〈摩西〉是「不可思議」的，也評論他的「內在怒火」和「外在淡定的姿態」。他對於藝術的保守取向是 19 世紀就畫作的「精神內涵」來做評論的傳統，但是受到科學式鑑賞家聯誼會創辦人 Giovanni Morelli 的影響，Freud 勾勒出了一個「科學的方法」，一個形式的表格。Freud 認為這和精神分析的技術是相當接近的：「它也是習慣從在我們看起來是鄙夷或毫不起眼、像是在垃圾堆般的樣貌中，將一些秘密和不能揭露的事物導出來」（Freud, 1914: 265）。

　　整篇〈摩西〉的論文開始探索它是否是一個「人格的研究」或是「他生命中的一個特定時刻」。Freud 基於雕像裡「容易被忽略」的細膩刻痕來爭論〈摩西〉是在研究他生命裡的一個特別時刻（Wollheim, 1970）。

由摩西放在他鬍子上的右手姿態和寫版的角度，他推論雕像的「時刻」不是暴力行為的起端，而是一個已經發生動作的停留。Freud 對此下了一個結論：

> 因此巨大的怒火伴隨著強大的身體力量，變成只是對這個最高度心靈成就的一個具體表達，對一個人來說，為自己所熱愛的理由而成功的奮鬥、去對抗內在的熱情是有可能的。
>
> （1914: 227）

　　Peter Fuller（1980）在《藝術與精神分析》（*Art and Psychoanalysis*）裡，探討了〈摩西〉，也概略的探索了 Leonardo 的作品，以討論 Freud 這個人。他提出論文裡這兩篇非常不一樣的取向呈現了 Freud 兩方面的研究。Leonardo，是直覺的、想像的；而 Michelangelo，則是一個以觀察和測量為經驗依據的研究。Freud 有可能藉著科學化的嘗試去解開它的秘密以控制他對〈摩西〉的情緒反應。（Fuller 也假設〈摩西〉這篇論文反映出當時精神分析運動的處境與分裂，與 Adler 和 Jung 的決裂，導致 Freud 當時必須將這個運動凝聚起來。）

　　這兩篇非常不一樣的論文的確提供了我們對於 Freud 對藝術和藝術家的看法、西方知識傳統對情緒的理性主義取向的深刻理解，以及對 Freud 心理工作的洞察。第三個關於藝術家和他的作品的研究是作家 Jensen 和他的小說 *Gradiva*。這個關於創造性寫作的研究被納入，是因為這和 Freud 對視覺藝術所寫的文章形成完全的對比。對於這個作家，Freud （1907: 68）說：「對於人類心靈的描述真的是有他自己的獨到之處；他是自遠古以來科學的先驅，對科學的心理學來說也是一樣」（在他對心理病理狀態的認知，以及在這些與我們每天都會穿越好幾次的正常生活的邊界之間）。

　　在〈Jensen 小說 Gradiva 中的幻想與夢境〉（*Delusions and dreams in Jensen's Gradiva*）一文中，Freud（1907）詮釋了故事裡的英雄 Norbert Hanold 這個角色的夢。這個故事是一個令人愉快的愛情故事，伴隨著

《夢的解析》（*The Interpretation of Dreams*）裡的理論素材，Freud 的分析是嚴謹仔細的。這是關於一個壓抑性慾本能，並將他所有的生命精力放在考古學上的一位年輕人的故事。Hanold 被一座描繪著正在行走、並穿著涼鞋露出雙腳的女孩浮雕所吸引。他開始旅行到龐貝城去尋找她，並未察覺到他對這座女孩浮雕的迷戀，事實上是出自於對一位兒時玩伴 Zoe 的壓抑情感。他對 Zoe 的愛和想念以偽裝的形式在他的夢裡出現，Freud 所分析的就是這些虛構的夢。在這故事裡，Hanold 出走到龐貝城只是找到了他自己飛去的原因，就是真正的 Zoe。她以一個類似心理治療的方式慢慢的治癒了他的妄想，把他所壓抑的變成意識，並喚醒了他去愛的感覺。

整篇論文 Freud 都在讚揚創造性作家的洞察，「但是創造性作家是有價值的盟友，而且他們的證據可以被高度的讚揚，因為他們很容易知道天上和人間之間的一整套東西，而這些我們的哲學仍未能讓我們去夢想」（1907: 34）。

這或許是既挫折又令人失望的，Freud 對這個創造性作家的崇拜和對他和潛意識工作能力的欣賞，不應該擴展到包含對所有藝術的研究，不然那將會是很有價值的貢獻。舉例來說，Freud 比較了 Jensen 的心理作品和他自己對心理的研究取向：

> 我們的程序包含意識的觀察在他人身上的變態心理過程，以便去探究和發表它們的法則。這作者毫無疑問的以不同的方式進行。他將注意力導向放在他心裡的潛意識裡，聽從它可能的發展並提供他們以藝術的表達來取代壓抑意識的批判……但是我們並不需要陳述這些法則，也不是要清楚的認知它們；由於來自於他智慧的寬容，它們在他的創作中已融合在一起了。

> （Freud, 1907: 115）

Freud 在達文西的論文與〈一個自傳式的研究〉（*An autobiographical study*）兩篇文章中承認他對藝術的天賦、作品和功能的所知有限。他表

示雖然心理分析師們研究了藝術家的生平、經驗和作品，並建構他內在的法則與對創作的本能衝動，但「他並未能對藝術家天賦的本質做任何的闡述，也不能解釋藝術家創作的手法——藝術技巧」（1925: 65），此外「既然藝術天分和能力密切的和昇華作用連結，我們必須承認藝術功能的本質也是無法用精神分析的語言傳達的」（1910: 228）。他建議這個答案也許存在於「生理的研究」，而後來有些作家也依尋了這個途徑（Fuller，和近距離觀察人類早期關係的人，像是 Donald Winnicott 和 Marion Milner）。

Melanie Klein

Gosso（2004）從克萊恩學派（Kleinian）和後克萊恩學派（post-Kleinian）的角度，提供一個對精神分析和藝術的完整看法，這個角度含括了藝術就是「修復」（reparation）、就是早期經驗的表達，以及 1950 年代對藝術的興趣（Klein, 1929）。這個精神分析的「新方向」包含了 Bion（1962）、Winnicott（1980）、Milner（1950）和其他學者像是 Adrian Stokes（1972）和 Hannah Segal（1991），他們將重點從「修復」轉移到「象徵化」（symbolisation），並把它視為每種創作形式的基礎。

Melanie Klein 是兒童心理分析的先驅者，她發現所有兒童的遊戲都有象徵的涵義。這個概念導致她發展遊戲的技巧，其中主要的任務是透過遊戲去瞭解和詮釋兒童的幻想、感覺、焦慮和經驗，抑或者如果遊戲活動被抑制的話，便去瞭解那些抑制的原因。

她的工作理念特別是由佛洛伊德學派中「生之本能」與「死之本能」的概念所發展而來（Freud, 1920）。她很強調愛與恨之間的矛盾，並重視兒童與生俱來的強烈「本能」更甚於環境。之後，客體關係理論學者給與現實外在環境更多的重視，客體關係視母親與其對新生兒的照顧為第一個環境（Winnicott, 1988）。

客體關係這個專業術語很容易被混淆。讀者很可能合理的認為與歸

類客體關係裡的客體是「物體」而不是人；不過，「在心理學的文章中，客體指的幾乎都是人、人的部分或是一個人或其他人的象徵」（Rycroft, 1977: 100）。

　　客體可以是外在的，即主體所認知到在自己之外的，抑或是內在的。一個內在客體已經有著一個外在客體的顯著性，然而是個幻影（Rycroft, 1977）──發生在想像（phantasy）中、讓人反應像真的一樣的影像。它們是源自外在現實的影像，透過內攝（introjection）而儲存於內在現實裡。Klein 的理論是一個客體理論，而不是一個本能理論，因為這理論與對母親和乳房間矛盾感的重要決議有關。然而，這對嬰兒實際被養育的經驗沒有太多的重要性，那些是之後的客體關係理論家所提出的（Fairbairn, 1939; Winnicott, 1998）。克萊恩分析學派追隨著 Freud 的二元本能說，但是因著對生命第一年的極大重視而預示了之後的客體關係理論。

　　嬰兒最大的難題在於要如何適應對母親和乳房的強烈本能驅力。當嬰兒被滿足時，愛與慾望出現；當受到挫折時，則產生恨和破壞。斷奶時忌妒那個「給予」的乳房不再屬於他、不再受到他的控制，且害怕會失去它。嬰兒對於母親與乳房存有想像（phantasies）。想像被視為是心理的再現，是本能的心靈代表。想像讓嬰兒對真實客體的經驗塗上色彩，且現實的影響持續的修正想像的生命。想像的生命以象徵的方式表達：「所有的藝術在本質上都是象徵性的，是藝術家想像生命的象徵性表達」（Segal, 1975: 800）。

　　在克萊恩學派的術語中自我是與生俱來的，而不是我們之前在 Freud 中所看到的、依現實原則而形成的。自我的成長是一個持續內攝與投射（projection）歷程的產物。透過這些機制，內在客體的全部樣貌跟著它們自己被想像的關係一起形成：「就是這個伴隨著內在世界複雜關係的原始素材，被藝術家用來在他的藝術裡創造一個新的世界」（Segal, 1975: 800）。

　　Klein 強調內在與外在現實兩個世界，而 Freud 則是使用意識與潛意識這兩個術語。Freud 概述了慾力的階段（口腔期、肛門期和性蕾期），

嬰兒依循著這些階段發展。Klein 描述了嬰兒在生命的第一年裡搖擺的兩個狀態（position）。第一個是妄想─分裂狀態（paranoid-schizoid position），在這狀態裡嬰兒藉著將乳房分裂成兩個分開的部分客體來處理他對乳房的矛盾。嬰兒也會將自我分裂，並將破壞性的感覺投射在他覺得有困擾的壞客體（乳房）上。這是一個防衛，用來對抗理解「好」乳房並非像在兒童的想像中一樣理想的樣子。另一個是憂鬱狀態（depressive position）。嬰兒學習去接受「好壞都是同一個完整客體（母親）的不同面向，而母親有她自己獨立的生命」的這個矛盾。在憂鬱狀態裡，嬰兒經驗到全然的孤獨，並感覺其具有破壞性與憎恨的感覺會毀滅好乳房。嬰兒因而感到失落與罪惡。這個感覺導致渴望，一個希望去恢復和重新創造在外在自我與內在自我裡所失去的喜愛客體：「這個修復的衝動導致成長」（Segal, 1975: 800）。嬰兒強調他們在人類運作上的重要性。修復的衝動造就好的關係，創作中的昇華因而是「在所有藝術創造力中的基本驅力」。

　　在她對藝術和內在世界的討論中，Segal 引證 Klein 在悼念中重建內在世界的概念。每當我們經驗失落的時候，都會回到憂鬱狀態，而我們原始的失落就又復活了。在悼念中，我們必須建立我們內在與外在世界的關係。她覺得每個新的藝術作品都承載著藝術家再次對嬰兒期憂鬱狀態的內在工作：「藝術家的目標經常就是永遠的去創造一個新的真實，不管他有沒有自覺到」。就是這個創造以及加諸於我們身上、可以擁有一個新真實的能力，對我而言，便是藝術的本質（Segal, 1975: 800）。

　　Klein（1948）討論了 Karin Michaelis 筆下畫家 Ruth Kjar 的經驗和作品。Kjar 在快樂的氛圍中覺得憂鬱，感覺「一個她永遠無法填滿的空洞空間」。在一個掛滿圖畫的房子裡，當一個畫家移開他只是借給這個家的某張作品時，空間被瞬間創造出來。「這個留在牆面上的空位，似乎以一種無法說明的方式和她的內在空洞空間相符合」（Klein, 1948: 232）。由於對她而言，這個空洞空間的影響是如此的具有破壞性，她決定在這個空間裡作畫，直到可以得到一件新的畫作為止。這是她藝術家職業生涯的開

始，之後她繼續將畫圖當成她生命的一部分。「她著火了，被內在的熱情火焰所吞滅。她必須向自己證明她所感受到的這種（在畫畫時）神聖的、說不出來的快樂感覺是可以被複製的」（1948: 233）。

所有 Kjar 的作品不是女人就是女性的親屬。Klein 將這「空洞的空間」和女孩們所經驗到的深沉焦慮做連結，認為它等同於閹割焦慮。在伊底帕斯情結（Oedipus conflict）的早期，小女孩希望將想像的媽媽身體偷來給自己，並將媽媽毀滅。而這個導致對自己的身體將會被毀滅和損壞的焦慮與害怕。Klein 如此結論：「非常明顯的，這個修復的渴望，就是去把心理上對於媽媽的傷害變好，以及對自己的修復，這是她無法抗拒地去畫她親人肖像之衝動的基礎」（1948: 235）。

藝術家因此可以重新創造他們的內在世界，並且在外在世界裡賦予它們生命。此後者的特質是重要的，因為那反映了母親擁有她自己獨立生命的原始認知。

Fuller（1980）藉著追溯〈米羅的維納斯〉（Venus de Milo）的歷史、毀損與在羅浮宮的裝置，做了一個可讀性很高的研究。他勾勒出去斷定她的年代、出處和接下來幾個世紀裡不同重建企圖的一個輪廓，也伴隨著它們的理由，使得他的研究像一部迷人的偵探小說。他質疑破碎的〈維納斯〉如何可以「相較於遺失的全部更生動而真實」的呈現在我們眼前。在探討過 Klein 的想法之後，他最後下了一個結論——這個〈維納斯〉是一個被想像攻擊而損壞殘存的內在母親的代表。儘管破碎，但這修復的元素仍顯而易見——她已經挺過那麼多世紀了。

要讓真正的修復發生，原始的破壞必須被許可，否則修復只會被否認。一幅圖畫必須結合美與醜的要素，那個被破壞的部分讓整幅畫更完整。對 Segal 來說，在藝術作品裡一定程度的「不完全」是必須的：「我們必須在內心完成作品；我們自己的想像必須連接最後的裂口」（1975: 800）。

Stokes（1972）抱持著一個和 Segal 相類似的立場，就是憂鬱狀態和對母親身體的修復，但差別在於對元素的尋找，以及妄想—分裂狀態在藝

術創造與美學的經驗。他將雕刻和捏塑這兩種型態的創作分別與妄想—分
裂狀態和憂鬱狀態聯合。這種表現既是與母親的融合也是殘虐的攻擊。所
以一個人可以經驗到這個世界是「與乳房的完整合一」，以及這個完整的
人在憂鬱狀態裡對一個分離客體的認知。Segal 將這個視為「狂躁的防衛
（manic defence）——對憂鬱經驗廣闊無邊的感覺」，同時也視之為以多
愁善感和過於甜美的狂躁來偽裝的修復。

Marion Milner

　　對任何要進入藝術或精神分析的查詢來說，Marion Milner 是一個核
心人物。她的工作連結了對心理分析、創造力與藝術過程的發展。她的職
業生涯開始於對兒童及其在學校裡的學習和社會經驗的研究工作，在接受
完整的佛洛伊德分析學派訓練之前，她曾受過簡短的榮格分析，最後也終
究成為一個佛洛伊德學派的心理分析師。在受訓期間以及之後，她出席了
很多 Melanie Klein 和 Donald Winnicott 的督導與講座。她個人對畫畫的
探索以及對自己畫畫經驗的分析成就了一本引人入勝且令人耳目一新的
作品《當不再能畫時》（*On Not Being Able to Paint*）（1950）。透過一
個深具啟發性的發表《活著的上帝之手》（*The Hands of the Living God*）
（1969），她之後擴展與修訂了自己的概念，這個發表是一個針對自發
畫畫的思覺失調症病患的治療。她的論文集，《神智健全者壓抑的瘋狂》
（*The Suppressed Madness of Sane Men*）（1989），完整地呈現她畢生對
心理分析、創造力與藝術過程的工作，也提供任何想成為藝術治療師的人
一個基礎的閱讀。Milner 生前為 BAAT 的榮譽主席，也是所有藝術治療
師的精神領袖。自從她於 1998 年逝世以來，她的工作持續對我們的思考
與職業發展有著特殊的影響（Edwards, 2001）。

　　當先前的分析師將心靈的創造力首先視為一個保存和重建失落客體的
項目，Milner 則視此為藝術的次級功能。其主要功能在於以創作過程中
意識與潛意識思考交互作用下所學習到的新的知覺力量，來創造前所未見

的事物。辯論的核心圍繞在是否一個人僅僅再製他先前所擁有、但後來失去的，或這產生了一個新的態度，和以對自己內在世界已有所洞察為基礎的新關係。想當然爾這對心理分析師和藝術家而言有著關鍵的重要性，因為它抱持著改變是否可能的這個疑問。一些新的和原創的東西可以被產生嗎？

　　要追溯她的概念起源，從 Milner 自己身為一個新手畫家的經驗開始是很有用的。透過她自己畫畫的經驗，她瞭解到藝術家的感覺可以透過空間的表現來傳遞。她發現藝術的技巧，像是如何描繪輪廓或上顏色，不單單只是從外在世界中習得，也在內在世界裡「接受修正與學習」。她開始試著自發性地畫圖，沒有先入為主的想法，但是發現圖像表現出與她預期中相反的心情與想法。這個關於在畫畫時物體間空間關係的發現，帶領她去探索自己和這世界，以及圍繞在關於距離／分離、擁有／失去問題之間的關係：

> 在遊戲裡，有些東西介於白日夢和有目的性本能的或權宜的行動之中。一旦兒童移動到去對一些願望或幻想（fantasy）做反應時，由遊戲中創造出來的場景就不一樣了，然後一個新的情境引發一連串新的可能性；就像在自由想像畫中一樣，在畫紙上看到的一個記號引發新的聯想；這個線條，就好像是回答，也彷彿具備非常原始型態的外在客體的功能。

（Milner, 1955: 92）

　　她因此發現在畫畫中存在著靈性的危險。畫輪廓迫使認知到，單單一個強加的輪廓可將現實世界自想像的世界中分開。畫畫時新的實驗誘發一種對立，因為有一種讓瘋狂出現的恐懼（例如：當代英國藝術家，像是 Dinos 和 Jake Chapman 或是 Tracey Emin 的作品）。因為藝術家在畫畫的過程中和作品互動，給予它內在的一些東西。這個會讓藝術家感到驚訝，也勢必去面對自己已給予它的失控感。想像中的怪物可以被發現，「這想像的身體常常感覺被壓縮在一個很緊的樹節中，就像一隻蜘蛛深深地躲藏

在牠的洞裡」（Milner, 1955: 42）。當一位畫家開始要描繪外在世界中的某些東西時，媒材和想像力便一起作用，而生產出不太被期待的東西，所以藝術家必須與「內在自然」（nature inside）達成協議。

Milner 探討上一章討論到的母親與小孩的早期關係，分離的幻覺和最後的幻想破滅，以及獨立存在的認知。她提議「將這個想像的身體延伸環繞在所喜愛的人身上」是一個處理分離和失落的方法，並宣稱畫作的功能之一，就是恢復和重新創造一個喜愛、但內在受傷或已被摧毀的人。

Milner 進一步討論到將主體與客體分離的教育傳統，只是培養了我們對與世界連結的一知半解。當理智和邏輯與感覺分離時，可以造就一個無用的死亡狀態。直覺式圖像的角色是什麼？她覺得直覺式圖像是比較快的，而用邏輯的語言來描述需要花比較久的時間。直覺式圖像是比較全面性的，回溯個人的全部經驗，並且連結過去和現在。它也擁抱了身體的經驗，相較於任何純邏輯的方法來說，是有著較根深蒂固的理解。畫畫是直覺的，更勝於是對生活的邏輯式反映，是「某些態度的整體，經驗被表達，而邏輯提取自這個整體，並且去個人化」（Milner, 1955: 123）。

Milner 在她的書中強調心靈和身體間交互作用的重要性；為了讓「自發性的指令力量」（spontaneous ordering forces）運作，全身投入的專注是需要的。這個她所強調的生理作用和經驗的注意力被 Peter Fuller 所領悟，並使用在他對《藝術與心理分析》（Art and Psychoanalysis）的探索中，特別是在他對抽象畫的檢視裡。為了讓自發性的指令力量工作，一種混合著意識注意力和某些程度的心不在焉是必須的——夢，但是有動作的。在畫畫的活動中有一個對立是介於全然合併——神秘重聚的拉力，和個人意願——害怕認同的遺失。這個在所有的個人和團體關係中都會被經驗到，此外一個類似的介於夢和外在現實間的對立也會被感覺到。畫畫可以是一個介於這些狀態和內在與外在現實的橋樑。

Milner 連結她早期工作中協助孩子在學校發現自己在群體中地位的經驗。她覺得從小孩到成人的過渡期中，每個人的任務是在社群中找到自己合適的位置。她視創作性藝術的主要功能，無論是在我們自己的創作或

我們的美學經驗中，都能提供一口永不乾涸的井，讓我們的心靈能量可以更新和擴展。在這本早期的書《當不再能畫時》（*On Not Being Able to Paint*, 1950）中，她開始探索「在時間和空間裡的框架」（frames in time and space）。放在框架中的可視為象徵性的表達；而放在框架外的則可就事論事。放在框架中的是象徵性的情感和想法。在畫畫中，個人創造出他自己的缺口和框架並且填滿它。在分析裡，有一個在分析式的時間和空間下對藝術創作中所形成之框架的反映，這對案主來說已經成為一個經常性的事物，在移情中建立了一個象徵性的模式。她在書中的總結裡陳述：

> 或許可能這樣說：就像語言概念是智者的意識生命、內在客體是本能和想像的潛意識生命一樣，藝術作品因而是情感的意識生命，沒有它們，生命只是盲目地活著，盲目的忍耐。

（Milner, 1950: 159-60）

在《活著的上帝之手》（*The Hands of the Living God*）中，Milner（1969）結合了罕見的敏銳想法和反思能力，在描述中散發著情感，讓我們得以進入案主和分析師的治療經驗。她認為她的案主（Susan）的畫作涵容了她們所嘗試去瞭解和工作的本質，但是以一個高度濃縮的形式，因為一個象徵擁有多重意涵。畫作就像是 Susan 的私人語言，他人必須學習如何去讀它和說它。Milner 的整本書都在討論治療師的角色和功能以及身體／心靈的關係，案主需要有一個完全專注的狀態，包含有個身體─自我（body-ego）的覺知。在序言中她引述 Masud Khan 在她書中的說法：「這並不真的算得上是一個分析，而是對於如何成為一個歷程的僕人，讓自己被使用的一個研究。」

她相信「這個歷程」是案主的自我療癒，是她對有創意的存活的可能性，以及可以在心靈上檢視自己的信念。Susan 無法接受象徵和被象徵化事物的二元性。當她是小孩子的時候，Susan 便無法有那種和現實可以暫時區分的空想和心不在焉狀態的想像。她曾經無法離開她對他人外在世界的照顧。Milner 形容這個口語邏輯思考的屈服需求，是允許非口語思考

模式浮現，以及對創造性力量的臣服。她詳細地描述了允許「不—知道」的困難，而此「頭腦放空」是所有創作性活動的部分節奏。這個對治療師來說也可能是困難的；有一個去做詮釋的需求，可說是對「不知道」的防衛。有人必須給予這病人一個身體的注意力——「一種用一個人的意識去慎重地填滿他全身的注意力」（Milner, 1969: 45）。

　　從這本書豐富的故事和治療中，去看 Milner 如何理解在治療過程中超過 4,000 幅的畫作是很有趣的。她認為蘇珊透過畫畫這個媒介達成一個短暫的整合。它提供一個「理想者」但也是一個「他人」讓她可以交換，「即使，或也許因為，它只是在一個『部分客體』的層次……因此完成的畫作可以在當時是成功的……體現了一個復修自我以及修復內在所喜愛客體的理想狀態，一個為了達到理想狀態而奮鬥不懈的永久紀念碑」（Milner, 1969: 96）。

　　畫畫給了 Susan 她夢寐以求的與外在現實的一個短暫接觸，它雖是「他人」，卻對她全然有所回應。她認為紙有一個特別的角色，就好像是理想中回應的母親的替代物，自她的雙手接收而傳回給她的雙眼，而這個施與受在一個原始的非語言層次中運作。只要紙和筆是隨手可得的，它（母親的替代物）就可以一直在那裡。畫作修復了所有破壞性的意圖或行動。它們也創造一個介於病人和治療師之間的橋樑，一個有著潛藏意義的溝通基礎。畫作是一個反映的替代物，這反映是她母親從未曾能夠如此對她做的，畫作也是在療程中治療師的替代物。這項工作也有一個防衛的面向：由再次經驗她對母親的感覺裡，她得以從破壞性的憤怒中被拯救。畫作是溝通的基礎，因此她可以與被她捨棄的深層自我認知取得聯繫。畫作可以被視為一個撫慰的禮物；畫作也可以替代她自己，想像的避免來自分析師的攻擊或是激烈地令分析師抓狂。它們終將成為她自己現實世界中一個非話語的肯定。

　　Milner 探討對離開母親的嬰兒來說是必要的保護性環境框架，以及這個架構在分析工作和在藝術創作活動中如何被需要。這個也和她對身體／心靈關係的想法連結，就像她感覺到一個人自己內在身體的覺察取代了外

在母親的角色。有了這個框架,兩個思考模式:口語的和非口語的,意識的和潛意識的,可以輪流,而讓一個新的次序和整合得以發生。她認為明確表達和非明確表達功能層次間的交互作用是所有創造性活動的基礎。這個的本質是自性(self)比自我(ego)還要大的信念;用蘇珊的話說,就是「自己不管有無意識的選擇也在思考和成長」(Milner, 1969: 376)。

Milner 的論文集《神智健全者壓抑的瘋狂》(*The Suppressed Madness of Sane Men*)(1989),發展、完成和重申很多在早期工作中的固有理論素材。藝術提供成人在生活中再現健康嬰兒每天生活經驗中部分狀態的一個方法。她屏棄了由意識所控制的自我從外在世界裡退縮,因而短暫的失去自己的說法。古典的分析將象徵侷限在防衛的功能裡,然而 Milner 和其他分析師則將之視為在世界上健康成長所不可或缺的,不是防衛性的退化,而是必要的、與世界有著創造性關係的復發期。Freud 視原始歷程的思考是一個混亂的、無法區辨的狀態,一種「漫然無際的感受」(oceanic feeling),是回到早期嬰兒意識狀態的一種退化,而不是一個心靈更新的歷程和在創造性生活裡的一個結構性元素。在後者的看法裡,這兩個歷程(原始和次級,意識和潛意識)被視為是互補的,都具備有結構性的觀點但也都有所限制。

Stokes 將完成的藝術作品視為對自我的鼓勵。Milner 形容它是一個理想整合的銘記,而非一個必要的、永久的成就(真實的工作在分析裡仍有待被完成),也認為真正的藝術作品、完成的創作從未能治癒深藏在底下的缺乏自我感。不同於此觀點,真正繪畫的工作可用不同的角度來看待:

> 畫像將特定的狀態從虛擬的轉換到真實的,所以在現象的世界中將它確定……一旦他將一個內在狀態具體化,後來的狀態對他而言就變成是新的出發點……在所有的情況之下,這一事實是一個內在真實已經被具體化了,也就是說成長已經往後超越它了。因此為了實踐自己,靈魂必須創造出一個又一個的世界。

(Von Keyserling, 1932)

　　Milner 對於創造性歷程和象徵的工作，以及那些她持續在對話和影響她的人（特別是 Stokes、Ehrenzweig 和 Winnicott），將在下一節和第十章中會被提及（也可見於 Edwards, 2001）。

Donald Winnicott

　　在描述 Melanie Klein 和 Marion Milner 的工作的章節中，我們討論了在內在世界的形成中介於內在與外在真實間的交互作用，以及介於思考和感覺這兩種模式間，在意識／潛意識、口語的／非口語的、原始和次級的心理歷程上的交互作用。Donald Winnicott 對藝術歷程研究的特殊貢獻在於他對「經驗」一個內在與外在的中間地帶的描繪和陳述。他剛開始是一位小兒科醫師，在讓我們對於理解母親—小孩間關係的本質和對小寶寶成長中真實外在環境的重要性有無價的貢獻，對克萊恩學派所強調的內在世界也有一些平衡。這些議題將是此節的主題，對過渡性客體（transitional objects）和現象的研究，以及文化經驗的「位置」（location）。

　　在他一度同時身為小兒科醫師和精神分析師的獨特地位，Winnicott 得以對早期母親—小孩的關係做一個大規模的研究。他發展了「母親最初的入神」（primary maternal preoccupation）這個概念，用以說明母親在寶寶出生前和之後的幾個月間，為了小寶寶才有的幻想狀態。在這段期間母親能認同小寶寶的依賴，將經驗吸收，重溫舊夢，就像她自己是嬰兒一樣。這個入神讓她使自己變得脆弱，她需要一個父親在她盡照顧小寶寶天職時去照顧外在現實和處理外來的侵犯。在強調真實環境對寶寶健康成長和發展的重要性時，Winnicott 假設母親是小寶寶最早的環境，寶寶沒有辦法在沒有媽媽全心奉獻的照顧下存活。他將這種能為她的寶寶提供支持、保護和幻想以促使寶寶能正常健康發展的母愛，稱之為「夠好的母愛」（good enough mothering）。當寶寶長大並從這個同化的早期狀態開始往前進時，這支持自我的母親形象必須修改，以便小心地讓寶寶對因需求所產生的挫折有所調適。

就是在這個寶寶開始嘗試獨立、與媽媽做一些分離,而母親也對此有所適應的階段,Winnicott 對他們之間的交互作用做了一些有趣的觀察。他和 Milner 都針對幻覺在象徵構成(symbol formation)裡的重要性寫了一些文章(Milner, 1955; Winnicott, 1988)。有一個早期的幻覺存在於母親和嬰兒之間,那就是乳房是嬰兒的一部分,因為,如果媽媽可以適應的夠好的話,這個介於想要乳房和乳房就是在那裡的差距必然很小。之後,當母親的適應允許無論是可恨的或是可愛的客體都可以被分開且是真實的時候,嬰兒便可以開始發展一種去經驗外在真實關係的能力。

Winnicott 假設一個不會被大人所干擾、中介經驗的「遊戲空間」,讓嬰兒得以減緩內在和外在現實間的張力。他研究了「過渡性客體」和「過渡性現象」(transitional phenomenon),那些小寶寶開始有所依附的客體,例如毯子、泰迪熊。他相當精彩的寫下關於小寶寶和這些過渡性客體的情感關係,以及它們如何成為小寶寶長大和發展的重要基礎。

過渡性客體對早期客體關係是有意義的,不單單是在早期的客體關係裡,也因為它們是最早形式的象徵構成。有些寶寶用他們的拇指或是一部分的手去刺激他們的口腔敏感帶;有些則使用一個特殊的物品或是毛毯的邊緣,而這些 Winnicott 將之形容為第一個「非我」的所有物。他寫到過渡性客體是「嬰兒有創造、發想、發明、原創和製造一個客體的能力」之證明(Winnicott, 1988: 2)。這個客體通常是用來安慰和撫觸小寶寶的臉並幫助入睡的。過渡性客體有著特殊的特質。父母和家人允許寶寶對這客體有著有全然的權力,也不會干擾寶寶對客體的幻想,那是一個不會被挑戰的領域。所以嬰兒對客體有著「全能」的感覺。它可以被深情地依偎也可以被無情地肢解。客體不能被改變,除非改變它的是嬰兒自己,而且必須能從愛與恨中存活下來。客體必須被當作有它自己真實的生命。它不是從裡面或外面而來;它是存在於介於母親與寶寶間的一個空間。當嬰兒自然的成熟時,便會慢慢地轉移對它的依附。

Winnicott 將 Klein 於精神分析中對幼兒的「遊戲技術」做了一些革新,以便讓一般大眾也可使用。他自己與兒童一樣有能力去當一個想像的

「遊戲者」的看法呈現在他的個案研究《客體關係兒童心理治療實例：皮皮的故事》（*The Piggle*）裡（1980）。即便是嚴謹地發表他的研究，他也成功地保留了遊戲的自由和愉悅，從中提出對於任何一般藝術和文化研究，尤其是在治療和分析情境中的重要理論觀點。遊戲的重要性在於它抹掉了內在與外在現實的界線。他可以大大地區辨遊戲和「幻想」：「創造性遊戲可以被觀察到它與作夢和生活類似，但基本上並不屬於幻想（fantasising）。」他將幻想視為現實外在世界中行動和生活的干擾，「但它干擾最多的是夢和個人的或內在的心靈真實，個體人格的生命核心」（Winnicott, 1988: 32）。

　　幻想（fantasy）被視為是願望實現；那就是，取代行動，另一個和現實世界互動的選擇：「在幻想中客體沒有像在夢裡頭　樣的象徵價值。」他認為遊戲有一個時間和空間。那是早期過渡性現象的一個發展，發生在介於母親和小孩間的「潛在空間」（potential space），那就是，它不是在一個人的「裡面」或「外面」，而是在介於兩者的「所在」。他覺得一個人只有藉著「做」一些事才能來控制外面是什麼，而「玩就是做一些事」。遊戲促進成長，是普世的，且進而導致群體關係。他認為遊戲是心理治療中溝通的基礎，而精神分析則是一個高度專業的遊戲形式：「心理治療發生在這兩個遊戲重疊的區域，一個來自於病人，另一個則來自於治療師。心理治療必須讓這兩個人玩在一起」（Winnicott, 1988: 44）。他認為，當不可能有遊戲發生的時候，心理治療師的工作就是直接將案主帶去「到一個可以遊戲的狀態」。他知道兒童比其他人較容易自由的玩耍。在遊戲裡，兒童可以自由的創造。兒童和成人在創造時運用了全部的人格，並且可以藉此發現「自己」：「遊戲一向都是個人心靈現實以及對真實客體控制經驗交互作用下的不穩定產物」（Winnicott, 1988: 55）。

　　過渡性客體是兒童第　個使用的象徵，也是第一個遊戲的經驗。在母親與寶寶分離的階段，過渡性客體變成一個團聚的象徵。這個「潛在空間」（potential space）被指定為介於母親與寶寶間的遊戲區域，並演變與發展成為「文化經驗的位置」（location of cultural experience）。

Milner 和 Winnicott 寫下許多關於原創性和以傳統作為創新基礎間的交互作用——這個的前導便是與母親分離與重聚的經驗。Winnicott 將創造力視為生命的特色與完整的存活,他和 Milner 一樣,認知到去經驗一個沒有目的的狀態、一個不完整人格的渡步徘徊,和一種模糊不確定的需求。這個需求被反映回來,那就是母親在嬰兒期扮演的角色和治療師在分析時的工作,也是一個健康成長個體的意識心靈。Winnicott 認為創意生活的文化經驗最早在遊戲中被揭示:

> Freud 在他心靈地圖的描繪裡並無文化經驗的位置。他賦予內在心靈現實新的價值,並從這裡產生出對真實和真正的外在事務的一個新價值。Freud 使用「昇華」這個字去指出文化經驗是有意義的,但或許他沒有走到那麼遠去告訴我們文化經驗的心靈位置在哪裡。
>
> (Winnicott, 1988: 112)

總結來說,Winnicott 探索了一系列對藝術治療而言重要的概念與並加以命名,從兒童第一次象徵的使用、過渡性客體、幻覺的必要性、遊戲的重要性到文化經驗的位置。隨著孩子長大,此種經驗的領域擴展到藝術、宗教和哲學的經驗——所有與內在和外在現實「工作」的方法。此能在 Winnicott 對藝術是一個人在適應世界時的重要面向這個想法中看到。他清楚的表達了對藝術家的看法:

> 他們對我們做了很有價值的事,因為他們持續在創造出新的形式,也持續在打破它們,只為了要創造出更新的形式。當真實生活的經驗常常威脅要摧毀我們在生活中活著的真實感覺時,藝術家讓我們可以保有生命力。藝術家比所有人都屬害的是提醒我們,在我們的衝動與安全感中的掙扎(兩者對我們而言都是必須的)是永無止盡的,只要我們活著,它就會在我們每一個人的內在持續進行。
>
> (Davis and Wallbridge, 1981: 50)

Jung，象徵和超越功能

　　本章節我們從精神分析對藝術歷程的概念是一個自繪畫時慾念組成意義的探究來開始。到目前為止我們已強烈的意識到嬰兒的愛與恨以及它們對成人生活的滲透。Freud 和 Jung 的差異之一，是在於他們對個人發展的理解：「精神官能症是個人歷史脅迫在我們原型（archetypal）本質上妥協與扭曲的結果」（Stevens, 1986: 135）。

　　Jung 同意 Freud 的精神官能症起源於兒童期的論點，但是認為治療目標是在於發現個體生命週期中尚未被啟動或經驗到的原型部分。所以分析的目標不在於清除案主嬰兒期的挫折，而是去釋放阻礙，並且協助案主去活化生命。他覺得治療的關鍵透過象徵的語言存在於分析師和案主的對話中，以及意識與潛意識裡。

　　Jung 概念的發展部分是透過他對中年病人的特殊關切。他視精神官能症為一種「自我—分裂」或是一個喪失其意義而受苦的靈魂。治療的目標是去治療這個分裂，去重新建立意識和潛意識之間的自然對話以便得到「心靈的」平衡；那個平衡是可以透過啟動象徵的「超越功能」來達成的。在他和案主的工作中，他覺得那「比較不像是治療的問題，而是去發展病人本身的創造性可能」（Jung, 1970: 70）。他的許多病人因自覺他們在生活中被「困住」而前來接受分析，Jung 會對夢的影像加以工作以揭露隱藏的可能性，那些是在人格中被遺忘和遺失而導致發展一面倒的部分。他們會經驗這個單面性為一個「無意義和空無」的感受（1970: 70）。

　　在探索榮格學派取向對想像力的看法時，我們會馬上涉入一個全新的專有名詞。其核心是找尋意義的重要性，包含了宗教以及靈魂與心靈的概念。在這一節中我們將會描述一些 Jung 的主要概念，讓他的心靈圖像成為我們理解創造力、象徵和潛意識工作的助力。精神疾病被視為有其主觀意義，代表的是個體在他個人歷史的特定生命階段裡對問題的解決方法。

Jung 認為「心靈」是一個可以保持自我平衡的調節系統,「就像身體一樣」。他覺得當一個對生命窄小的、一面倒的意識態度發展時,個體的潛意識會企圖藉由給予一個在那主觀狀態中的真實意象來做平衡。夢因而被看作是一個意識態度的補償。他的心靈能量的想法可被視為一個兩極對立的戲碼。

這個人類心靈與生俱來的目標被視為是一個對完整性、個體化(individuation)的追求,那通常是在人生後半段的一個發展歷程。Jung 區分人生的階段,其中年輕人為了在他們的工作、家庭、社會關係等去建立生活而發展了他們的特定面向。在人生的後半段,當人們所建立的這些理想和價值變得不能滿足他們的需求時,常覺得有一個要尋找新目標和意義的需要。它經常處於「被忽略、干擾和未開發」的那一邊,是現在需要被找到的人格特質:「這個體化歷程有時被形容為一趟心靈之旅」(Fordham, 1966: 79)。在這趟旅程中個體遇到了他們的陰影(shadows)(所有不被他們所認可的觀點)以及集體潛意識(collective unconscious)的原型。如果他們可以去遇見和瞭解這些在他們潛意識裡未曾活過的內容,個體化的目標、自我期待或自我實現將會被理解,通常這被定名為自性(self)。藉著這個專有術語,Jung 建議自我(ego)是自性(self)的一部分而不是全部。但這是一趟危險和困難的旅程,當旅人們在他們混亂的夢與幻想裡遇到自己所恐懼和不想擁有的部分自己時,為他們帶來了害怕和瘋狂:

> 這些無法被沉默地掠過或盲目地忽視的圖像之心理學解釋,有邏輯的引入宗教現象學的深處。宗教史的最廣義(包含了神祕學、民俗傳說和原始心理學)是一個原型的寶藏屋,從那裡醫生可以為了安撫與歸類一個在茫茫大海裡的意識,而提出有幫助的對比和具啟發性的對照。絕對有必要去補給這些在心靈之眼出現的奇怪和具威脅性的幻想圖像,一種使他們容易被理解的情境。

> (Jung, 1980: 33, CWI2: para. 38)

　　Jung 覺得做到這個的最好方法就是去使用比較神祕學的素材，以及在他所發現的介於個人夢的象徵和中世紀的煉金術間去做對比的工作。煉金術的象徵能提供一個通往夢的象徵的鑰匙。Jung 認為那實質上是一個由解決悲慘生活的期待所啟發的哲學系統，是善與惡，或是人生無論如何卑微的部分都能變成是高貴之間的連結。很清楚地，在潛意識裡被我們忽視與捨棄的觀點如果可以被意識所接受，那麼帶著一個重新組織的人格就可以提供未來一個有意義的生活解答。

　　在 Jung 的術語裡，心靈被視為具有象徵─構成的能力，象徵是心靈表達的自然模式。Jung 反對 Freud 的關於象徵是被禁止的願望之偽裝形式的這個想法。他認為它們不只是表現潛藏著隱晦或被壓抑慾望的內容，而且有一個「更高尚」的目的。象徵是潛意識歷程變成意識的管道。他發現企圖用文字去確認象徵的意義是非常有限度的，而將夢的影像直接用視覺形式來表達比用語言來得可行。用這種方法他們的情緒能量可以被生動的保存，而許多意義也或許較能夠浮現。當與覺得被困住、生病和分裂、無法擁有生命力的人們一起工作時，Jung 認為他的工作是透過象徵製作的超越功能去啟動內在的心靈資源，以邁向更大的整合與個體化。

　　當被困住在一個對立的感覺與矛盾猶豫的情結時，通常會讓人覺得問題似乎是無解的。如果上述情況發生時，人需要一個新的觀點；或許矛盾本身無法解決，但是可以因為成熟而不再受困或者超越。象徵是對立面在單一實體的統合。它們可以被視為心靈中那些通常相隔遙遠的對立面之和解與重聚的自然企圖。此象徵整合意識和潛意識而成為一個新的合成體的能力，即是 Jung 所謂的超越功能。Jung 在他的工作裡使用兩個技巧。一種是創造力的公式化方法，包含了想像、夢、象徵、藝術和積極想像（active imagination）。第二種是使用認知的概念、口語的形式、意識的覺察和內省力去理解的方法。他覺得這兩種心靈的功能以互補的關係被綁在一起。Jung 覺得想像力的創造性活動將人從批判的姿態中解放，並導向本質裡「活潑有趣」的面向，而輕蔑的「不過如此」的態度會讓人忽視夢、想像等等：「我的目標是去帶出一個病人可以開始去實驗他自己本質

的心靈狀態（一個流動、改變和成長的狀態），在這狀態中沒有什麼是永恆不變或是冥頑不靈的」（Jung, 1970: 176）。他會在其方法之一的「積極想像」中試著鬆動潛伏在案主身上的創造可能，那是一種慎重的使用夢和想像並將之當成是治療的方法。

Jung 的治療方法堅定的立基在一個自我療癒是可能的概念上。如果分析必須要定義衝突和情結，那麼之後的主體工作便包括了活化自己從未好好活過的部分。Stevens（1986）認為在榮格學派的工作中較少依賴和分析師的移情關係，因為案主對在他們生活中被活化的原型部分逐漸有了安全感，也對自己創造的潛能有與日俱增的認知。當個體化開始開展時，移情便被取代了。讓案主學習在心靈裡「讓事情發生」是必要的。透過無為（non-action）行動的藝術或許也可被視為藝術治療的基本原則。Jung（1972）用了非常人性的口語來形容這個讓事情發生的巨大困難，因為意識總是在干擾。他繼續描述這個小心謹慎的心靈之反抗，無論這個人如何下定決心要持續下去，批評和貶抑總是隨之在後──所有心靈的狀態都和藝術家與藝術治療師的類似。因為這個學習過程是如此困難，他因而介紹了寫作、視覺化、塗鴉和畫下想像片段的這些方法。

Jung 覺得當案主依賴分析師來解釋他的夢時，案主便可能還處於童年時的依賴狀態。他會等待案主有一個特別的或彩色的夢，然後建議案主把它畫下來：

> 雖然我的病人不時創作出很可能可以被展示在現代「藝術」展覽中具有藝術性美感的創作，我仍然認為用最嚴格的藝術水準來檢核，它們是完全沒有價值的，……那不是一個（是不是）藝術的問題，或寧可說它不應該是一個（是不是）藝術的問題，而是有更多的內涵，不單單只是藝術而已：那就是對病人自身生活的影響。個人生命意義的重要性，從社會的角度來看可以被忽略，但在這裡被賦予最高的價值，因其之故，病人掙扎的給予這些看起來無論多麼粗魯、幼稚和「難以表達」的內容一個形式。

> （Jung, 1970: 79）

　　就像所有藝術領域最清晰且最具啟發性的作者一樣，Jung 的理論立基於他自己的繪畫經驗及其對繪畫歷程的反思。他的《紅書》（*Red Book*）包含了他在與 Freud 決裂之後、飽受困擾時期所創作的圖像。他因此可以利用自己的經驗去鼓勵病人畫畫。在繪畫中，他的病人一反平日的幼稚被動，變成了一個主動積極的狀態；為想像給他們所帶來的效果而忙得不可開交。繪畫也教給了他們一個可再用來協助在心理成熟的道路上獨立成長的方法。他認為病人畫下的夢的圖像有著特殊的品質。它們通常有著狂野的色彩和強烈的古老特質，一種原始的象徵性。它們是從人類進化的象徵性潮流與集體潛意識中所形成的。這些圖像從我們對原始過去和現在意識的和解需求中湧出。在治療裡圖像需要被理智所瞭解並在情緒上被接受，之後才可以被有意識的整合，協助去形成一個在人格裡的新平衡中心。

　　Jung 認為潛意識有所區分，包含了一種被壓抑的記憶、願望和情緒以及個人本質上潛在感知的個人潛意識，和一種集體潛意識。集體潛意識包含了不常在一個人身上，而是普遍存在許多人身上的心靈內容。Jung 認為這些存在於較個人潛意識更深層之處。原型是集體潛意識中的內容，也是本能的心理對應物。原型被表達成集體的圖像或象徵。這可以被理解為不單是一個想法繼承的問題，而是一個具備製造相同或類似想法功能的傾向。象徵，因而可以是集體的，也可以是個人的。

　　在《心理學與文學》（*Psychology and Literature*）（1970）這本書裡，Jung 將他的反思轉向分析情境之外的藝術創作。Jung 視藝術作品為來自個人外在經驗的「視界」（the vision）。他爭論說如果我們看待這「視界」是從個人經驗而來的話，那麼它會變成是「一個現實的替代品」，在剝奪了它的原始特質後，「不過」是藝術家性格的一個徵兆。它會讓我們無法去探索藝術作品本身的特質。他認為「視界」「真的是象徵的表達，亦即某種靠自身力量存在，但尚未充分被知曉的表達」（Jung, 1970: 187）。他認為「視界」便是由來自集體潛意識的內容所形成，而這些集體潛意識的表現是對一種意識態度的補償，並且有意的引入一個一

面倒的意識來平衡。

> 個人特質滲透到藝術作品是非必要的；事實上，我們愈是必須去應付
> 這些特點，它愈不是一個藝術的問題。藝術作品的本質應該遠在個人
> 生活境界之上，並從詩人的心靈和內心發聲，就像人對人類的心靈和
> 內心發聲一樣。個人的面向在藝術的領域裡是一個限制，甚至是一個
> 罪行。

（Jung, 1970: 194）

Jung 以為藝術的傾向與對抗個人生活的「一個過重」的集體心靈生活有關。他認為藝術是一種天生的驅力，一種本能，抓住一個人並讓他成為它的工具。藝術家並非那些被賦予自由意志去找尋他們自己終點，而是允許藝術去瞭解它自己目的的人。因此他將藝術家「對創作的猛烈熱情」和其「個人慾望」看作是在其內在的戰爭一樣。與其說藝術創作源自藝術家的個人問題，他認為藝術家對藝術單向能力的發展，引發他其他能力的大量流失進而產生性格上的困難，也因此藝術創作才導致藝術家的問題。

Jung 因此認為藝術家所畫的是在意識之下集體心靈治療和修復的力量。藝術家臣服於這些力量，在重要時期藉由他們的創作來取得平衡。Jung 的工作對英國早期藝術治療的發展有很重要的影響，Withymead 中心特別受到他的啟發，在這中心營運 25 年的時間裡，藝術治療扮著一個心理治療附屬療法的角色。Irene Champernowne 對 Withymead 中心和 Champernowne 信託的創建與開展是有功勞的，後者至今仍持續運作。她在與 Jung 的分析訓練中畫了很多圖，並覺得那對她有著深遠的影響。她察覺到透過文字這個媒介去傳達我們在生活中最深處的經驗是困難的：「很清楚的，心靈充斥著視覺的和口語的圖像，對那些用其他方式難以表達的情緒和想法而言，這些圖像是可被充分理解與合適的容器（container）」（Champernowne, 1969: 1）。她也察覺到當前意識態度對語言和邏輯的重視和藝術的補償性本質：「或許甚至到今天，當智力和大腦活動被過度評價，而情感被屏除在外時，人們正轉向用非常生活化的藝

術方式來表達」（1969: 2）。無論如何，她的確將藝術治療和心理治療描述成一個「不容易的合夥」。由於所創作的圖像在本質上有難以抗拒之可能，她因此對缺乏心理治療支持和協助的藝術治療感到焦慮。如今這個專業已經在英國發展，對藝術治療師個人治療經驗的重要性已有所理解，不像早期類似 Withymead 中心所面臨的特殊境遇，在那裡藝術治療、職能藝術、休閒藝術和藝術教學有著相當大的重疊，所以藝術治療師的角色和功能便較為不清楚。

總結

　　本章企圖含括一系列精神分析對藝術歷程的想法，從 Freud 開始前進到客體關係學派再到 Jung 的分析心理學。許多藝術治療師使用上述其中的一個分析架構工作，也有許多藝術治療師從一個以上的架構中獲得理解和啟發。很不幸的是 Freud 和 Jung 的分裂似乎阻隔了英國主流精神分析對榮格學派中對生命靈性層面的洞察。要將古典分析取向與 Jung 的工作連結通常是困難的，這在早期對老一輩的藝術治療師有影響，而英國當代的藝術治療仍然彌漫著此一氛圍。

　　藝術，伴隨著心理治療，是一條通往更大意識的道路，並且為人們在這世界時空裡個別的靈性命運帶來更為創造性的參與。

（Champernowne, 1969: 10）

參考文獻

Bion, W. R. (1962) *Learning from Experience*. London: Heinemann.
Champernowne, L. (1969) Art therapy as an adjunct to psychotherapy, *Inscape*, 1: 1–10.
Davis, M. and Wallbridge, D. (1981) *Boundary and Space*. London: Karnac.
Edwards, D. (2001) On re-reading Marion Milner, *Inscape*, 6(1): 2–12.
Fairbairn, W. R. D. (1939) The ultimate basis of aesthetic experience, *British Journal of Psychology*, XXIX: 100.
Fordham, F. (1966) *An Introduction to Jung's Psychology*. Harmondsworth: Penguin.

Freud, A. (1979) *The Ego and Mechanisms of Defence*. London: Hogarth Press.

Freud, S. (1907) Delusions and Dreams in Jensen's *Gradiva*, in *Art and Literature*, Pelican Freud Library, vol. XIV. Harmondsworth: Penguin.

Freud, S. (1910) Leonardo da Vinci and a memory of his childhood, in *Art and Literature*, Pelican Freud Library, vol. XIV. Harmondsworth: Penguin.

Freud, S. (1914) The Moses of Michelangelo, in *Art and Literature*, Pelican Freud Library, vol. XIV. Harmondsworth: Penguin.

Freud, S. (1916) Lecture XXIII: The paths to the formation of symptoms, in *Standard Edition*, vol. XVI. London: Hogarth Press.

Freud, S. (1923) The ego and the id, in *Standard Edition*, vol. XIX. London: Hogarth Press.

Freud, S. (1925) An autobiographical study, in *Standard Edition*, vol. XX. London: Hogarth Press.

Fuller, P. (1980) *Art and Psychoanalysis*. London: Writers and Readers.

Gombrich, E. H. (1966) Freud's aesthetics, *Encounter*, XXVI, 1: 30–39.

Gosso, S. (ed.) (2004) *Psychoanalysis and Art: Kleinian Perspectives*. London: Karnac.

Jung, C. G. (1970) *Modern Man in Search of a Soul*. London: Routledge & Kegan Paul.

Jung, C. G. (1972) *The Secret of the Golden Flower*. London: Routledge & Kegan Paul.

Jung, C. G. (1980) *Psychology and Alchemy*. Princeton, NJ: Bollingen Series.

Klein, M. (1948) Infantile anxiety situations reflected in a work of art and in the creative impulse (1929), in *Contributions to Psycho-Analysis 1921–1945*. London: Hogarth Press and the Institute of Psychoanalysis.

Milner, M. (1950) *On Not Being Able to Paint*. London: Heinemann.

Milner, M. (1955) The role of ilusion in symbol formation, in M. Klein *et al.* (eds) *New Directions in Psychoanalysis*. London: Maresfield Reprints.

Milner, M. (1969) *The Hands of the Living God*. London: Virago.

Milner, M. (1989) *The Suppressed Madness of Sane Men*. London: Tavistock.

Rycroft, C. (1977) *A Critical Dictionary of Psychoanalysis*. Harmondsworth: Penguin.

Rycroft, C. (1985) *Psychoanalysis and Beyond*. London: Chatto & Windus.

Segal, H. (1975) Art and the inner world, *Times Literary Supplement*, no. 3827 (18 July): 800–1.

Segal, H. (1991) *Dream, Phantasy and Art*. London: Tavistock/Routledge.

Stevens, A. (1986) *Withymead: A Jungian Community for the Healing Arts*. London: Coventure.

Stokes, A. (1972) *The Image in Form: Selected Writings of Adrian Stokes*. Harmondsworth: Penguin.

Von Keyserling, H. A. (1932) *South American Meditations: On Hell and Heaven in the Soul of Man*. New York: Harper & Brothers.

Winnicott, D. W. (1980) *The Piggle*. Harmondsworth: Penguin.

Winnicott, D. W. (1988) *Playing and Reality*. Harmondsworth: Penguin.

Wollheim, R. (1970) Freud and the understanding of art, *The British Journal of Aesthetics*, X(3): 211–24.

Chapter 10

對精神分析理解之發展進程

　　想與在藝術治療中創作的作品一起工作，藝術治療師就必須有進入個案「世界」的能力。此能力部分來自於能否與個案的創作經驗同步，能否對過程中的混亂、不確定感和脆弱感同身受，同時是否能在那些渡過難關、克服困難的時刻與個案同在。要能做到這些，藝術治療師不只需具備理解創作歷程的理論基礎，還需有自己的創作經驗做為映照（Gordon, 1989; Hershkowitz, 1989）。

　　在本章，我們會回顧精神分析的作者對創作歷程的理解和研究。相較於直接從藝術家自身的角度來探究創作歷程，本章的切入點對正在考慮是否要接受治療師訓練的藝術家或一般讀者而言，可能會比較難讀一點。接著，我們會講到和創作歷程本身密不可分的美感經驗（aesthetic experience）──這是能讓個案的內在感受與思緒外化的管道，而治療師透過美感經驗來看見和理解個案的內在世界。再來，我們會探討象徵理論的發展與變遷，透過象徵，一個物件替代了另一個物件，且帶有依附在原本物件的感覺力量。在本章的最後段落，我們會再檢視創作者如何賦予圖像力量的整個過程。

創造性經驗

從事藝術性的活動並不是獲得創造性經驗的唯一方法。Winnicott（1988）視創造力（creativity）為生命與整個生活的重要特質。文化經驗從「遊戲的創意生活」中揭開序幕。然而，在這個章節中，我們會把「創造性」侷限在比較狹義的範圍，重心主要放在與藝術家和藝術治療師更有相關的部分，也就是創作經驗的本質，以及創作作品的動機。之前我們提及，Freud 覺得精神分析無法運用在探討創造力上。他認為，或許精神分析可以從藝術家的生活、生命際遇和作品去建構他們創作時的精神狀況和內在趨力，卻無法說明藝術天賦本身，也無法解釋藝術家的創作方式與使用的手法（Freud, 1925: 65）。對他來說，藝術天分、創作能力與昇華作用（sublimation）密不可分，但他覺得這兩者是難以被研究的領域。不過，後繼的分析師們將他的初步結論做進一步的發展，活用他對夢和笑話的深度工作，建立了可以應用的探索模式，尤其是在美學上（Mann, 2006）。

Ernst Kris 提出，任何具有創造性想像的展現，都與主觀的經驗息息相關，其特徵有三：在意識上所做的努力有限、一種高度匯集的情感能量，以及一種極精確解決問題的心智運作（Kris, 1975）。為瞭解釋第二點，他舉了 Freud 的達文西研究為例：在義大利的藝術史上，一直有個難以解決的問題，就是如何替〈聖母、聖安娜與聖子〉（*Mary the Virgin, St Anna and the Infant*）這幅畫構圖。Da Vinci 因為自己在嬰兒時期有「兩個母親」的經驗，讓他有強烈的內在趨力去尋求解決的方法。Kris 認為，當藝術層面的問題在創作中透過形式與內容合而為一而獲得解決之時，個人內在的衝突也有瞭解方。

精神分析有機會研究一些藝術家，包括那些沒有受過藝術訓練，卻因精神方面的疾患而開始創作的創作者。根據 Kris 的說法，藝術家可以「輕易碰觸到本我卻不被壓垮，保有駕馭原始趨力的能力」（Kris, 1975:

25）。

　　Kris 提到藝術家可能帶有某些明確的心理特質，他們似乎可以在不同層次的心理功能之間快速切換。Freud 在這方面唯一提過的點是，藝術家擁有「壓抑的彈性」（flexibility of repression）。Kris 把他這個具有影響力的想法加以延伸，認為藝術家能接觸到潛意識內容卻不失控，是因為他們能「為造福自我而退化」（regression in the service of the ego）。藝術家／病人被認為是能夠「放得開」（lets go）的人，能允許除了社會面向之外的其他人格面向取代自我。因為此種控制自我（ego-control）機制的崩解，治療師與個案創造過程的同在是非常必要的。Kris 沒有背離佛洛伊德學派在受控制的狀態下進行自由聯想的原則，但他推測，在進行所有創作活動時的放鬆狀態和退化，和幻想或夢相比，更具的目的性和可控制性。他認為這一切都是在創造力與自我批判間不斷交互作用下所產生的，意味著以一種「從表相能力到原始歷程（primary process）的受控制退化」。創造力不只能控制這個退化，同時也是原始歷程本身的作用，使得自我的角色有了更多元的面向，擺脫了 Freud 對於潛意識只能處於被動狀態的悲觀觀點。Kris 相信，潛意識能：

> 將潛在的毀滅性轉換成低結構而高效能的工具，創造新的連結，形塑更全面性的新想法和圖像。意識和潛意識並不只是單純的相連而已，浮出表面的思緒與原始歷程的基質整個融合在一起了。
>
> （Kris, 1953: 262）

　　Kris 追溯藝術家在古老社會裡的角色和功能。他尤其從古希臘對藝術家的區分，深入研究藝術家的神話基礎。希臘人視詩人和音樂家為「靈感的創造者」（inspired creators），而畫家、雕塑家則是「偉大的工匠」（great artisans）。他覺得這反映了在神話傳統中，畫家和雕塑家在承傳上，比較接近文化上與神相爭的英雄，例如 Prometheus，Hephaestus 和 Daedalus；「藝術家身為創作者被賦予魔法師般的力量，並且因為對神的反叛與對抗而受到懲罰」（Kris, 1953: 150）。他認為，這個就是藝術家

以一種波西米亞的方式，活在社會邊緣的根本原因。從此，人對圖像有著魔法般的信仰，首先，圖像擁有能超越記憶的力量，其次，圖像也有能把人類的外表外化的功能。「姿態，必須在做出動作的瞬間讓人看見，字詞必須在說出口的剎那被人聽見，而圖像在事過境遷後仍然能讓人閱讀。它能存留、取得時間的掌控權，並超越時空的迴廊。在這方面，這的確是一種有如魔法般的存在」（Kris, 1953: 50）。

藝術家可以保存那些稍縱即逝之物。Kris 在神話傳統中所呈現的藝術家屬性，與藝術家心理歷程的運作間，看到了密切的連結。

> 藝術家並不是在「呈現」（render）自然，也不是要「模仿」，而是重新創造它。在創作的過程中，他對世界有了掌控權，當他看著他想「做」的東西時，他的注視將之內化，直到感覺自己完全佔有了它。素描、繪畫和雕刻，發生在當我們感覺與之合而為一，並再次以視覺的方式呈現出來的時刻，這是兩個分解的動作。每一筆劃、每一道刻痕，都是對現實的簡化與削減。潛意識在這個過程的意義，掌控著破壞現實的代價，而這個對現實的破壞是與圖像的建構融合在一起的。當線條聚在一起變成形狀，當新的構造（configuration）從中而生，這並非產生了與自然相似之物。與相似性的程度無關，自然已被重新創造。

> （Kris, 1953: 51）

Ella Sharpe（1950a, 1950b）也和 Kris（1930-1950 年代）差不多在同一時期發表了幾篇關於藝術和精神分析的文章，但文章的觀點主要是以克萊恩學派（Kleinian）出發，而非佛洛伊德學派。她形容藝術如何是「生命的代表」，認為昇華（sublimation）與文明是彼此相容的兩個字眼，正如人吃人的行為與文明是兩個互斥的概念。文明最早以原初的藝術形式呈現，而這些早期的藝術形式又與食物（生命）和死亡密不可分（Sharpe, 1950a: 9）。她覺得藝術對社群來說有如一劑安心魔法，偉大的藝術擁有自我保護的功能，「讓我們得以暫時逃離這個充滿疑懼和焦慮、無常、瞬

息萬變、死亡如影隨形的世界。在這些少有的心境清明的時刻，我們與不朽同在」（Sharpe, 1950a: 128）。

　　透過藝術，全能感（omnipotence）的妄想能從中找到一個真實的管道。藝術有能力把對於父母結合的敵意外化，讓自我想抒發的敵意以藝術的形式存在。創造的經驗對這些內在圖像來說，帶有「全能的生命給予」之特質，如「修復、乳汁、精液、孩子」。她認為這些圖像原本是嬰兒期來自外在世界的圖像，體內化（incorporated）後，在成人時期投射到一張空白紙上。

> 我認為藝術是植基於對父母根本認同（primal identification）的昇華作用。那種認同如魔法般將父母體內化，以一種在心裡發生的現實與長期壓抑的本能，例如真實的人類噬食同類，同時平行交互作用。在這種食人肉的風俗信仰之後，心理上產生了相同的魔法作用，換言之，全能的控制感壓過了體內化的客體，而神奇的擁有了體內化客體的天賦力量。
>
> （Sharpe, 1950a: 135）

　　在創造期間需要將對所憎恨客體體內化的焦慮加以抵消的超我，其全能感轉移到自我上，並利用這股能量將在幻想中被摧毀的圖像象徵再創造出來。基於這一點，藝術應可被視為情感經驗的規律化（ordering）。

　　Sharpe 的研究，可以與 Marion Milner 探索在藝術創作過程中的「以身體為基礎」（body-basis）的概念連結在一起。在此，她對藝術的生理性基礎的興趣，不只在於其自我保存的功能，同時在於理解藝術家如何運用身體的知覺來工作，那是種身體感覺的內在智慧與經驗。舉例來說，Milner 寫道：「延展我們想像的身體，將所愛的環繞起來」，正是一個面對分離與失落的方法。她也感覺到在靈性的包覆與進食之間，有一種想像性的連結。她亦提及我們在創作時進入所畫對象的那種經驗，與在治療中分析師以身體自我來想像的進入個案的經驗非常相似。

　　在《活著的上帝之手》（*The Hands of the Living God*）（1969）一

書，Milner 從技巧層面來探討這個問題，認為唯有當她能如上述所說的全神貫注地陪伴個案，她的個案才有機會經驗到原始的心靈和身體自我（body-ego）。Sharpe 認為藝術家有鮮明的美感回應能力和身體知能（body knowledge），因此他／她可以用任何媒材製作出仿真的代表物。她覺得藝術家的昇華能力，來自比嬰兒發展出語言更早的階段，因此藝術家傳達的是一種非語言的經驗。

> 孩子用低聲細語、咯咯笑、哭泣、尖叫、比手畫腳、撒尿、排便的方式來溝通。藝術家，這裡指的是「純粹的」藝術家，活用聲音、動作、水、顏料、字眼來傳達他的情感經驗。這和在襁褓時期所使用的身體力量一樣，但又極其發展的，象徵地在這裡以同樣的性質被使用著（就像在水和油料裡）。

> (Sharpe, 1950b: 142)

如果藝術家可以透過昇華保持與現實的接觸，那麼藝術可以被看作是一種自我保護（self-preservative）的內在趨力。Sharpe 認為有創造力的藝術，能讓人一再地確認自己真的有能力可以修復被內攝的好客體（the good introjected object），代表著一種克服侵略的勝利，從克萊恩學派的角度來說，就是修復被恨意與恐懼威脅到的正向內在經驗。總結她對藝術創作過程和創造性經驗的看法：「藝術家透過他的身體，將內在衝突與其精神上的幻想化為己用。他活用彌漫在身體中的知能——一種身體的智慧和經驗，來處理情緒上的狀態」（Sharpe, 1950b: 148）。

Milner、Anton Ehrenzweig 和 Adrian Stokes 都對第一手的藝術創造過程有深刻的理解。他們三位都結合了這種內在知能和完整的精神分析經驗，而其著作挑戰了現有的理論，並更進一步重新檢視了被其他分析師所質疑的原始歷程功能。《藝術的潛藏秩序》（*The Hidden Order of Art*）一書中，Ehrenzweig（1967）試圖找到一種「藝術深層基底結構的美學分析」（aesthetic analysis of art's deep substructure）。他對原始歷程與次級歷程這兩種思維模式如何與創造過程相互影響深感興趣。他認為，創造力

來自於意識與潛意識之間的主控權衝突。意識的思考模式是聚焦且高度分析式的；而潛意識的思考方式則是融合式，相較於著重在分析細節，比較擅長理解單一的結構。它並把枝芽四處延伸，因此到最後會形成盤根錯結的混亂局面。Ehrenzweig 認為，創造力需要擴散、分散式的注意力，與我們一般的邏輯思考習慣相違背。他在藝術廣闊的基底結構中，看見一種令人迷惑的混亂。之所以令人迷惑，是因為有一種「隱藏的秩序在混亂中」，一種潛意識中的隱藏秩序。他延用 Sir James Frazer（1981）在《金枝》（*Golden Bough*）一書中所探討的主題，以瀕臨死亡的神祇，做為創造過程本身的神話意象。「自我毀滅」的神祇意象，可以被視為潛意識運作在理性的感性表面之自我毀滅攻擊。因此，所謂的創新，意味著把舊的模式和思維丟到一旁。

　　Ehrenzweig 探討被他形容為「全球似」（global）的孩童早年看待世界的眼光。這是一種融合式的觀看方式，有著尚未分化的結構。他覺得精神分析對潛伏期趨緩的性趨力能量的觀點有了一些改變，其觀察的點從具體的對象，轉變到普遍性的行為模式。在教育上，我們被鼓勵發展從背景裡找出一個好的完形（gestalt）的能力。然而原初的整合式視野是藝術眼光的基礎，舉例而言，它能讓我們遷就許多不調和的形狀。藝術家需具備專注在細節與全局之間的自由轉換能力。「藝術家能夠結合做夢而又完全清醒的兩種狀態，稱得上是一種殊榮」（Ehrenzweig, 1967: 12）。

　　Ehrenzweig 認為在創造的過程中，有一個將作品、圖像和藝術家的人格融合在一起的「潛意識掃描檢視」（unconscious scanning）階段。「這樣的完全融合，只能受潛意識掃描檢視的空無狀態所掌控，其本身即具備克服藝術表面破碎結構的能力」（Ehrenzweig, 1967: 30）。

　　在創造的過程中，會經驗到兩種不同思考模式的衝突，兩種都有各自的優勢。藝術家所使用的媒介（medium）也扮演著重要的角色。Ehrenzweig 寫道：「某種像是真正的對話在藝術家和他的作品之間發生」（Ehrenzweig, 1967: 57）。藝術家、想法和媒介三者的互動，能觸及潛意識。

媒介，透過引起藝術家的焦慮，讓他更深層的人格面向顯露出來，並將之提升到意識層面來觀照。當藝術家與媒介奮戰時，他不知不覺地與顯現在作品中自己的潛意識人格搏鬥。若我們回到意識層面來看投射在作品中的潛意識內容，或許這是創造力中最豐碩也是最痛苦的果實。

（Ehrenzweig, 1967: 57）

Ehrenzweig 假定創造力有三個階段：第一，將自我的碎片（fragment）投射到作品中，因為這些碎片，作品帶有精神分裂（schizoid）的特質；第二是潛意識的掃描檢視和整合，潛意識的基底結構在此成形，這讓作品有了獨立的生命，他形容這是個躁期的階段。第三，是二度修定，作品的部分內容再內攝（re-introjection）回自我意識的表層，因而能在更高層級的精神層次去做回饋。此為鬱期的階段，因為看見了理想與現實的差距，交雜著接受這個不完美及對未來持續整合的期待。

我們已經發現如何觀察原始歷程在次級歷程的影響下運作的課題。在這裡的問題是，如何利用次級歷程中的完形技術，觀察到在藝術作品中的潛意識結構。Ehrenzweig 覺得：「藝術基礎結構之整合唯有從其意識信號，亦即圖像空間（pictorial space）中觀察得到」（Ehrenzweig, 1967: 76）。

Ehrenzweig 認為，大部分的創造性工作完成於如大海般、意識尚未分化的狀態下。創造力在這個狀態與聚焦的完形之間擺盪。藝術作品像是一個接收器，一個能承載藝術家投射的子宮。他提到藝術作品本身有它自己的生命，這個說法和 Stokes（1963）的「藝術作品的他性（otherness）」類似。

Anna Freud（1950）、Milner（1950）和 Ehrenzweig（1967）都曾比較過在分析情境中的被分析者，以及藝術家和其作品之間的關係。他們之間有什麼共同的創造性特質呢？Anna Freud 看見了兩者都需要是恍惚（absent-minded）的，在邏輯意識和原因上留白。兩者同樣不願意離開次

級歷程，不想暫時停留在混沌的狀態；同樣對於跳進未分化的狀態感到恐懼，不相信「自發性形成的力量」真的會發生；兩者都經驗了對於未知同樣的恐懼。就像當畫家無法忍受對不確定感的恐懼時，就會過早為了在作品中尋求一個完整性而去干涉這個過程。被分析者也會基於同樣的焦慮，去影響分析的過程，而分析師，則是做出過早的詮釋。Ehrenzweig 將分析師「自由浮動」（free floating）注意力的作用做了個比較。就像藝術家一樣，分析師拒絕把焦點放在顯而易見、容易消散的點，或是用齊頭式的平等來看待心理素材。分析師會粹取出某些不引人注目的細節，但其中可能包含著最關鍵的象徵，再把這些細節放在合適的詮釋之中，個案便會在更高層級的心理結構上將自己的分裂投射（fragmented projection）再內攝（re-introject）。所有三個創造力的階段都包含在其中，而分析師的功能就像藝術作品一樣，扮演著接收投射的一個容器。以 Milner 的話來說，就是「接收那些令人無法承受之痛，再以讓人可消化的方式還給對方。例如就像悲劇性的鉅作《馬克白》（*Macbeth*）所做的一樣」（Milner, 1969: 219）。

　　分析師們對於創造力的精神面向主要在尋求「保存、重新創造失去的客體」有些不同的見解，或就像 Marion Milner 所言，無論此是否為藝術的次級功能，其主要功能應是在創造「前所未見」之景象。然而，Anna Freud 總結這個討論，認為創造的旅程和分析的過程，兩者的目的地都不僅止於找回失去的感受與能力，而是透過新得到的覺察能力來創造新的態度與關係，獲得對內心世界的洞察。有趣的是，Freud 在創意寫作之中看見精神分析與藝術之間最豐富的類比，而後來的分析師，則在視覺藝術之中找到兩者有最多類似之處。

　　其他以心理動機來創作而聞名，相當受到矚目的族群，還有非主流藝術（outsider art）、原生藝術（art brut）、精神疾患者的藝術（psychotic art）。Kris 在《以精神分析的觀點探討藝術》（*Psychoanalytic Explorations in Art*）一書中，特別用了一整個章節來寫精神病患的藝術。他的觀點和此類藝術品的狂熱收藏家如 Prinzhorn（1972）不同，後者認為藝術是一種

補償性的平衡，是精神病患的一股療癒力量。但 Kris 反而認為，精神疾患鬆綁了創作者與世界的關係，藝術是種嘗試再次集中心力、想聚焦在外界事物上的強烈舉動，比方說量產作品。Storr（1978）試著以知名藝術家與科學家為例，探索不同的人格，描寫出人們為什麼會有創作慾望的各種原因。他認為創造力可以是願望的滿足、代替現實的幻想、發洩、除去那些無法在現實生活中表達的內心衝動。他深入了 Kris 認為應該探索研究的領域，也就是「藝術家的人格特質」。其中的一個發現是，我們普遍認為藝術家有個「強烈的自我」，而這正是他們和一般人不同之處。所謂一般人，意指本我與自我之間有著較均衡流動的界限，因而容易被原始歷程淹沒的人。

　　基於擁有強烈的自我，藝術家可能具有下列的特質：獨立、內在導向、對美感敏銳、能容忍衝突與焦慮。藝術家、天才和瘋子常常被連結在一起，但是 Storr 認為：

　　有創造力的人們即使沒有精神病理學的診斷，仍然容易被貼上神經質的標籤，因為那些瘋狂呈現在他們的作品中，而非以精神官能症的症狀形式呈現。作品是一種正面的適應，而精神官能症可說是適應上的失敗。

（Storr, 1978: 204）

　　他發現，通常有創造力的人能輕易的與他或她的內在連結，而且不需像大多數人一樣去壓抑。他的結論是：「具創造性的創作，似乎能保護個人免於精神崩潰」（Storr, 1978: 31）。

　　Storr 認為創造力可以是阻擋「不舒服感與焦慮」的防衛機制。憂鬱型人格可能試圖在這個他／她感覺到被破壞了的世界上，創造出某種新的來取代。孤僻型人格（schizoid personality）則是在事物中找尋其意義和重要性，而非從人的身上去尋找，他們需要去創造一個內在的自我規律系統；而強迫型（obsessional）人格可能將創作的行為當作一種心理防衛或保證來開始，將它做為保護的方法。有一部分的歷程可能是象徵的、儀式

性的活動或許連結了主體的內在與外在世界。Storr 所例舉的知名藝術家
與科學家的例子，讓我們得到的唯一結論可能是，無論我們有什麼樣的基
本人格，都具有創造的理由。

　　Storr 也帶到了我們的嬰兒時期。他認為，「神性的不滿足」（divine
discontent）可能源自於漫長的嬰兒期。人類的小孩有很長的一段時間都
必須仰賴成人，因而產生長期的焦慮，晚熟很可能是我們發展與承襲文化
的代價。因此，我們有滿足幻想的心理需求，他認為我們「內在世界」的
發展與此有直接的相關。「導向創造力的，並非成人的性慾壓抑，而是其
童年期的想望」（Storr, 1978: 181）。

　　Storr 斷定，我們會將童年時期一部分無法被滿足的想望，帶到成人
期，這樣的想望只能以象徵的形式來紓解。或許，有創造力的人有較少確
切的認同、有著較多分裂的自我，但對矛盾有較大的包容力，讓他們可以
自由地在意識和潛意識過程之間游離。Storr 的主張與 Jung 的論述有深刻
的連結，榮格學派試圖發展個案創造性潛力的做法，與他的想法相呼應。
「個體化」的概念，也就是個人整合內在對立因素的歷程，在此相當重
要。藝術作品可以被視為一種適應，它統整自我的內在對立，整合了我們
的人格。

美感經驗

　　有關「美感經驗」的論述，在歷史上大都環繞在「崇高」（sublime）
與「美麗」的概念之間。崇高，最初被認為是類似面對著大自然時，深深
地被心中燃起的讚嘆與敬畏所打動的感覺經驗。美麗，則是我們注視著人
造之物時，在其中所感受到的完美或完整特質。然而，要討論什麼是美，
什麼是好的「品味」，如何找到一個普遍性的準則，卻是相當困難的。精
神分析在與美學相關的文章裡，有點迴避了是否能因為把焦點放在情緒感
覺的心理過程上，便將美感簡化為意識型態的問題。文章裡的問題仍停留
在特定時期的藝術是否代表了那個社會當時的主流要素，或者那是藝術奮

力顛覆當時的主流。這可能在兩股對立潮流的融合處浮現。Stokes 認為：

> 昇華過程是相當精巧的。藝術，當然是種文化活動；形式（form）背
> 後之「好的」意象與特定文化的現狀或潛在可能一致。
>
> （Stokes, 1978: 110）

在這短短的章節裡，我們只能從美學廣泛的主題中，追溯到心理分析
的部分貢獻。以 Freud 的〈論怪誕〉（*The uncanny*）來開始可能有些奇
怪，它並無特別引人的開場：

> 精神分析師其實不太有動力去研究美學這個主題，就算已經知道美
> 學不單只是關於美，也是與情感品質相關的理論。他處理的是精神
> 生活的另一個層面，而那和被抑制的感情趨力（subdued emotional
> impulse），那些被壓抑在它們的目的之下，並依附在許多共存的要
> 素中者無關，通常只提供素材來做美學研究罷了。
>
> （Freud, 1919: 219）

〈論怪誕〉的主題處理的是令人恐懼的、熟悉的、隱藏的，而且通
常躲在檯面下的經驗。他在文中討論的例子有：對於某些事物是否具有生
命、碰觸到另一個自己、發生巧合與重複性經驗的疑惑。雖然我們可能會
懷疑這些經驗和美學之間有何關聯，但不可否認這的確是一篇相當引人入
勝的文章。有趣的是，Peter Fuller（1980）在《藝術與精神分析》（*Art
and Psychoanalysis*）一書中，以慾望為切入點來討論 Robert Natkin 的畫
作。他形容他的繪畫中那股官能、近乎性慾的經驗，似乎穿透肌膚、被吸
入那個幻覺空間的「畫中」了。他感覺到它「帶有一種難以逃避的不安，
在心中叮叮作響」、「熟悉」且引起「恐懼」，恰巧和 Freud 在〈論怪
誕〉中所形容的一樣。我們待會再回到 Fuller，現在先來看看 Freud 的推
論。

很多「怪誕」的事例都可以用一般「全能想法」的說法來解釋：古老

的、萬物皆有靈的概念,相信這世上充滿了人格化的神靈,其對自己
心理歷程自戀的高估;全能想法的信念,以及依此信念而生的魔法;
將許多外在的人或事物歸因於精密分級的魔法力量或超自然的力量
（mana）。

（Freud, 1919: 240）

我們所有人在個體發展時,都經歷過萬物皆有靈論的階段,且至今
仍保有一些痕跡。Freud 對怪誕的秘密特質做出結論,那是某種令人害
怕、壓抑且反覆出現的。它本是某種熟悉之物,卻在壓抑的過程中逐漸變
得疏離。因此,當怪誕的感覺在我們心中浮現時,它其實是嬰兒期情結
（infantile complex）被某個感覺或聯想所喚醒。

Freud 的另外兩篇文章,〈創意寫作者和白日夢〉（*Creative writers
and day dreaming*）（1908）和〈笑話與潛意識的關係〉（*Jokes and
their relation to the unconscious*）（1905）也對美學的研究有所貢獻。
Gombrich（1966）和 Wollheim（1980）這些再後期一點的學者,更建立
在 Freud 的論述上,進一步去探究美感經驗,特別是藝術的部分。

Kris 認為一般大眾觀看的方式與藝術家創作作品的順序相反;他們從
邊緣往中心靠近。他們由被動轉向主動積極。當意識與潛意識之間的隔閡
被鬆動,觀者會感覺到某種興奮和壓抑的釋放。他們對藝術家感同身受,
因而也是再創造的。這是很強大的情感潛能,因為觀者碰觸到了藝術家的
潛意識機制和其駕御它們的經驗,而他們的反應可能更加豐富。Kris 比較
「釋夢與藝術」（dreamwork and artwork）做出部分解釋:

在夢中以折衷方式呈現且依超定（overdetermination）所詮釋的內
容,在藝術作品中有多重意涵,而這會激發觀者不同的反應。

（Kris, 1953: 25）

Kris 也談到「美感幻想」（aesthetic illusion）的重要性:「美感幻想
的根基,埋藏在堅信『遊戲的現實性』能與確定『這不過是個遊戲』共
存」（Kris, 1953: 42）。

　　Kris 檢視了 Aristotle（亞里斯多德）與之後 Freud，對「淨化」
（kathartic）一詞的使用，以及藝術如何被視為能釋放潛意識的衝突和
「淨化靈魂」（purging the soul）。這樣的「淨化」能讓自我在受到沉默
的本能需求威脅時，重新建立起控制感：

> 美感幻想的維持是我們所渴望的，允諾我們安全感，也保障我們有免
> 於罪惡感的自由，因為它並非我們自己所追隨的幻想。

（Kris, 1953: 45-46）

　　Kris 對諷刺畫做了一段有趣的討論，把開玩笑背後許多心理機制的方
法做了連結。他探討諷刺畫的心理學，和其背後「掀開一個人的面具」這
一矮化的手段。就諷刺畫而言，當受到壓抑的憤怒能量獲得解放時，這其
中節省了一些精神能量。他形容它像是在愉悅與不快中途間運作。諷刺畫
可以回溯到肖像與魔法的世界。對待肖像魔法的最原始態度即是在肖像上
施法，相信其與被畫者本人實為一體，例如，相信若「傷害」蠟像，敵人
本身也會受傷。下一個階段則是繪製肖像，並在肖像而非本人身上施加
帶有敵意的動作。Kris 認為這比較像是一種溝通而非一個行動。第三階段
是，諷刺畫把敵意的手段侷限在合理的對那個人肖像的變形上。在此，
Kris 認為憤怒仍停留在美感的範疇裡，這讓我們發笑而非真的對那個人做
出攻擊。在藝術治療中，上述的幾個階段還蠻常見的，諷刺畫和肖像畫
（例如與政治人物相關的）都很受到歡迎，觀眾的焦慮和無力感在此得到
抒發。

　　我們現在要來看看另外兩篇討論美學、對往後的學者皆有影響的精
彩文章。第一位是 William Fairbairn 的〈美感經驗的終極基礎〉（*The
ultimate basis of aesthetic experience*）（1939），第二篇是 John Rickman
的〈醜陋的本質與創造性的衝動〉（*On the nature of ugliness and the
creative impulse*）（1940）。Fairbairn 將其所有的論述放在超現實主義藝
術家在他們的創作之中運用「拾得之物」（found objects）的相關。雖然
他們對 Freud 關於潛意識的前衛理論相當推崇，也積極地想與他接觸，

但事實上 Freud 對超現實主義者相當排斥。Gombrich 表示：「顯然對 Freud 來說，像那樣的原始歷程並不存在著藝術價值」（Gombrich, 1966: 35）。Freud 看輕表現派和超現實主義派的藝術家，認為他們是一群瘋子，因為他懷疑他們把原始歷程的心理機制和藝術混淆了，而非以技巧性的優勢來投入前意識，那是一種衍生自潛意識機制結構的可溝通概念。然而，Fairbairn 認為超現實主義者使用他們所發現的、有著隱藏象徵意義的「拾得之物」，那是藝術家「保留與架構」的方法。對那些發現拾得之物者而言，這象徵了「外在現實的世界與夢境的內在世界」之結合。Fairbairn 接著述說，這個發現的背後有著什麼樣強烈的情緒經驗。他認為這個對拾得之物的情感心態代表著「藝術家與觀者態度之間的中間點」。拾得之物擁有讓它能代表藝術家情緒需求滿足的特質。他於是將其關於拾得之物的理論再擴大解釋，延伸到所有的藝術上，但這反而成為文章的敗筆，在他之後的學者例如 Stokes（1978）、Milner（1950）和 Ehrenzweig（1967）指出這個推論缺少了創造新事物的空間。從創造力的觀點來看，其文章做為一個為後來的發想鋪路的階段而言是有趣的，也提供了對美感經驗有價值的想法：

> 美感經驗或因此可定義為，一種當觀者發現一個物件對其而言，能象徵的做為滿足其潛意識與情緒需求的手段之經驗。
>
> （Fairbairn, 1939: 173）

　　Fairbairn 也討論了「失敗的」美感經驗，他認為：(a) 過於精細的偽裝，會排除任何被壓抑慾望的呼求，例如：「徒具形式而無內涵」的象徵主義；或 (b) 不適當的偽裝，則使超我的需求無法被滿足，例如：「有內容卻不具形式」的象徵主義。Fairbairn 認為藝術活動具有雙重功能，它能讓藝術家的壓抑慾望有一個表達的管道，同時又能讓自我對超我表達至高的崇敬（理想的補償方法），自我為了其壓抑的毀滅式衝動（repressive destructive impulses）所隱含的破壞對超我來贖罪。

美感經驗因而可以定義為，當一個人發現自己所面對的物件不單只是
「拾得之物」，也同時是「修復之物」（restored object）時的經驗。

（Fairbairn, 1939: 178）

基本上，藝術作品是生與死，或者是破壞與修復之原則的綜合體。
在美學中，美的概念常會以下列幾個詞彙來定義：秩序、對稱、完滿和供
給觀者補償的需求。我們亦能在憐憫和恐懼的情緒中體驗到淨化的功能，
舉例而言：在悲劇中。悲劇需能去整合工作中無法控制的毀滅感，但為
了讓觀者有所感動也必須產生完整或完美的意象，一種「物件的完整性」
（the integrity of the object）的感覺：

要顯現出「美」，這件藝術作品必須要能讓觀者產生「物件的完整
性」的印象；但是為了要達到這樣的效果，它同時需能提供情緒上的
抒發，亦即物件的毀滅。否則，修復的條件仍然無法被滿足，美感經
驗也因此受到阻礙。

（Fairbairn, 1939: 180）

藝術家利用中性的媒材來表現創造力與毀滅本能之間的交互作用，
而這讓我們（也就是觀者）對我們的衝突有更好的領悟。Rickman 視藝術
為創造力征服毀滅的勝利，這並非對痛苦的否定，而是駕御它的決心。
他的文章探索當我們看到醜陋的物件時所經驗到的感受品質，並探看這
些感受底下的心理歷程。這個範圍的經驗能連結到 Freud 在〈怪誕論〉
的研究，因為「醜陋」（ugly）一詞的字根來自於冰島語中的「恐懼」和
「喜愛」。他所研究的經驗之一是關於「不完整的圖像」所引發的感覺，
例如：破碎的古老雕像〔Fuller（1980）在《藝術與心理分析》（*Art and
Psychoanalysis*）的篇章〈米羅的維那斯〉（*Venus de Milo*）中將這個概念
延伸，並做為書的開場〕。Rickman 認為像這樣的雕像能引發嬰兒期潛意
識幻想中的切割（remutilation）。幻想中重新被喚醒的毀滅性衝動，比起
物件本身的損壞更讓人煩擾。這樣的幻想仍停留在潛意識裡，而所引起的

害怕和恐懼則附著在雕像上，「靠著主體與外部物件連結在一起的豐富情感，把這些幻想阻隔在意識之外」（Rickman, 1940: 298）（藝術治療師對於讓個案去「認回」那些令人困擾的畫作之困難，應該感到很熟悉）。

　　Rickman 提出藝術作品中有三個讓人感到滿足的元素。第一，由觀看所挑起的感官愉悅。第二，透過解決從建構與破壞傾向間交互作用所產生的衝突，緊繃的張力得以抒發：

> 藝術作品對我們有吸引力的程度與感情層次的深度成比例，藝術家無法帶我們去他自己也沒去過的地方。
>
> （Rickman, 1940: 307）

　　第三，有一種「永恆」的元素。見證了創造力戰勝毀滅，我們也得以與絕望奮戰。創造的趨力推動著藝術家，確保他們的內在客體能健康的存活，不被仇恨和忌妒所摧毀。

> 在所有的自然現象中，死亡，是唯一不可逆之事，能將已逝者帶回到生者的世界，是藝術所帶來的勝利與幻影。
>
> （Rickman, 1940: 308）

Rickman 做了結論：

> 由醜陋所引發的恐懼感，是破壞的意志已被鬆綁的明確證據。
>
> （Rickman, 1940: 234）

　　在進入 Adrian Stokes 的論述所做的貢獻之前，讓我們先來回顧一下先前幾位提過美學思想的學者，包括 Hanna Segal（1955, 1975）、Marion Milner（1950, 1955）和 Donald Winnicott（1958, 1988）。我們知道以克萊恩學派來說，藝術家是透過嬰兒的憂鬱狀態（infantile depressive position）在運作：在此心理發展階段，寶寶開始注意到愛意與恨意指向同一客體。當破壞的衝動要去傷害他所愛的客體時，便引起強烈的淒哀感，因而隨之想修復、再創造、重新建構和回到內在世界和諧的狀態。

Segal 視這些想修復的衝動為「所有藝術性創造的基本驅力」。在創作一件作品時，其在外界的獨立存在很重要，它被允許分離，就像母親必須被允許分開。Segal 覺得，在美感經驗中，我們對藝術家的內在世界產生認同。這並不是像 Rickman 所認為的感官愉悅，而是精神上的參與；且從中產生豐富和持久滿足的感受。她認為在一件作品中，讓修復功能可以運作的必要條件是，接納原初的破壞慾望，否則只會淪為對破壞性衝動的否定。她覺得醜陋的元素能與我們內在世界中被破壞或分裂的事物相對應，而美的元素則是對應到內在的完整性、在內在世界中一個被愛的完整好客體之經驗，這兩者都是美感經驗所必要的。她與 Ehrenzweig 一樣，也認為藝術作品的觀者必須透過內在來完成作品，「我們自己的想像力需能銜接最後的間隙。」這個觀點指出，在藝術家這一方，需帶著某種不完整性，爾後在觀者的心中完成美感經驗的整合。後期克萊恩學派 Donald Meltzer 的論述蠻實用的，她將臨床工作和美感（aesthetic）從「美」（beauty）的角度結合在一起，此一理解美感衝突的發展，對藝術治療師有重大的影響；美是美感的趨動力，美是心智的原始功能，而美也是精神分析方法裡的本質性成分。這些想法在《美的領悟》（*The Apprehension of Beauty*）（Meltzer, 1988）以及在「屏狀核」（claustrum）概念的發展上（Meltzer, 1992）都在自閉症與精神疾患重要的臨床研究中受到矚目（Meltzer el al., 1975）。

　　Winnicott 和 Milner 因分別提出「幻想區域」（illusionary area）和框架（framing）的作用，對精神分析在美學上的理解都有所貢獻（Winnicott, 1958; Milner, 1950）。Winnicott 在〈過渡性客體與過渡性現象〉（*Transitional object and transitional phenomena*）（1958）的研究中，描繪出內在世界、外在現實與兩者交會的第三空間。那是個不受挑戰的空間，對個體來說，在人們需不時地保持內在與外在既分開又有關聯的任務下，它似乎以一個「休息的所在」（resting place）存在著。這個中介空間、「幻想區域」（illusionary area），與幼兒「忘情」（lost）於遊戲的「遊戲」（play）空間有直接的連結。「在此，我將話題從遊戲

擴展至對藝術的創造和鑑賞，對宗教的感受以及作夢」（Winnicott, 1958:
233）。

　　Milner 認為從外在世界中退縮，是遊戲或藝術創作的必要過程，內在
工作的整合因而得以發生。對創作者或觀者來說，美的片刻存在於自我暫
時消失的瞬間。她認為藝術為成人生活提供了一個複製嬰兒期健康寶寶日
常經驗的方法。透過藝術，個體能保持對世界的觀點不是那麼僵化而失去
成長的可能。繪畫，是個柔性的媒介，提供回饋；這是溝通的基石，等待
著畫家對其真實的性質變得更加敏銳，就像一位好母親為她的寶寶所做的
一些事一樣。繪畫提供一個時間和空間的架構：畫於其中的可被視為有象
徵的意義；而顯露於外的，則與真實的情形相差不遠。內容是感覺和想法
的象徵。許多不同形式的治療都給予經驗一個類似的「架構」。Milner 認
為在創造性的活動中，個體試著在自己的愛與恨中找到一種秩序，評價、
觀察別人如何處理這些問題，並想像的分享他們的經驗。

　　Adrian Stokes，這位畫家與美學家的一些文章，對精神分析和美學思
想都深具貢獻和影響力。他和 Segal 有類似的看法，兩人都同意藝術活動
和美感經驗發生於想修復和重建的憂鬱狀態（depressive position），但是
對偏執─分裂狀態（paranoid-schizoid position）中的元素則有不同意見。
他認為我們也可以經驗到融合的感受，一種與乳房和世界合一的感受，同
時也有是一個分開客體的體認，這就是個體在藝術創作與鑑賞時處於憂
鬱狀態的感受。藝術家努力想重新創造融為一體的感覺，也因此，不只
重新喚醒了如海洋般廣闊的感受，更結合了客體「他者」（otherness）。
那便是在此融合的狀態中，思想可以互換，而「詩意的認同」（poetic
identifications）得以流動。Stokes 視藝術作品本身為一件個別分開的客
體，有所區分，但都是由相同的素材所組成。

　　我們永遠可以在美感經驗中，發現同質性或融合性以不同的比例與客
　　體─他者（object-otherness）結合在一起的感覺。

（Stokes, 1973: 104）

以及：

因為它結合了融合感與「客體—他者」的感覺，我們或可說藝術是一個處於戀愛狀態的標記：若我們強調在這個狀態中被強化的嬰兒式內攝（infantile introjection）與修復（reparation）的態度，則這看起來的確如此。這個心態是形式（Form）的泉源。當藝術家在創造過程中將它們結合在一起，嬰兒式心理張力中相關的感覺資訊重新復甦，賦予了他新的視野，與相遇的能力，彷彿初次遇見這個現象世界和它所承載的情感。

（Stokes, 1973: 110）

在 Stokes（1978）關於美學的文章中，也提到了「藝術的邀請性」（invitation in art）。他認為這是一種神入的（empathetically）去認同的邀請，而在此「知覺被提升的作用下，有意願的觀者『閱讀』一件藝術作品」。他視此為同時在「內在」和「身體」上的經驗。藝術物件的價值在於它是一個「整體和分開重構客體（separate reconstituted object）的模型」。Segal 與 Stokes 有不同的見解，認為「如海洋般的感覺」是對抗憂鬱經驗的躁狂性防衛（manic defence），而躁狂性修復（manic reparation）亦會出現在充滿感性「過於甜美」（over-sweet）的藝術作品中。然而，Stokes 把兩種藝術的表現形式，塑（modelling）與雕（carving），分別與偏執—分裂（paranoid-schizoid）以及憂鬱（depressive）的狀態做連結。因此他認為藝術的和美學式的存在有回歸到一種更早期經驗模式的可能。他和 Segal 一樣認為破壞性的元素有呈現的必要，在作品中留下了痕跡，不過比較是從藝術家所面對的困難來切入：

我相信在藝術的創造過程中，存在一種初級的將侵略加以行動化（acting out）的成分，這個行動化伴隨著修復的轉化，而在其中諸如不對等、衝突和扭曲等情結得以整合，成為「作品」。

（Stokes, 1978: 275）

Stokes 和 Fairbairn 一樣，早期曾探索過一件藝術作品何時有「起作用」（worked）的問題，他如此形容：

> 但是，我們很快地得到奇怪的結論，如果攻擊性被降低到某個最低程度，藝術和創造力同樣也會停止，如果感受性壓過了實質的攻擊性，則會被全然的消音，被否認。
>
> （Stokes, 1978: 276）

藝術被看作是一件主要在整合衝突之流的工作：「若缺少了來自死亡本能（Thanatos）的沉重禮物，對生之本能（Eros）的禮讚便會蕩然無形（formless）。」（Stokes, 1973: 115）。

Stokes 用精神分析的角度，為內在世界與外在世界搭起一座橋，其中藝術物件也存在於特定文化與歷史的時間點中。他的貢獻相當重要，因為是從他職業藝術家的經驗出發，同時也因為他透過寫作試圖來發展對美學的想法。

Fuller 對藝術與精神分析的興趣（Fuller, 1980）部分是出於對「抽象性」（abstraction）的探索，提出「為什麼某些形式的藝術，看起來似乎與感受到的客觀世界毫無可辨識的關係，卻可以帶給我們美好而強烈的愉悅感？」在他的書中，Fuller 試圖找尋一種美學的物質性基礎。他探討客體關係理論或可照亮他的追尋。因篇幅有限，我們只能挑出他思想中的幾點。他受到 Milner 影響，從抽象藝術空間的情感意義來探討這個題目。立體派（Cubism）嘗試跳脫舊的以透視（perspective）為基礎的傳統美術，朝向一種新的半表達的觀看方式。他認為 Cézanne 的風景畫正是在改變的一個階段，也成為內在世界與外在世界的混合。

Fuller 對客體關係理論很感興趣，尤其對它的將焦點放在介於生命最初的「主體性」（subjectivity），和有較客觀知覺的後童年期之間的短暫發展階段。Fuller 看見了自 Cézanne 以降，一些畫家不只參與了「純藝術的尾聲」，還開創了透過繪畫來探索人類經驗的新可能：用 Stokes 的話來說，也就是「融合」與「客體—他者」。這和 Milner 的觀點在同一脈

絡上，皆認為繪畫是一種體驗關係的方式。我們回到先前文章與「怪誕」連結的部分提過，Fuller 觀看 Natkin 特定的畫作之經驗描述。Fuller 覺得畫作把他拉入一個幻覺般的空間，感覺「被包覆在畫中」。他對畫作的經驗幾乎像是一個人面對觀者的關係。Fuller 討論到 Winnicott 的「潛在空間」、我和非我的假設性區域，以及母親的這兩種經驗的概念。Winnicott 用了兩個術語：「客體母親」（object mother，意為在本我壓力高漲時所使用的母親面向），和「環境母親」（environment mother，意指能守護寶寶免於未知的傷害，並持續提供穩定涵容的母親面向）（Winnicott, 1965b, 1988）。他認為這兩種美感經驗：美麗（Beauty）（經典的、有秩序感的、形式的、雕琢式的）和雄偉（Sublime）（浪漫的、融合的、色彩的、形塑的）與客體母親和環境母親的經驗可以相呼應。回到 Natkin 啟發了 Fuller 做出此探究的畫作上，他形容它如同提供觀者所浮現的情緒和矛盾一個「潛在空間」之經驗。在探索這些早期經驗上，Fuller 跟隨 Milner 和 Ehrenzweig 的腳步，將創造的潛力視為在原始歷程（primary process）中運作，而非視它為古老的（archaic）和退化的運作（Milner, 1950; Ehrenzweig, 1967）。我們應該來看 Charles Rycroft 的作品，他視兩種歷程為相互互補的（具有創造力的人在理性之中緊抓住想像力），在下一個段落，象徵的議題。抽象畫非常可能是引領我們邁向「空無」與「探索內在空間」的新整合之必要階段。

象徵

藝術被比擬成內在世界與外在世界之間的橋樑，藝術治療師有時候會以中介者（mediator）的概念形容自己的角色，他們也認為圖畫具有保存和象徵個案過去、現在與未來面向的功能，連結起潛意識內容到意識的圖像。所有這一切，它的矛盾與衝突，都可以在圖畫中無言的「述說」。關於象徵歷程的理論從 Freud 開始有了很大的改變。Rycroft（1968）在《想像與現實》（*Imagination and Reality*）中，清楚又有條理的整理了關於這

個主題過去與現在的思想論述。他從 Freud 經典的象徵理論揭開序幕，這是 Freud 最早期也最根本的概念，先前在第九章曾提過，這是透過釋放本能的衝動來調節張力的原始心理配置。象徵的形成，是心理能量投入的換置，從能勾起原始本能的客體轉投注到其他在外在世界曾見過的物件上。一旦被形成，這個象徵就可以被原始歷程或次級歷程所運用。如果它被原始歷程使用，它的意義就獨立於它原本所代表的物件，成為幻想系統的一部分，在精神官能症與做夢的過程之下運作。如果是為次級歷程所用，它便持續代表著與外在世界相連的事物，成為我們對現實的調適，為意識和潛意識的想像歷程服務。

透過原始歷程的衝動釋放帶來即時但暫時性的壓力抒發，仍與外在世界無關，例如緊張藉由夢境得到紓解，以守護我們的睡眠；在精神疾患，幻想被用來形成對現實的防衛性否定（denial）。在嬰兒時期，尚不成熟的自我產生願望滿足的妄想；在精神官能症，則發展出幻想中的生活來滿足願望。然而，走次級歷程方向的衝動則會成為有意識的願望。這個過程有兩個部分。首先，為了找尋合適的客體，外在現實被認真地覺察和分析，然後使用技巧讓願望被滿足。可說是次級歷程導向與一個外在客體的溝通、接觸和互動。

Rycroft 覺得自從 Freud 在〈自我與本我〉（*The ego and the id*）（1923）所提出的超心理學（metapsychology）後，傳統的象徵理論就跟不上其改變和發展了。在這篇文章中，他的思想比較不那麼嚴厲，他提出：

(a) 所謂的潛意識，並不一定是壓抑的。
(b) 自我（取代意識）並不一定是意識的。
(c) 自我成為「本我被外在社會直接影響而改變的部分，取代了意識和潛意識明確的二元論」。

在我們移到 Rycroft 對傳統象徵理論的回顧之前，我們先來看看一些對當代思想具有貢獻的一些學者。

Ernest Jones 在學術論文〈論象徵主義〉（*The theory of symbolism*）

中，以一個綜合的視野切入這個主題。

> 如果從最廣義的角度來看待象徵（symbolism）一詞，這個主題似乎
> 可以擺平整個文明的發展。這個發展是否就是永無止息、系列的進化
> 交替，一個個思想、關注焦點、機能，或趨勢不斷地被其他的所取
> 代？
>
> （Jones, 1919: 181）

Jones 考究許多對「象徵」一詞的不同用法，找到了六個常見的歸因。象徵代表或替代了另一個概念。一個次級素材藉由含有某種共通的意涵，而代表了原始的概念，它可以是內在的或外在的，例如情感的含義。象徵具有官能和具體的特質，而所象徵的想法可能相對地抽象和複雜，因此能透過象徵而更加濃縮。他認為象徵式的思考模式較為原始，代表了回復到某種更簡單、更早期的發展階段。因此它們在疲累、低落、生病、神經衰弱、瘋狂或作夢時比較常見。在大部分時候，象徵是種比較隱晦、神秘或持保留態度的想法之明顯表達。最後，他認為象徵符號「和智慧相似」，以自發地、自動地和潛意識的方式運作。

Jones 把象徵區分成兩種。首先是「真正的象徵」（true symbolism），源自於壓抑的衝動與被壓抑的事物內在衝突的結果。通常這類的象徵被詮釋時，常會收到驚訝、懷疑、反感的反應。感覺一直被壓抑無法昇華。其次是「功能性象徵」（functional symbolism），退化只進行到一些距離，仍在意識或前意識範圍；變成隱喻的。壓抑被克服了，一些情緒能量被釋放。在隱喻的形成中，情緒得到昇華。Jones 認為同樣的圖像可以在這兩種功能中被使用，但意義不同。

在他的文章中，他辦識出象徵起源的背後運作元素。第一，「精神上的無能」（mental incapacity），藉以說明象徵比較容易，是一種費最少心力的心智過程。第二，「愉悅─痛苦」（pleasure-pain）原則，例如：心智感興趣的較為容易，因此找到「相似性」比起察覺到陌生或全新、有著不同特質的事物較不費力。第三，「現實原則」（reality principle）：

我們對相似之物的欣賞，促進了新經驗的類化。他視象徵化為一種退化的現象，舉例而言，能分辨相似物對兒童原本是很有用的，但應與時俱增是要被超越的。對 Jones 來說，這是一種原始的適應現實的方法。總結起來，他認為那些被象徵化的想法，其實是最原始且注入最多情感的事物，是在想壓抑它的衝動與被壓抑之物之間，內心衝突的結果。所有的象徵符號都代表了自我（self）和血緣最近的血親，或是與生、愛、死亡相關的現象：最原初的念頭和可想像得到的所關心事物。

　　Jones 論象徵的文章，在歷史上來說是蠻有趣的，因為這一篇有力地檢驗了他所謂的「後—精神—分析學派寫手」（post-psycho-analytical school of writer）（Jung 也被包含在其中）。他說他們所做的事，是「將精神—分析的發現，重新放回到表層的意義上來詮釋」。其中一個他們對象徵的價值感興趣的理由是，探索它神祕的、煉金術的或隱含在象徵內的宗教教義。在這裡，象徵被理解為是尋求更高道德理想的努力，但因無法達到這個理想，因此便止於象徵以代之。最終極的理想，被認為隱涵在象徵符號（symbol）之中，並能以它做為象徵。但是，對 Jones 來說，這只是被昇華的興趣與活動。他不同意 Jung 認為「人類學的象徵」（anthropological symbolism）是繼承而來的觀點。他相信，與其說是繼承，不如說個體在每個世代都有重新創造過，而其定型（stereotyping）是由於「長年以來人類基本喜好的一致性」。

　　象徵是先天的這個概念，隱含著不是「繼承得到的知識」便是「集體潛意識」。Rycroft（1956）也思索過這個問題，他同意 Jones，但增加了與其用集體潛意識來解釋「象徵的共通性」，更有說服力的觀點，是從本能動作所伴隨的感覺和作用的一致性，以及人類心智形成完形，和看見其中相似性的能力之一致性來看。Jung 對象徵的獨特取向，和象徵在分析心理學中的地位，我們在本書的第九章已談論過。

　　這些對象徵的傳統取向被之後的分析師們挑戰，特別是客體關係學派。因此，我們會稍微摘述 Klein、Milner 和 Winnicott 的理論，還有引用 Susan Isaacs 在〈幻想〉（Phantasy）（1970）的觀點。那些認為象徵

只是次級歷程、把焦點放在適應現實的理論，被客體關係理論學家提出的母嬰關係行為研究所推翻，他們認為寶寶從最一開始就參與了現實適應的行為。就如 Rycroft 在〈超越現實原則〉（*Beyond the reality principle*）（1962）中的解釋，當代思想對原始整合和關於成熟的假設，並非從混亂中（本我）進行，而是透過各種由簡而繁形式的機制開始。

　　Klein（1929, 1955, 1968）在她與幼童的分析工作中發現潛意識幻想的豐富性與動力的重要。她在〈自我發展中象徵構成的重要性〉（*The importance of symbol formation in the development of ego*）（1968）一文中，開頭審視了 Sandor Ferenczi 的觀點：「認同（identification）是象徵形成的前身，源起於寶寶努力的一再發掘他自己身上每個器官的東西和它們的功能」（Klein, 1968: 237）。正如所有後期的學者，她也被 Ernest Jones 論象徵的文章所影響──他認為是享樂原則讓「兩個看起來很不同的事物可以被劃上等號，因為有一個被註記過的愉悅或興趣的相似性」（Klein, 1968: 237）。Klein 的結論是，象徵是所有昇華作用和才能（talent）的基石，因為它是透過象徵的平衡方式，讓客體、活動和興趣成為慾望幻想的主體。Klein 認為來自於施虐期的焦慮啟動了認同（identification）機制。焦慮，是對器官懷有與對其他客體同等的疑惑，由此建立起對新事物產生興趣的基礎，因此透過感覺的蔓延，藉由象徵的媒介所遇到的新客體便更加豐富。

> 象徵不只是所有幻想和昇華作用的基礎，且不只如此，在它之上建立了主體與外在世界和一般現實的關係。
>
> （Klein, 1968: 238）

　　她認為一個比較理想的兒童發展，需要在焦慮、充裕的象徵構成和幻想，以及恰當的自我能力間取得平衡，以容忍焦慮。Klein 視創造象徵為難以抗拒的衝動，而其持續發展，則是「人類文化進化的推動力」。

　　我們對自閉兒的理解之一，是他們從未有形成適當的象徵性關係的能力，最一開始是與母親，接著是與其他的人事物。Klein 表示從最早的階

段，嬰兒就開始追尋象徵符號，以抒發痛苦的經驗。在幻想中與原初客體（例如母親的身體）之間的衝突和迫害，促使寶寶透過替代的客體（意即象徵）來追尋新關係。這些衝突會跟隨並影響著與替代性客體（象徵）間的關係，而後終究會再開啟另一個代替品的追尋。這個和她所描述的找尋代替品的過程和換置（displacement）的概念很相像，Freud 也認為這是夢中象徵化歷程形成的根本要素之一。

Klein 對 Dick 這位個案進行了敏銳的分析，她形容一開始要與這個孩子建立關係有多困難，因為他對任何事物都完全沒有情緒反應。他沒有任何的情感流露，因為對什麼都沒有依附──他在嬰兒早期經歷過非常大的創傷，因而對母親或保母都沒有情緒顯現。他對火車和門把有興趣，Klein 以此為出發點慢慢和他建立關係，讓他開始能對人事物出現焦慮、罪惡感、愛和其他的感受（Klein, 1968）。

Isaacs 在她的文章〈幻想作用的本質〉（*The nature and function of phantasy*）中，針對潛意識心理內容的幻想（phantasy），與在意識的白日夢、小說等之類的幻想（fantasy）做出重要的區別。此外，在《遊戲與現實》（*Play and Reality*）中，Winnicott 表示：「我們可以觀察到創造性遊戲與作夢同類，在其中活躍，但本質上並不屬於幻想（fantasying）」（Winnicott, 1988: 32）。

潛意識幻想是本能生活（instinctual life）的精神代表；它們自一出生便開始活躍。例如，人們對字詞的理解早於對它們的運用，潛意識的幻想也隨著所根源的衝動而活躍起來。潛意識幻想彩繪了寶寶對真實客體的經驗，而來自現實的影響則持續改變著幻想生活（phantasy life）。幻想生活以象徵的方式呈現，就像 Segal 針對藝術所說的：「所有的藝術就其真正的本質而言，都是象徵性的，它同時也是藝術家潛意識幻想生活的象徵性表達」（Segal, 1975: 800）。

Isaac 對潛意識幻想（phantasy）與幻想（fantasy）的定義是重要的，有助於澄清當「潛意識幻想」被用來與現實對照時的困難。在此，她意指外在、物質或客觀的事實。它會否定心靈現實本身的客觀性是精神上的事

實。或者，她繼續說道，它會導致在潛意識幻想、物理現實和心理歷程
等的重要動力被低估。Isaacs 形容最早期的潛意識幻想如何「從身體的本
能衝動中湧現，交織在身體的感覺與情感之中。」寶寶表達慾望與攻擊的
方式有限，因此必須用身體的產物和活動來表達強烈的、通常是難以抗拒
的願望和情緒。這些原始的潛意識幻想遠非語言和意識的關係性思考所能
觸及。Freud（1923）和 Jones（1919）都曾說過，「視覺記憶」（visual
memory）比起語言思考要來得古老許多。Freud 表示：

> 比起用語言來思考，它大概比較接近潛意識歷程，而且無論在個體發
> 生或物種的系統性發展上，都毫無疑問地更加古老。
>
> （Freud, 1923: 23）

Isaacs 視潛意識幻想為「本能和自我機制之間的運作連結」：

> 本能被認為是邊緣性心身的歷程（border-line psycho-somatic
> process），它具有身體性的目的，導向實際的外在客體。它在心智
> 之中有個我們稱之為「幻想」（phantasy）的代表。人類的行動衍生
> 自本能性的衝動，唯有透過可以滿足我們本能需求的潛意識幻想，我
> 們才能試圖在外在現實中將它們付諸實現。
>
> （Isaacs, 1970: 99）

因此，現實式思考（reality-thinking）或次級歷程思考（secondary
process thinking）可說無可避免地與潛意識幻想和原始歷程思考連結在一
起，彼此支持。幻想和潛意識歷程的理論，是建立在對兒童遊戲的直接
觀察與從其中所做出來的推論。Isaacs 形容這些自發性的假扮遊戲，如何
「創造和促發了最早的『彷彿』（as if）思考」。在假扮的過程中，孩子
會選擇和過去經驗有關的素材，而這體現了現階段他的情緒和智能上的需
求。她繼續說道：

> 在想像性遊戲中能夠召喚出「過去」的能力，似乎與能否發展出建
> 構性的假設（constructive hypothesis）來召喚出「未來」的力量之成

長，以及發展出「如果……」（ifs）的後果推理密切相關。孩子的假裝遊戲（make-believe play）因而重要，不只是為了調適與創造的目的，就像在藝術家、小說家和詩人所充分發展而標示出來的一樣，同時也為了現實感、科學態度和假設性推理能力的成長。

（Isaacs, 1970: 111）

　　我們先前看過 Winnicott 在象徵理論上的特殊成就和貢獻，是在於探索介於內在和外在現實之間之中介區域的體驗。他發明了「過渡性客體」（transitional object）這個名詞來探究早期發展中，客體連結與象徵構成的重要，他因此能夠「設置」（locate）文化經驗的區域，並探討「妄想」（illusion）的必要性。許多作者都把自己的論點建立在他的理論面向上。Bollas（1987）研究轉化性（transformational）客體與美感經驗的關係。他假定最早的美感經驗是「母親形式的連結」。成人可能會依據其母親原本帶有的對其嬰兒時轉化存在狀態的方式，來找尋某種轉化性質的客體。找到具如此特質的客體，或能讓分裂的自我得以整合。Schaverien（1994, 1995）認為圖畫可以做為一個交易客體（transactional object）（引用人類學的術語），其中潛意識的事物得以被引導和執行（act out）。Schaverien 提到，藝術客體在厭食症可以做為中介媒介的交易客體來取代食物，同樣地，圖畫在精神疾患也能做為一種崇拜物（fetish）或護身符（talisman）的中介媒介存在（Shaverien, 1992; Killick and Schaverien, 1997）。

　　Winnicott 對「真我」（true self）和「假我」（false self）的探索顯現早期關係的重要，而象徵的使用能力和其形成更是一針見血（Winnicott, 1965a）。他形容如何藉由母親對寶寶全能的表情的落實，強化了寶寶脆弱的自我，而讓真我開始活絡了起來。而假我的出現，則源自於母親一直無法正確回應寶寶的表情姿態，而以她自己的姿態來替代，這可以從寶寶的屈服來觀察得到。真我是具有自發性的（spontaneity）。在遊戲和想像之中，寶寶可以沒有全能感，但又能享受全能感的「幻想」所帶來的創造

性與控制感。這是象徵構成的基礎，「這最初源自於寶寶的自發性或幻覺，還有終極投入的被創造出來的外在客體。」一個健康的個體能發展出在夢境與現實之間的中介區域活用象徵的能力，這正是文化生活的基礎。發展出假我的寶寶在運用象徵的能力上較弱，因此在文化生活上是相對貧乏的。Winnicott 形容這個結果會造成極度的煩躁不安，無法專注、需要在外在現實中不斷地尋求衝擊，而生命之中充滿了由這些衝擊所引起的反作用力。

讓我們再提醒一下各位讀者，Milner 在這個議題上的特有貢獻。她和 Stokes 一樣，把她的分析洞見與身為藝術家的經驗融合在一起，因而能以一個新鮮又具原創性的觀點將她的想法更往前推進。她看見人持續不斷地在內在與外在世界之間運作，而在這兩者之間能自由移動且雙邊都能豐富彼此是有可能的。人可以吸收和整合新的經驗到日益增長的自我中，以形成內在穩固的核心。現實中的境遇，可能有時更費心力來消解。相反的情況也會發生，新的動機從內在世界裡萌芽，在夢境、藝術和幻想中浮現，進而影響了外在現實的行為。最重要的是，她提供了看待原始歷程一個新的正向觀點，認為這是另一半維持健康運作方式的必要存在。她視藝術歷程為能夠經由象徵化而創造出某種「新事物」的過程。就像 Winnicott，她提出許多和健康的母嬰關係有異曲同工之妙的關係及其架構，進行分析的治療架構是其一，以及類似的在藝術中要創造新事物所需的必要架構。與其把象徵功能侷限在防衛作用，它現在被視為是要在這個世界健康地長大成人所必需的。Milner 從她的臨床實務與藝術實踐中看見，當退化到「嬰兒式的潛意識傾向而注意到同中有異，便是向前邁進了一步」（1955）。

Rycroft 在〈想像與現實〉（*Imagination and Reality*）中認為，Jones 針對象徵（symbolism）所提出的兩種分類，事實上和象徵歷程本身相同，只是應用的方式不一樣。他接著建構的象徵理論為一種普遍傾向或心智能力，可以使用在：原始或次級歷程、精神官能的或現實的，為了防衛或成長；為了自我表達或為了維持固著（fixation）。他總結：

象徵構成的歷程，源自於驅力投注（cathexis）的換置，從對某一引
起原始本能關注的客體或活動的概念，轉而投注到較不引起本能興趣
的客體之概念上。後者於是成為前者的象徵。

（Rycroft, 1968: 54）

一個象徵承載著它所代表的被換置的客體之感受。

Milner 和 Rycroft 的理論都受到 Suzanne Langer 的影響，其對象徵
的研究《一個新核心的哲學》（*Philosophy in a New Key*）與此息息相關
（1963）。她的部分論點是研究各種非實用性，顯然也是非生物性的人
類行為（例如宗教、藝術、巫術、做夢），就像語言，自人類基本的象徵
與溝通需求中浮現。再次評估原始歷程，並接受它的顯現未必是潛意識
的，由此夢境、想像遊戲和藝術性創造便有了被重新看待的可能。Langer
討論到推論的（discursive）和代表的（representational）象徵形式。次級
歷程的象徵是推論式的，意識的理性思考透過文字來形成象徵，帶有線
性、抽象和連續性秩序的特質。而原始歷程的象徵是非推論式的（non-
discursive），以視覺和聽覺影像而非文字的形式來表達。它的構成是自
發而非連續呈現的，它以充滿想像力的方式運作，但無法被歸納。因此它
的複雜度不限於心智對一個統覺行為（apperceptive act）自始至終能保留
的部分。

語言是唯一能清晰地表達想法的手段；在她所繪製的心智圖中，所有
無法言喻的想法，就是感覺。她形容這裡像是無法表達的感覺世界，「並
非思想的象徵，而是內在生活的症狀」（Langer, 1963: 85）。從這個主觀
經驗的領域，只有症狀會以隱喻的形式和藝術性的想像呈現在我們面前。

在定義「一幅畫作」為「非推論式象徵」的例子，她形容它本
身不具備如語言般有許多獨立的意義，例如單字。在這裡除了內容，
沒有固定的意義。「它是最早也最重要的，一個獨立客體的直接代表
（presentation）」（Langer, 1963: 96）。

為了回應代表性的象徵，心智能以極快的速度辨認，並將其保存在先
天傾向或態度之中。「感覺有了明確的形式便能逐漸進化得愈見清晰。」

或用 Stokes 的話來說:「藉由其形式上的強調,來區辨藝術的溝通與其他潛意識幻想或想像之體現的不同」(Stokes, 1978: 266)。

Rycroft 視原始歷程的功能為非推論式象徵,是依附在經驗上的表達、闡明和溝通的感覺。次級歷程具有將外在現實分析成分立元素的能力,將它們分門別類,以形成關於其間所存在關係之論述。兩者都具有實際上的功能和適應性。如果次級歷程的功能不彰,就它就會變成理智上的防衛,而如果原始歷程是分裂的,那麼它就會成為前邏輯的(pre-logical)動物式思考方式。Rycroft 在修定其關於這些心理歷程的理論時,做了下列結論:

> 精神分析治療的目的,並非主要將潛意識裡的內容意識化,亦非擴大或強化自我,而是重新建立分離的心理功能之間的連結,讓個案不再感覺他的想像能力和適應能力的對立是與生俱來的。
>
> (Rycroft, 1962: 113)

這將我們帶回到本段落一開始所提及的,藝術治療的圖像就像是連接著我們的內在與外在世界、想像與現實之間的一座橋樑。

參考文獻

Bollas, C. (1987) *The Shadow of the Object: Psychoanalysis of the Unthought Known*. London: Free Association Books.

Ehrenzweig, A. (1967) *The Hidden Order of Art*. London: Paladin.

Fairbairn, W. R. D. (1939) The ultimate basis of aesthetic experience, *British Journal of Psychology*, XXIX: 100.

Frazer, J. G. (1981) [1890] *The Golden Bough*. New York and Avenel: Gramercy Books.

Freud, A. (1950) Foreword to Marion Milner, *On Not Being Able to Paint*. London: Heinemann.

Freud, S. (1905) Jokes and their relation to the unconscious, in *Standard Edition*, vol. VIII. London: Hogarth Press.

Freud, S. (1908) Creative writers and daydreaming, in *Standard Edition*, vol. IX. London: Hogarth Press.

Freud, S. (1919) The uncanny, in *Standard Edition*, vol. XVII. London: Hogarth Press.

Freud, S. (1923) The ego and the id, in *Standard Edition*, vol. XIX. London: Hogarth Press.

Freud, S. (1925) An autobiographical study, in *Standard Edition*, vol. XX. London: Hogarth Press.

Fuller, P. (1980) *Art and Psychoanalysis*. London: Writers and Readers.

Gombrich, E. H. (1966) Freud's aesthetics, *Encounter*, XXVI(1): 30–39.

Gordon, R. (1989) The psychic roots of drama, in A. Gilroy and T. Dalley (eds) *Pictures at an Exhibition*. London: Tavistock/Routledge.

Hershkowitz, A. (1989) Symbiosis as a driving force in the creative process, in A. Gilroy and T. Dalley (eds) *Pictures at an Exhibition*. London: Tavistock/Routledge.

Isaacs, S. (1970) The nature and function of phantasy, in *Developments in Psychoanalysis*. London: Hogarth Press and the Institute of Psychoanalysis.

Jones, E. (1919) The theory of symbolism, *British Journal of Psychology*, IX(2): 181–229.

Killick, K. and Schaverien, J. (1997) *Art, Psychotherapy and Psychosis*. London and New York: Routledge.

Klein, M. (1929) Infantile anxiety-situations reflected in a work of art and in the creative impulse, in M. Klein (1975) *Love, Guilt and Reparation and Other Works*. London: Hogarth Press.

Klein, M. (1955) On identification, in M. Klein, P. Heimann and R. E. Money-Kyrle (eds) *New Directions in Psychoanalysis*. London: Tavistock.

Klein, M. (1968) The importance of symbol formation in the development of the ego (1930), in M. Klein (1921–1945) *Contributions to Psycho-Analysis*. London: Hogarth Press and the Institute of Psychoanalysis.

Kris, E. (1953) *Psychoanalytic Explorations in Art*. London: Allen and Unwin.

Kris, E. (1975) Psychoanalysis and the study of creative imagination (1953), in *The Selected Papers of Ernst Kris*. New Haven, CT: Yale University Press.

Langer, S. (1963) *Philosophy in a New Key*. Cambridge, MA: Harvard University Press.

Mann, D. (2006) Re-imagining a psychoanalytic perspective: a reply to David Maclagan, *Inscape*, 11(1): 33–40.

Meltzer, D. (1988) The apprehension of beauty (1973), in D. Meltzer and M. Harris-Williams, *The Apprehension of Beauty: The Role of Aesthetic Conflict in Development, Art and Violence*. Strath Tay, Perthshire: Clunie Press.

Meltzer, D. (1992) *The Claustrum: An Investigation of Claustrophobic Phenomenon*. Strath Tay, Perthshire: Clunie Press.

Meltzer, D., Bremner, J., Hoxter, S., Wedell, D. and Witenberg, I. (1975) *Explorations in Autism: A Psychoanalytical Study*. Strath Tay, Perthshire: Clunie Press.

Milner, M. (1950) *On Not Being Able to Paint*. London: Heinemann.

Milner, M. (1955) The role of illusion in symbol formation, in M. Klein, P. Heimann and R. E. Money-Kyrle (eds) *New Directions in Psycho-Analysis*. London: Maresfield Reprints.

Milner, M. (1969) *The Hands of the Living God*. London: Virago.

Prinzhorn, H. (1972) *The Artistry of the Mentally Ill*. Berlin: Springer-Verlag.

Rickman, J. (1940) On the nature of ugliness and the creative impulse, *International Journal of Psychoanalysis*, XXI: 294–313.

Rycroft, C. (1956) Symbolism and its relationship to the primary and secondary processes, in *Imagination and Reality: Psychoanalytical Essays 1951–1961*. London: Hogarth Press.

Rycroft, C. (1962) Beyond the reality principle, in *Imagination and Reality: Psychoanalytical Essays 1951–1961*. London: Hogarth Press.

Rycroft, C. (1968) *Imagination and Reality: Psychoanalytical Essays 1951–1961*. London: Hogarth Press.

Schaverien, J. (1992) *The Revealing Image: Analytical Art Psychotherapy in Theory and Practice*. London and New York: Routledge.

Schaverien, J. (1994) The transactional object: art psychotherapy in the treatment of anorexia, *British Journal of Psychotherapy*, 11(1): 46–61.

Schaverien, J. (1995) *Desire and the Female Therapist: Engendered Gazes in Psychotherapy and Art Therapy*. London and New York: Routledge.

Segal, H. (1955) A psycho-analytical approach to aesthetics (1952), in M. Klein, P. Heimann and R. E. Money-Kyrle (eds) *New Directions in Psycho-Analysis*. London: Tavistock.

Segal, H. (1975) Art and the inner world, *Times Literary Supplement*, 3827 (18 July): 800–1.

Sharpe, E. (1950a) Certain aspects of sublimation and delusion (1930), in *Collected Papers on Psychoanalysis*. London: Hogarth Press and the Institute of Psychoanalysis.

Sharpe, E. (1950b) Similar and divergent unconscious determinants underlying the sublimations of pure art and pure science (1935), in *Collected Papers on Psychoanalysis*. London: Hogarth Press and the Institute of Psychoanalysis.

Stokes, A. (1963) *Painting and the Inner World*. London: Tavistock.

Stokes, A. (1973) Form in art: a psycho-analytic interpretation, in *A Game That Must Be Lost: Collected Papers*. Manchester: Carcanet.

Stokes, A. (1978) The invitation in art, in L. Gowing (ed.) *The Critical Writings of Adrian Stokes, Vol. III*. London: Tavistock.

Storr, A. (1978) *The Dynamics of Creation*. London: Secker and Warburg.

Winnicott, D. W. (1958) Transitional objects and transitional phenomena, in *Through Paediatrics to Psychoanalysis*. London: Tavistock.

Winnicott, D. W. (1965a) Ego distortion in terms of true and false self (1960), in *The Maturational Process and the Facilitating Environment*. London: Hogarth Press.

Winnicott, D. W. (1965b) Communicating and not communicating, leading to a study of certain opposites (1963), in *The Maturational Processes and the Facilitating Environment*. London: Hogarth Press.

Winnicott, D. W. (1988) *Playing and Reality*. London: Tavistock.

Wollheim, R. (1980) *Art and Its Objects*. Cambridge: Cambridge University Press.

名詞釋義

　　本書所使用到的術語主要為精神分析的專有名詞。意在能幫助讀者對文本有基礎的認識而無須涉入到它的歷史和頗為複雜的概念發展中。關於進一步的延伸閱讀，可以參考：

　　Laplanche, J. and Pontalis, J. B. (1988) *The Language of Psychoanalysis*. London: Karnac.

　　Rycroft, C. (1995) *A Critical Dictionary of Psychoanalysis* (2nd edn). Harmondsworth: Penguin.

　　Samuels, A., Shorter, B. and Plaut, F. (1986) *A Critical Dictionary of Jungian Analysis*. London: Routledge.

　　Spillius, E. B., Milton, L., Garvey, P. Couve, C. and Steiner, D. (2011) *A New Dictionary of Kleinian Thought*. London and New York: Routledge.

　　其中有些術語也出現在以下 Wood（2011）的著作中，對於讓我們明白藝術治療理論和實務的想法和概念而言，可以說是一本手冊／指南。

　　Wood, C. (2011) *Navigating Art Therapy: A Therapist's Companion*. London and New York: Routledge.

Abreaction 發洩、疏導　為讓患者從先前壓抑的經驗中釋放出來的一種情緒宣洩。它可能在原始的創傷後或治療中自然而然地發生。見 **Repression**（壓抑）。

Acting out 行動化　在過去這個術語被用來形容一種在療程之外的行為所表達的情感，有時是潛意識地以破壞性的方式呈現。與其對治療師用

說的，患者會反覆做某些行為而避談它，而這被視為是對治療工作的攻擊或防衛。如今這個術語較被用來當作移情時的一種溝通，通常是在無法言傳的狀態。在移情／反移情的關係中這可能是強大的動力，治療師需要有堅定和理解的回應。

Active imagination 積極想像　Jung 的術語，指的是一種將患者的創造性潛能釋放出來的方法。此項技術涉及認真地專注在「意識的背景」中，通常以一個夢境或幻想的心象開始，然後隨著有更多的影像出現而逐漸發展出來。

Amplification 擴大　Jung 的術語，將夢境的心象透過與它有關的聯想以及與神話、傳說、人類文化學中相似者加以推敲和澄清。

Analysand 被分析者　精神分析的被分析者。

Analytical psychology 分析心理學　Jung 給自己對待心靈之取向的術語，一種不只是治療，同時也是透過個體化的歷程來發展人格的方法。神經質者的症狀是為補償其偏頗的人生態度的一種不怎麼成功的企圖。Jung 將文化或心靈的驅力置於比性驅力更高的地位，尤其在人生的後半段。

Anomie 失範感　在治療中指的是一個人由於失去信念和目的感而產生的無助情形。

Anxiety 焦慮　一種對未知事物的反應，不是來自環境，就是來自自我潛意識中壓抑的趨力所產生的感覺。焦慮是當自我的平衡面臨急迫威脅時增加本能或情緒張力的反應。自我因而可以採取防衛的預防措施。見 **Repression**（壓抑）。

Archetype 原型　榮格學派的術語，指的是以一種天生、預定的模式去組織經驗的傾向。原型為集體潛意識的內容。

Attachment theory 依附理論　Bowlby 發展依附理論用以形容從我們與第一位照顧者開始、人際間深層的情感連結。一個嬰兒至少需要與一位主要照顧者發展關係以利其社交及情緒的發展。依附理論是一個跨學科的研究，包含了心理的、發展的，以及行為的理論。

Attunement 協調 這是我們與他人分享情感狀態的方法。自嬰兒期便開始，而以對嬰兒情感狀態之母—嬰間的情感反應為其特徵。協調是情緒上共鳴的經驗，且自動將那個經驗改為另一種形式的表達（Stern, 1985: 145）。舉一個例子，比如滿臉熱切愉悅、驚訝的樣子，對著寶寶走第一步路的反應說：「啊，看看你！」Sterns 所發展的關於孩子人際世界的理論對現代心理治療及發展式藝術治療有非常大的影響。見 **Intersubjectivity 互為主體性**。

Autistic spectrum disorder 自閉症光譜疾患 一種終其一生影響人們溝通和社會性互動的發展性障礙。它是一個光譜的狀態，亦即，所有自閉症患者在一些領域會有些困難，而其狀態也對他們有不同的影響。亞斯伯格症狀（Asperger's syndrome）是自閉症的形式之一。在這個光譜的孩子會表現出社會性互動、社會性溝通和社會性想像的障礙。這些是所有的自閉症光譜疾患患者所經驗到最主要的三種困難，有時也被稱之為「損害三合一」（triad of impairment）〔國家自閉症學會（National Autistic Society）〕。

Behaviour therapy 行為治療 一種以學習理論為基礎的治療形式。症狀被認為由錯誤的學習和制約所導致，而治療的目的則是透過去制約和再制約的方法來去除症狀。它與分析取向不同，並不將症狀視為潛在作用的一種表徵。

Catharsis 淨化 透過宣洩的療效達到情緒上的紓解。

Collective unconscious 集體潛意識 Jung 的術語。Jung 將潛意識區分成個人的潛意識，「一個人獨特經驗的儲藏所」，以及集體的潛意識。「每個人都同樣有著這種集體的、普世的，和本質上非人的一個第二心理系統。集體潛意識並非個別發展，而是與生俱來的。它由原先即存在的形式——原型所構成，只能附帶地被意識到，也讓一些特定的心理內涵有了明確的形式。」Jung 將集體潛意識關聯到 Freud 所稱的「遠古殘留物」——那些無法以任何個人的生命經驗來解釋的心智形式，通常是原始的、本能的、與生俱來的人類心靈狀態。

Condensation 凝縮 不同的心象能結合形成一個新的心象的過程,有著兩者的意義與能量。它是原始歷程(primary process)以及潛意識思考的特徵之一。可在夢境與症狀形成中被觀察到。

Conscious 意識 在精神分析的理論中心理活動以兩種模式發生,一種為意識的,另一種為潛意識的。意識的心理活動為個體馬上就注意到和明瞭的,由次級歷程(secondary process)所運作。

Containing 涵容 克萊恩學派(Kleinians)所發展的術語,尤其是Bion,用以描述一個人可以涵容,且瞭解另一個人經驗的方式。它明顯地與投射性認同(projective identification)的概念有關。Bion 以「母親的幻想」(maternal reverie)來形容當母親有著嬰兒所投射的焦慮時的心理狀態,好讓嬰兒能以一個可以忍受的方式,由母親處再內攝(reintroject)回去。此概念也延伸至當分析師允許患者同樣的歷程發生時的分析情境。母親與分析師都允許嬰兒和病人去內攝一個足堪涵容和應付焦慮的客體(object)。

Counter-transference 反移情 此術語經歷許多對於理解(understanding)的發展與轉變。治療師利用由病患的口語和非口語溝通所引發的情感,例如,他們在那次治療中所呈現的方式,並確認他們有充分瞭解到患者所要傳達的訊息。如此一來,治療師的情感能被當作病患心理狀態的一個指標。而當分析師無法理解那些情感是源自於己身防禦式的逃避時,會對治療有不利的影響。

Defense 防衛 一般自我(ego)用來應付衝突之所有技巧與機制的用語,可能導致精神神經症。防衛的功能在於保護自我對抗焦慮。可見 **Denial**(否認)、**Regression**(退化)、**Repression**(壓抑)、**Splitting**(分裂)、**Projection**(投射)、**Introjection**(內攝)以及 **Idealisation**(理想化)。

Dementia 失智 一種器質性的腦部疾病,心智功能逐漸退步為其特徵。

Denial 否認 防衛機制之一,若非痛苦的經驗被否認即是自己的某一部分被否認。

Depression position 憂鬱狀態　Klein 用來說明處於某種狀態的術語，通常在四至六個月大、當嬰兒瞭解到她的愛與恨均導向同一個客體時。母親在早些時候是被經驗成「好」與「壞」的部分客體，但在此階段則是一個完整的客體。它讓嬰兒對早些時候的攻擊感到悲傷、內疚，也覺得整個客體因為這些攻擊而受傷。於是有了想要修復的渴望。這也導致躁狂的防衛。

Deprivation 剝奪　一般而言意指一個人缺乏一些來自他人或環境中的需求物，如庇護所、食物或人際接觸。在本書中通常指的是母愛的剝奪，例如母親不在身邊、缺乏情感的抱持、感受不到母親的愛。

Displacement 換置　透過這個過程，能量從一個心象轉移至另一個心象。它是原始歷程之一，在夢中，讓一個心象能象徵另一個心象。象徵化（symbolisation）與昇華（sublimation）作用均有賴一連串的換置。

Dream 夢　睡眠時所想像的、以圖像或事件形式呈現的心智活動。透過探索與詮釋，夢對個體便有意義。見 **Manifest content**（顯明的內容）、**Latent content**（隱含的內容）、**Wish fulfilment**（願望實現）以及 **Primary process**（原始歷程）。

Ego 自我　Freud 的術語，用來稱呼本我已受外在世界直接影響的部分，亦即，心靈有組織的部分，以有別於無序的本我（id）。它代表著理性與常識，以有別於有著情欲的本我。它可以在本我、超我的需求與外在世界之間作調節。見 Reality principle（現實原則）和 Secondary processes（次級歷程）。

Ego-Kleinian 自我—克萊恩　Klein 對自我的概念與傳統分析不同之處，在於她認為自我自一出生便存在，而非在幾個月之後才發展。它乃透過對客體一連串的投射與內攝的歷程而發展。

External object 外在客體　被主體（subject）認為是其外界的客體，以有別於內在客體。Klein 認為患者對外在客體的感知可能會因其對它的投射而有所扭曲，包含潛意識的幻想。

Family therapy 家族治療　假若一個人有困擾，視其整個家族為介入單位。在評估過後，聚焦在治療由家族成員關係所自然形成的系統，而非在個別成員的精神病理上。見 **System theory**（系統理論）。

Fantasy 幻想　對英國的作者而言較像是可意識到的、白日夢似的願望。在《英文牛津辭典》（*Oxford English Dictionary*）中它的用法為異想天開的、任性的、富於想像力的虛構，以有別於另一個幻想（phantasy），被當作是想像、空想的。見 **Phantasy**（想像或幻想）與 **Unconscious phantasy**（潛意識幻想）。

Free association 自由聯想　佛洛伊德學派的用法。受分析者被鼓勵去即興談話，想到什麼就說什麼，無須強制要有所連結或是去集中注意力。

Freudian 佛洛伊德學派　Sigmund Freud（1856-1939）及其追隨者。Freud 出生於 Moravia，幾乎終其一生在維也納度過，直到 1938 年被迫在倫敦定居。

Id 本我　Freud 對心理裝備的用語，初形成時是未分化的狀態，但後來有一部分發展成有結構的自我。它的內容（人格中的本能部分）是潛意識的，部分是天生遺傳的、部分是壓抑而得來的。它被形容為能量充沛、混亂的和努力不懈地想滿足本能的需求。見 **Pleasure principle**（享樂原則）以及 **Primary processes**（原始歷程）。

Idealisation 理想化　一種防衛機制，個體將對感覺矛盾的內在客體分裂成兩個部分，一部分理想地好，另一部分壞到極點。對於情感矛盾的所愛對象，這個機制可避免理想幻滅和沮喪。

Identification 認同　意指一個人透過自己去模仿他人他想要的性格或體態來加以同化這些型態的心理歷程。與父母角色認同能協助人格的形成，為正常發展的一部分。

Incorporation 體內化　Klein 的用語，指的是將外在客體納到自己內在的幻想。像是物理上存在一個人身體裡面的感受。它是一種防衛，與內攝的概念有關，為一個人內攝外在客體的經驗。見 **Introjection**（內

攝）。

Individuation process 個體化歷程　Jung 所用的，對完整性（wholeness）的一種探求，連結心靈中意識與潛意識的部分，為中年期的任務之一。

Instinct 本能　一種天生的、由生理的衝動所左右的行為。在 Freud 的術語中，本能有生物性的源頭，有一個目的、能量以及一個客體。無法找到一個客體將導致本能上的緊張。見 **Pleasure principle**（享樂原則）、**Sublimation**（昇華）以及 **Instinct theory**（本能理論）。

Instinct theory 本能理論　Freud 提出了二元的本能理論，例如兩群完全相反的本能。通常指生存本能與死亡本能。生存本能包括性和自我維生的本能，而死亡本能則努力想回歸到無生命的狀態。

Internal object 內在客體（對象）　Klein 的用語，意指將一具體客體盡可能逼真地置於內在心靈世界的一種潛意識經驗。雖然它是幻想的，卻被經驗成像是有獨自的動機與意圖。內在客體與外在客體有關。內在客體源起於內攝作用，反映了外在客體的要素。

Interpersonal 人際間的　指的是人與他者的互動。

Interpretation 詮釋　〔reductive（化約的）、premature（過早的）、projective（投射的）、group（團體）〕分析師從個案的夢境、自由聯想和病徵中發現意義的歷程。個案或許瞭解所呈現的內容，但與分析師工作或可找到隱藏的內涵。個案須對這些詮釋有所回應以核驗其正確性。佛洛伊德學派或古典精神分析學派的擁護者有時因其化約的詮釋而被詬病，譬如那些將所有的歸因導向嬰兒期的性，而不讓象徵給這個人「一些新的說法」。過早的詮釋意指治療中，在個案尚未準備好去瞭解其中意涵時即給的詮釋。在藝術治療中，詮釋亦可指團體討論時成員的投射性詮釋──某成員將其自己的一部分「投射」到其他成員的畫作中，而認為是創作者的屬性。團體詮釋意指無論藝術治療或口語治療的團體，帶領者依據團體歷程而非個別成員做詮釋。

Intersubjectivity 互為主體性　主體經驗的分享。只有在當嬰兒領悟到另

一位有別於自己的人，也能抱持或懷有像自己所感覺的一樣的心理狀態時才有可能（Stern, 1985）。

Intrapsychic 存在於心靈的　意指發生在內心的歷程。

Introjection 內攝　Klein 的概念，描述自我將外在客體納入它範圍內的歷程。這些被內攝的客體充斥在每個人的內在世界。它是一種當外在客體被內攝，一個人覺得有「壞客體」在裡面而有焦慮時的一種防衛機制，也就是說，在這些時候「好客體」被內攝。

Jungian 榮格學派　一群 Jung（1875-1961）的追隨者。Jung 為瑞士的精神科醫師，在 1907 年到 1913 年是 Freud 的門生，但後來另立門戶，創分析心理學體系。

Kleinian 克萊恩學派　一群兒童分析先驅 Melanie Klein（1882-1960）的追隨者。Klein 的理論既源自傳統的佛洛伊德分析學說，但又與之不同。它贊同二元的本能說，尤其強調死亡本能。它否定發展階段的概念，獨厚狀態（position）的說法。它認為生命的第一年比整個童年有更大的重要性。

Latent content 隱含的內容　在 Freud 夢的解析中，隱含的內容乃透過詮釋而被揭露。此內容原是長久以來以妄想的形式來達成的一個願望。

Learning disability 學習障礙　學習障礙影響一個人瞭解資訊以及其如何溝通的方式。在英國約有 150 萬人口有此種診斷。此意味著他們對理解新的或複雜的資訊、在學習新的技巧，和在適應獨立上有困難。有學習障礙者在社交技巧、責任、溝通、日常生活技巧、個人獨立和自我滿足諸多方面的適應功能會有損傷或缺陷。部分的定義是學習障礙在成人期以前發生。它有四種等級的嚴重度來反映智力損害的程度，分別為輕度、中度、重度和極重度，以及多重學習障礙（引自 'Valuing People', DOH2001b; 'The Same as You', Scottish Executive, 2000）。

Libido 慾力　〔oral phase（口腔期）、anal phase（肛門期）、genital phase（性蕾期）〕Freud 的術語，用以推理心理歷程、結構以及心

象所投注的心理能量。慾力被推測源自於本我（id）。口腔期（oral stage）：第一個慾力和自我發展的時期，此時嘴部是愉悅感的主要源頭也是經驗的核心。肛門期（anal stage）；第二個慾力和自我發展的時期，此時期肛門部位與排便為官能上愉悅感的主要來源也是嬰兒自我覺知的中心，對身體的掌控與將衝動社會化為嬰兒最主要專注的事。性蕾期（genital stage）：慾力發展的最後階段，在歷經潛伏期之後進入到發展與他人親密關係的青春期。

Mania 狂躁症　一種精神疾病，其特徵為生理和心理功能的亢奮和加速。此為躁鬱症（mania-depressive disorder）的週期之一。

Manic defences 狂躁的防衛　Klein 對在憂鬱狀態下所啟動的防衛之概念。防衛在因個體早期的攻擊趨力導致客體受傷而感到焦慮、內咎、憂鬱時產生有其必要性。這些防衛有：否認、全能、認同與投射。

Manifest content 明顯的內容　在 Freud 夢的解析中，明顯的內容即是做夢者白天清醒後所記住、告訴分析師的夢的內容。見 **Latent content**（隱含的內容）。

Materials 素材　在精神分析和心理治療中，素材通常指的是「患者所說的話」，因為這是分析師做詮釋的依據。在藝術治療中，它常指在治療歷程中的圖畫或雕塑，但也包含口語表達，因為藝術治療師在圖像與口語間工作。

Mentalisation 心智化　心智化為能反思自己與他人心理狀態的能力。它讓我們理解人們何以如此作為，因而我們能開始預知一些行為。這種能力讓我們能透過瞭解自己的經驗而把他人的經驗關聯起來。它是種自我反思和想像性的功能。

Mindfulness 正念　正念與在每個當下去發展對自己的覺察有關。人們被鼓勵對當前的想法、情感和周遭事物，以開放和好奇的態度，來獲得有意識的覺察。如此一來，人們便更能覺察到他們心理的平常模式，而可能以嶄新的方法去因應。

Negative therapeutic reaction 負面的治療反應　患者因為針對減輕他們症

狀所作的治療而症狀增加，或病情惡化。原先只談及精神分析中的詮釋會有此影響，但如今有更廣泛的用法。這樣的影響被認為是由「能健康是因為別人付出了代價」這樣的想法所產生的罪惡感所引發。

Neurobiology and psychotherapy 神經生物學與心理治療　神經科學為神經系統之研究。過去 15 年來神經生物學的發展讓精神分析師、心理治療師以及藝術治療師們與之有了對話。這讓治療師們對心與腦的關係有了更多的覺察，也影響了，例如，對依附關係和心智化的理解。見 **Attachment theory**（依附關係）以及 **Mentalisation**（心智化）。

Neurosis 精神官能症或神經症　用以形容那些非神經系統疾病的心理障礙。神經質的（neurotic）通常指的是那些不健康、不正常、非器質性以及無生理依據的，但能以心理學理論來解釋的行為。

Object relations theory 客體關係理論　在 1930 年代客體關係尤其在英國成為精神分析學派發展的主要焦點。Klein 雖發展客體關係但仍堅定地相信 Freud 的本能說。其他的學者有 Fairbairn、Winnicott 以及 Balint。在客體關係理論中，主體有與客體建立聯結的需求是主要論點，此有別於本能說之論點——主體有減輕本能上的緊張之需求。

Object(s) 客體　精神分析學派對本能衝動之對象的指稱，尤其指行為或慾念所導向的對象。它幾乎總是意指一個人，某人的一部分，或某人的象徵。

Oceanic feeling 漫然無邊的感受　無自我的邊界、與世界合而為一的感受。此經驗再現於當一個人還是接受母乳哺餵、自我尚未能區分外界之前的嬰兒。同時也可指神秘的或宗教性的經驗。

Oedipus complex 伊底帕斯情節　Freud 的術語，意指想擺脫同性別的父母，以便在性上，擁有異性別父母的渴望。當孩子在三到五歲間會有此經驗。依據 Freud 的說法，它是一個普遍的現象。此在青春期時透過與同性別父母的認同以及最終性伴侶的選擇而獲得解決。

Omnipotence 全能　一個人擁有無上的力量去對應外在世界的念頭和幻想。

Ontogeny 個體發生學　個人的發展。

Palliative care 安寧緩和照護　旨在提供致命性疾病患者一個廣泛的服務，其中包含減緩疼痛和其他令人苦惱的症狀，心理上以及靈性上的照護，一個支持系統讓患者盡可能有如常活躍的生活，也給予家庭支持。它是以一個團隊的方式來順應患者及其家庭的需求，並無加速或延緩死亡的意圖。

Paranoid 妄想症　見 **Psychosis**（精神病）。

Paranoid-schizoid position 妄想—分裂狀態　Klein 的術語，描述嬰兒早期透過分裂的過程來應付天生毀滅性衝動的心智狀態。一部分的自我以及客體的代表分裂成「好」與「壞」兩部分。壞的部分投射到一個這個主體感覺到被迫害的客體上，例如她自己的毀滅性衝動從外面跑來追她。見 **Projective identification**（投射性認同）以及 **Splitting**（分裂）。

Part object 部分客體　Klein 的術語，描述嬰兒對關心她的人之身體部分的經驗，如，乳房。這個部分客體被經驗成只為滿足嬰兒的需求，或只為令他們沮喪而存在。當嬰兒肚子餓了，它經驗到一個令人沮喪的「壞客體」；而當她被餵飽、感覺溫暖時，那便是個「好客體」。嬰兒的內在世界充斥著她本能衝動的代表；只有當後來一個完整的客體形成時，她才認出這個部分客體。

Personal unconscious 個人潛意識　Jung 將潛意識區分為個人潛意識與集體潛意識。個人潛意識屬於個人，它由被壓抑的經驗、衝動和願望、潛在的知覺，以及被遺忘的經驗所組成。見 **Collective unconscious**（集體潛意識）。

Personality disorder 人格疾患　由於早期的不良依附，人格疾患者缺乏良好的自我感，有較差的人我界線，而他們的關係模式也是不穩定的。在過去這會導向人格疾患者是無法治療的結論；然而，由於新興理論的發展，對這個族群的治療設計會運用一個心智化為主的治療方案。見 **Mentalisation**（心智化）。

Phantasy 想像或幻想 英國精神分析學界的作者一致地用這個詞來意指那些突顯出所有思考和情感的想像活動。它亦可用來指想像、做白日夢，以及異想天開，以有別於合適的想法和行為。美國的作者可能將 phantasy（幻想）與 fantasy（幻想）混著使用。見 **Fantasy**（幻想）以及 **unconscious phantasy**（潛意識的幻想）。

Phobia 恐懼症 在一些特定場合或當有一些特定物體出現時，有不必要或過多的焦慮，如懼曠症（agoraphobia）或對蜘蛛恐懼。諸多學派認為恐懼的場所或物件會引發焦慮並非因為物件本身，而是因為它已成為另一種東西的象徵。

Phylogeny 種族發生史 種族或物種的發展。

Play technique 遊戲技巧 為了要能分析三歲以前的兒童，Klein 發展了她的遊戲技巧。她的技巧是在精神分析的場所運用小玩具，讓潛意識的想像得以表達。兒童的遊戲被認為等同於成人的自由聯想。她的詮釋描述在遊戲中象徵性地被表達的潛意識焦慮。她的客體關係理論乃深刻地依據在分析中對兒童遊戲的觀察所發展而來。

Pleasure principle 享樂原則 Freud 的用語，兩個管控心智運作的原則之一。精神活動的目的在於透過幻想如何能減輕壓力以避免由本能張力增加所帶來的不快樂和痛苦。享樂原則是天生而原始的。見 **Reality principle**（現實原則）。

Preconscious 前意識 指那些雖然在當下未意識到，但並未被壓抑因而後來能被意識到的想法。它們為次級歷程之運作。

Primary processes 原始歷程 原始歷程為潛意識特有的心理活動。心象變得融合，且即刻可取代和象徵他物。原始歷程思考運用多變的能量，忽視時間和空間的範疇，為享樂原則所掌控，透過幻想願望實現來減輕本能的緊張。它是在本我所運作的思考模式。Freud 相信它們就個體發生史上以及種族發生史上來看都較次級歷程為早。他認為它們是適應不良的，而此觀點後來被發展心理歷程和創造力學說者所質疑。夢為原始歷程的示範。見 **Secondary processes**（次級歷程）。

Projection 投射　一個人自我的形象或內在客體被想像位於環境中他人身上的過程。這個人最先會否認有如此的感覺，然後在別人身上「看到」，而後有所對應。

Projective identification 投射性認同　Klein 的用語，意指一個對客體的侵略式攻擊，強迫個人的部分進入客體以便取代它。見 **Projection**（投射）以及 **Paranoid-schizoid position**（妄想─分裂狀態）。投射性認同的想法是將自我的一些部分置於某一處是可能的。它讓主體覺得能量耗盡、身分迷失。

Psyche 心靈　靈魂、精神、心智，包含了心理和情緒的生活，意識與潛意識。

Psychiatrist 精神科醫師　治療心理疾病的人。

Psychoanalysis 精神分析　1980 年代 Freud 所發明的治療形式，以被壓抑、嬰兒似的性衝動來解釋精神病的症狀，將神經症的源頭導向嬰兒期。關鍵性的概念有：自由聯想、詮釋、移情。精神分析可被描述為長期、密集、詮釋性的心理治療。

Psychoanalyst 精神分析師　在一個被認可的機構接受訓練而後執行精神分析治療的人。

Psychologist 心理學家　一位接受或執行任何心理學形式訓練的人。

Psychology 心理學　心理的科學，但也是行為的科學。專家可能專精於這個學科之一分科，如：兒童的、異常的、教育的等，或在特定的思想體系中，如：完形、榮格、佛洛伊德學派取得資格者。

Psychopathology 精神病理學　意指對變態／適應不良運作、心理疾病，或心理困擾，或形成對一個人心智異常運作的理論之研究。

Psychosis 精神病　用來形容那些以與現實脫節、無法洞察自己的狀況，以及如幻聽、幻覺的嚴重症狀為特徵的精神疾病。器質性的精神病則導因於腦中的器質性病變。功能性的精神病無明顯的器質上的損害，其中的三種已被識別出來：(a) 思覺失調症（schicophrenia）；(b) 躁鬱症（menic-depressive psychosis）；以及 (c) 妄想症（paranoia）。

患有精神病被稱之為精神病患。

Psychosomatic 身心症　（psyche：靈魂、精神、心智；soma：身體）因此，心身的，即將心與身視為一體，從患者的生命境遇，以及有機體，或生理基礎來看，身體疾病有其情緒上的根源。

Psychotherapist 心理治療師　運用任何心理治療學派的臨床工作者。此人可具醫學或其他一般背景，已在被認可的機構接受過訓練。

Psychotherapy 心理治療　以心理的方法來做的心理或心靈的處遇，通常包含了一個「透過會談來療癒」的理念。心理治療可以是個別或團體的，表淺的或深入的。它能有不同的意圖，可以是詮釋性的、支持性的，或建議性的。

Psychotic art 精神疾患者的藝術　由患有精神疾病者所創作的繪畫或雕塑。

Reality, external 現實，外在的　外在現實意指主體外在的客觀現象。

Reality, internal 現實，內在的　內在現實指的是由想像而來的形象、想法、幻想或情感，在主體內在佔有一席之地。同時也可稱為精神上的現實。

Reality principle 現實原則　Freud 的用語，兩個管控心智運作的原則之一。在自我發展之後，享樂原則改變成現實原則，它讓個體以適合的行為來取代幻想似的願望實現；例如，即便是在馬上可令人滿足的情形下，個體仍能依據外在世界的情境而延緩達到其目標。見 **Pleasure principle**（享樂原則）。

Regression 退化　退回到早些時期的方式或功能。此為讓個體藉由回到早期的慾力和自我發展階段，以逃避焦慮的防衛機制。見 **Libido**（慾力）。

Reparation 修復　Klein 的用語，為所有建設性以及創造性趨力的主要構成之一。個體對有矛盾情感的客體發動攻擊後感到苦惱，想要修復所造成的傷害。假若一個內在客體在幻想中被攻擊受傷或被毀滅掉，則此指再創造它的歷程。

Repression 壓抑　將難以接受的想法或行為衝動變成潛意識的歷程。它是一種防衛機制。自我發展意味著適應個人的環境，涉及將難以接受的衝動壓抑下來的過程。

Resistance 抗拒　精神分析的術語，意指對潛意識過程變成有意識的一種防衛。換言之，反對分析師的詮釋。

Restitution 恢復或 Restoration 修復　一種防衛的歷程，在攻擊衝動之後想要讓它再次變「好」的衝動。它可減輕個體對情感矛盾客體的罪惡感。見較常被使用的 **Reparation**（修復）。

Schizophrenia 思覺失調症　見 **Psychosis**（精神病）。

Secondary processes 次級歷程　次級歷程為有意識的心智活動之特色。次級歷程以順從文法和有條理邏輯的思考為範例。它們使用有限度的能量，受現實原則所支配，以適合的行為來減輕不愉悅的本能壓力。Freud 認為次級歷程的發展與自我適應外在世界同時，且與語言思考有密切的關聯。見 **Primary Processes**（原始歷程）。

Shadow 陰影　Jung 對於我們自己潛意識部分的稱謂。它可以有一個負面的意涵，即我們有一些自己不想承認的部分。它們是我們自己的部分，形成我們個人的潛意識，因為它們與意識上所選擇的態度相互矛盾。處理這些我們不願意或有不相容的部分或能開發出新的潛能，或是制止它們被投射到他人身上。

Splitting 分裂　一種防衛機制。意指心智結構由一分為二的歷程，換言之，當自我分裂時，其中一部分仍是有意識的被當成「自己」，而另一個「難以接受」的部分則變成潛意識被分裂出去的自我部分。假如一個內在客體是分裂的，通常一部分是「好客體」而另一部分是「壞客體」。見 **Denial**（否認）、**Projection**（投射）與 **Idealisation**（理想化）。

Sublimation 昇華　原先本能性的能量，以顯然不是本能似的方式釋放和被取代的歷程。有時候被認為是合宜的，例如這些能量被有趣的活動或對象所取代，情緒變得不是那麼性慾化和不那麼有攻擊性。昇華有

賴象徵化。自我發展則有賴昇華。

Superego 超我　Freud 的術語。超我由父母的禁令和要求所內化形成。在與自我的關係中，像是法官或督察。它同時也包含了反思性活動、自我觀察、自我批判，也是形成良心和理想的基礎。

Symbiotic relationship 共生關係　兩個人的結盟，彼此完全相互依賴。

Symbol 象徵　象徵是間接地但比喻性去代表其他種東西的方式。換言之，在精神分析的用語即為潛意識的想法、衝突或願望。它能與只能代表某種東西存在的符號做對照。精神分析認為象徵是潛意識地替代一個心象、想法或活動。象徵的理論探討象徵與被象徵物在潛意識中恆久的關係。這個恆久的關係可以在不同的個體看到，也可以在非常不同和差距很大的文化中見到。象徵化為支配潛意識想法的原始歷程之一，例如：夢、症狀形成。見 **Displacement**（移置）與 **Condensation**（凝縮）。

Symptom formation 症狀形成　古典精神分析理論將神經症者的症狀與夢的工作視為等同。症狀為被壓抑的願望與壓抑這個願望的防衛機制之間的妥協。見 **Repression**（壓抑）與 **Defence**（防衛）。

System theory 系統理論　在家族治療中，系統理論被認為是當一位有困擾的成員被引介到治療時，將家庭中所發生的事加以概念化的方式。除非去看整個家庭，否則無法瞭解單一家族成員。在這個困擾可被說明之前，他們的內在互動和與環境的互動需要被用心考量。

The self 自我　Jung 用來指意識和潛意識整體中心的術語。它為結合男人或女人所有對立特質的機制。要達到這個狀態，涉及接納我們本質中的低劣部分（陰影）。要瞭解它，即是要有自己是獨特的這樣的感受，也接受這個世界就是如它所呈現的樣貌一樣。

Therapy 治療　療癒或治癒的過程。Therapeutic alliance（治療聯盟）意指治療中案主健康的部分和治療師之間的結盟，一同去治療或療癒案主受傷的部分。Therapeutic relationship（治療關係），有時會與治療聯盟或工作聯盟（working alliance）交替使用，泛指除了移情

（transference）和反移情（counter-transference）以外的所有治療關係。Therapeutic encounter（治療性相會）指的是兩人在治療關係中的相遇。Therapeutic process(es)（治療歷程）意指在療程中治療師與個案共同經歷的事件和階段，以及那些在過程中他們所帶出來運作的心理機制。

Transcendent function 超越功能 （of the symbol）（象徵的）在 Jung 的術語中，象徵可帶有廣泛的意涵，傳達了心靈中再也確切不過的真實。象徵的超越功能即是連結心靈中對立的面向來形成新合成的包容力，而這能形成新的出發點。

Transference 移情 意指一個人在分析或治療中將其情感移置到其分析師或治療師身上，而那些是源自早期生命中與他人關係的情感。換言之，個案的言行舉止像是將治療師當作父親、母親等一樣。它即是透過詮釋轉移關係來解決源自嬰兒期和兒童期的衝突，而這也形成了精神分析工作的基礎。在藝術治療中，我們處理對圖像以及對治療師個人的兩個雙重的移情概念，換言之，圖像包含了對過往關係的想法和情感。

Transitional object 過渡性客體 Winnicott 所新創的術語。此為孩子當作自己與另一個人之間的中途客體；最初這個人通常是母親。它可以是任何孩子覺得珍貴的物體，常常是一件玩具或一塊毛毯，但因為不是真的人，所以也可以粗暴地對待。孩子能對這件物體同時表現出愛與恨的情感。

Trauma 創傷 意指一個讓個案無法消化、完全出乎意料之外的經驗。當它發生時，當下的反應是震驚。一個人若不是自然而然地復原，便是會因為想壓抑下這個經驗的防衛開始作用，而發展出神經症。

Unconscious 潛意識 在精神分析的理論裡，心智活動以兩種方式發生，一種為意識的，另一種為潛意識的。潛意識的心智活動指的是那些透過原始歷程、個體沒有覺察到的過程。有些潛意識的歷程可輕易地變成是可以意識到的，但是某些則是要壓抑的議題。

Unconscious phantasy 潛意識幻想 Klein 用來描述想像活動的術語，它強調所有心智歷程及其所伴隨的思考與情感。潛意識幻想以身體為主，與生理作用、以及為了要滿足對客體之本能的客體關係有關。克萊恩學派的工作方法以詮釋那些釋放壓抑、解除焦慮，以讓幻想更進一步浮現的潛意識幻想為特徵。見 **Fantasy**（幻想）與 **Phantasy**（想像）。

Whole object 完整客體 Klein 的術語，意指當一個人察覺到一個客體是與自己相似的一個人，或一個客體就是他／她這個人自己。這個完整客體不再是「好」或「壞」，而是嬰兒認清到「好」部分和「壞」部分原來是一體的。換言之，嬰兒能接受對一個所愛的人有矛盾的情感，而不是以其自己的本能需求去界定他們。

Wish fulfilment 願望實現 Freud 的術語，與其夢的理論有關。潛意識的產物，亦即，夢、象徵以及幻想，全都是願望實現，在其中，願望或多或少以偽裝的形式被表達出來。

參考文獻

Stern, D. N. (1985) *The Interpersonal World of the Infant: A View from Psychoanalysis and Developmental Psychology*. New York: Basic Books.

藝術治療理論及相關領域的書籍

除此之外的概論性書籍

Dalley, T. (ed.) (1984) *Art as Therapy: An Introduction to the Use of Art as a Therapeutic Technique*. London: Tavistock.

Edwards, D. (2004) *Art Therapy*. London: Sage.

Malchiodi, C. (2002) *Handbook of Art Therapy*. New York: Guilford Press.

Rubin, J. (2001) *Approaches to Art Therapy*, 2nd edn. New York: Brunner-Routledge.

Rubin, J. (2010) *Introduction to Art Therapy: Sources and Resources*. New York: Brunner-Mazel.

Waller, D. and Gilroy, A. (1992) *Art Therapy: A Handbook*. Buckingham: Open University Press.

歷史及歷史性的

Adamson, E. (1984) *Art as Healing*. London: Coventure.

Barnes, H. G. (1940) *The Mythology of the Soul*. London: Tindall and Cox.

Barnes, M. and Berke, J. (1973) *Two Accounts of a Journey through Madness*. Harmondsworth: Penguin.

Cardinal, R. (1972) *Outsider Art*. London: Studio Vista.

Hill, A. (1948) *Art versus Illness*. London: Allen & Unwin.

Hill, A. (1951) *Painting Out Illness*. London: Williams and Norgate

Hogan, S. (2001) *Healing Arts: The History of Art Therapy*. London: Jessica Kingsley.

Jung, C. G. (1963) *Memories, Dreams, Reflections*. London: Collins.

Junge, M. and Asawa, P. (1994) *A History of Art Therapy in the United States*. Mundelein, IL: The American Art Therapy Association.

Kramer, E. (1973) *Art as Therapy with Children*. London: Elek.

Kramer, E. (1979) *Childhood and Art Therapy*. New York: Schocken.

Kris, E. (1953) *Psychoanalytic Explorations in Art*. London: Allen & Unwin.

Kwaitkowska, H. (1978) *Family Therapy and Evaluation through Art*. Springfield, IL: C. C. Thomas.

Laing, J. (1979) *The Special Unit, Barlinnie Prison: Its Evaluation through Its Art*. Glasgow: Third Eye.

Lyddiatt, E. (1971) *Spontaneous Painting and Modelling*. London: Constable.

May, R. (1976) *The Courage to Create*. New York: Bantam.

Melly, G. (1986) *'Its All Writ Out For You': The Life and Work of Scottie Wilson*. London: Thames & Hudson.

Milner, M. (1977) *On Not Being Able to Paint*. London: Heinemann.

Naumburg, M. (1973) *Introduction to Art Therapy*. London and New York: Teachers College Press, Columbia University.

Neumann, E. (1959) *Art and the Creative Unconscious*. Princeton, NJ: Princeton University Press.

Prinzhorn, H. (1972) *The Artistry of the Mentally Ill*. Berlin: Springer-Verlag.

Rhodes, C. (2000) *Outsider Art*. London: Thames & Hudson.

Rhyne, J. (1973) *The Gestalt Art Experience*. Monterey, CA: Brooks/Cole.

Stevens, A. (1986) *The Withymead Centre: A Jungian Community for the Healing Arts*. London: Coventure.

Waller, D. (1991) *Becoming a Profession: A History of Art Therapists 1940–82*. London: Routledge.

與成人工作

Bull, S. and O' Farrell, K. (2013) *Art Therapy and Learning Disabilities: Don't Guess My Happiness*. London: Routledge.

Dalley, T., Rifkind, G. and Terry, K. (1993) *Three Voices of Art Therapy: Image, Client, Therapist*. London: Routledge.

Killick, K. and Schaverien, J. (eds) (1997) *Art, Psychotherapy and Psychosis*. London: Routledge.

Levens, M. (1995) *Eating Disorders and Magical Control of the Body: Their Treatment through the Body*. London: Routledge.

Malchiodi, C. (ed.) (1999) *Medical Art Therapy with Adults*. London: Jessica Kingsley.

Pratt, M. and Wood, M. (1998) *Art Therapy in Palliative Care: The Creative Response*. London: Routledge.

Schaverien, J. (1992) *The Revealing Image: Analytical Art Psychotherapy in Theory and Practice*. London: Routledge.

Schaverien, J. (1995) *Desire and the Female Therapist: Engendered Gazes in Psychotherapy and Art Therapy*. London: Routledge.

與兒童工作

Bach, S. (1990) *Life Paints Its Own Span: On the Significance of Spontaneous Pictures by Severely Ill Children*. Einsiedeln, Switzerland: Daimon Verlag.

Case, C. (2005) *Imagining Animals: Art, Psychotherapy and Primitive States of Mind*. London: Routledge.

Case, C. and Dalley, T. (eds) (1990) *Working with Children in Art Therapy*. London: Tavistock/Routledge.

Case, C. and Dalley, T. (eds) (2008) *Art Therapy with Children: From Infancy to Adolescence*. London: Routledge.

Evans, K. and Dubowski, D. (2001) *Art Therapy with Children on the Autistic Spectrum: Beyond Words*. London: Jessica Kingsley.

Gardner, H. (1980) *Artful Scribbles*. New York: Basic Books.

Henley, D. (2002) *Clayworks in Art Therapy*. London: Jessica Kingsley.

Kramer, E. (2000) *Art as Therapy: Collected Papers*. London: Jessica Kingsley.

Malchiodi, C. (ed.) (1999) *Medical Art Therapy with Children*. London: Jessica Kingsley.

Matthews, J. (1999) *The Art of Childhood and Adolescence: The Construction of Meaning*. London: Falmer Press.

Murphy, J. (2000) *Lost for Words: Art Therapy with Young Survivors of Sexual Abuse*. London: Routledge.

Rubin, J. (1984) *Child Art Therapy*. New York: Van Nostrand Reinhold.

團體工作

Dwivedi, K. (ed.) (1993) *Groupwork for Children and Adolescents*. London: Jessica Kingsley.

Liebmann, M. (2004) *Art Therapy for Groups*. London: Routledge.

Makin, S. (2000) *Therapeutic Art Directives and Resources: Activities and Initiatives for Individuals and Groups*. London: Jessica Kingsley

McNcilly, G. (2005) *Group Analytic Art Therapy*. London: Jessica Kingsley.

Riley, S. (2001) *Group Process Made Visible: Group Art Therapy*, London: Brunner-Routledge.

Skaife, S. and Huet, V. (eds) (1998) *Art Psychotherapy Groups*. London: Routledge.

Waller, D. (1993) *Group Interactive Art Therapy: Its Use in Training and Treatment*. London: Routledge.

Yalom, L. D. (1975) *The Theory and Practice of Group Psychotherapy*. New York: Basic Books.

藝術、精神分析以及心理學

Adams, L. S. (1993) *Art and Psychoanalysis*. New York: HarperCollins.

Chasseguet-Smirgel, J. (1985) *Creativity and Perversion*. London: Free Association Books.

Douglas, M. (1984) *Purity and Danger*. London: Ark.

Ehrenzweig, A. (1967) *The Hidden Order of Art*. London: Paladin.

Fitzgerald, M. (2005) *The Genesis of Artistic Creativity: Asperger's Syndrome and the Arts*. London: Jessica Kingsley.

Fuller, P. (1980) *Art and Psychoanalysis*. London: Writers and Readers.

Gerhardt, S. (2004) *Why Love Matters: How Affection Shapes the Baby's Brain*. Hove, East Sussex and New York: Brunner-Routledge.

Gordon, R. (1978) *Dying and Creating*. London: Society of Analytical Psychology.

Gosso, S. (ed.) (2004) *Psychoanalysis and Art: Kleinian Perspectives*. London: Karnac Books.

Jung, C. G. (1963) *Memories, Dreams, Reflections*. London: Collins.

Jung, C. G. (1978) *Man and his Symbols*. London: Picador.

Koestler, A. (1976) *The Act of Creation*. London: Hutchinson.

Kuhns, F. (1983) *Psychoanalytic Theory in Art*. New York: Columbia University Press.

Langer, S. (1980) *Philosophy in a New Key*. Cambridge, MA: Harvard University Press.

Maclagan, D. (2001) *Psychological Aesthetics*. London: Jessica Kingsley.

Maclagen D. (2009) *Outsider Art: From the Margins to the Market Place*. London: Reaktion Books.

McDougall, J. and Lebovici, S. (1989) *Dialogue with Sammy: A Psychoanalytic Contribution to the Understanding of Child Psychosis*. London: Free Association Books.

Milner, M. (1969) *The Hands of the Living God*. London: Virago.

Milner, M. (1989) *The Suppressed Madness of Sane Men*. London: Routledge.

Segal, H. (1990) *Dream, Phantasy and Art*. London: Routledge.

Shakespeare, R. (1981) *The Psychology of Handicap*. London: Methuen.

Sinason, V. (1992) *Mental Handicap and the Human Condition*. London: Free Association Books.

Storr, A. (1972) *The Dynamics of Creation*. Harmondsworth: Penguin.

Szasz, T. (1962) *The Myth of Mental Illness*. London: Secker & Warburg.

Vernon, P. (ed.) (1970) *Creativity*. Harmondsworth: Penguin.

Wollheim, R. (1971) *Freud*. London: Fontana.

Wollheim, R. (1980) *Art and Its Objects*. Cambridge: Cambridge University Press.

Winnicott, D. W. (1980) *The Piggle*. Harmondsworth: Penguin.

Winnicott, D. W. (1988) *Playing and Reality*. Harmondsworth: Penguin.

Wright, K. (1991) *Vision and Separation: Between Mother and Child*. London: Aronson.

一般性

Campbell, J., Liebmann, M., Brookes, F., Jones, J. and Ward, C. (eds) (1999) *Art Therapy, Race and Culture*. London: Jessica Kingsley.

Chetwynd, T. (1982) *A Dictionary of Symbols*. London: Paladin.

Circlot, J. E. (1971) *A Dictionary of Symbols*. London: Routledge & Kegan Paul.

Dalley, T., Halliday, D., Case, C., Schaverien, J. H., Waller, D. and Weir, F. (2013) *Images of Art Therapy*. Abingdon: Routledge. First published 1987, London: Tavistock.

Fitzgerald, M. (2005) *The Genesis of Artistic Creativity: Asperger's Syndrome and the Arts*. London: Jessica Kingsley.

Gerity, L. A. (1999) *Creativity and the Dissociative Patient*. London: Jessica Kingsley.

Gilroy, A. and Dalley, T. (eds) (1989) *Pictures at an Exhibition*. London: Tavistock/ Routledge.

Gilroy, A. and Lee, C. (eds) (1994) *Art and Music: Therapy and Research*. London: Routledge.

Gilroy, A. and McNeilly, G. (eds) (2000) *The Changing Shape of Art Therapy*. London: Jessica Kingsley.

Gilroy, A., Tipple, R. and Brown, C. (eds) (2012) *Assessment in Art Therapy*. London and New York: Routledge.

Goldstein, R. (ed.) (1999) *Images, Meanings and Connections: Essays in Memory of Susan Bach*. London: Daimon Press.

Hiscox, A. R. and Calisch, A. C. (eds) (1998) *Tapestry of Cultural Issues in Art Therapy*. London: Jessica Kingsley.

Hogan, S. (1997) *Feminist Approaches to Art Therapy*. London: Routledge.

Hogan, S. (2002) *Gender Issues in Art Therapy*. London: Jessica Kingsley.

Kalff, D. (1980) *Sand Play: A Psychotherapeutic Approach to the Psyche*. Boston, MA: Sigo Press.

Kalmanowitz, D. and Lloyd, B. (eds) (2005) *Art Therapy and Political Violence: With Art. Without Illusion*. London: Brunner-Routledge.

Kalmanowitz, D., Potash, J. and Chan, S. M. (eds) (2012) *Art Therapy in Asia: To the Bone or Wrapped in Silk*. London: Jessica Kingsley.

Landgarten, H. (1988) *Family Art Psychotherapy*. New York: Brunner-Mazel.

Liebmann, M. (1990) *Art Therapy in Practice*. London: Jessica Kingsley.

Liebmann, M. (ed.) (1994) *Art Therapy with Offenders*. London: Jessica Kingsley.

Liebmann, M. (ed.) (1996) *Arts Approaches to Conflict*. London: Jessica Kingsley.

McNiff, S. (1988) *Fundamentals of Art Therapy*. Springfield, MA: C. C. Thomas.

McNiff, S. (1992) *Art as Medicine*. Boston, MA: Shambhala.

McNiff, S. (2000) *Art-based Research*. London: Jessica Kingsley.

McNiff, S. (2004) *Art Heals: How Creativity Heals the Soul*. Boston, MA: Shambhala.

Milia, D. (2000) *Self Mutilation and Art Therapy: Violent Creation*. London: Jessica Kingsley.

Miller, A. (1990) *The Untouched Key*. London: Virago.

Moon, C. H. (2002) *Studio Art Therapy: Cultivating the Artist Identity in the Art Therapist*. London: Jessica Kingsley.

Rees, M. (1998) *Drawing on Difference: Art Therapy with People with Learning Difficulties*. London: Routledge.

Robbins, A. (1986) *The Artist as Therapist*. New York: Human Sciences Press.

Rubin, J. (1984) *The Art of Art Therapy*. New York: Brunner-Mazel.

Sandle, D. (ed.) (1998) *Development and Diversity: New Applications in Art Therapy*. London: Free Association Books.

Schaverien, J. and Case, C. (eds) (2007) *Supervision in Art Psychotherapy*. London: Routledge.

Simon, R. (1991) *The Symbolism of Style: Art as Therapy*. London: Routledge.

Simon, R. (1996) *Symbolic Images in Art as Therapy*. London: Routledge.

Simon, R. (2002) *Self Healing through Visual and Verbal Art Therapy*. London: Routledge.

Thomson, M. (1990) *On Art and Therapy: An Exploration*. London: Virago.

Wadeson, H. (1992) *A Guide to Conducting Art Therapy Research*. Mundelein, IL: American Art Therapy Association.

Wadeson, H. (1994) *The Dynamics of Art Psychotherapy*. New York: Wiley.

Wadeson, H. (2000) *Art Therapy Practice: Innovative Practice with Diverse Populations*. New York: Wiley.

Waller, D. (2002) *Arts Therapies and Progressive Illness: Nameless Dread*. London and New York: Brunner-Routledge.

Waller, D. and Mahoney J. (eds) (1998) *Treatment of Addiction: Current Issues for the Arts Therapist*. London: Routledge.

Wood, C. (2011) *Navigating Art Therapy: A Therapist's Companion*. London: Routledge.

期刊

American Journal of Art Therapy: www.norwich.edu/about/resources/pubs/ajat.html

Art Therapy: Journal of the American Art Therapy Association: www.arttherapy.org

International Journal of Art Therapy: Inscape: www.baat.org/inscape.html

The Arts in Psychotherapy: www.elsevier.com/locate/issn/01974556

The Canadian Art Therapy Association Journal: http://home.ican.net/-phanesan/pages/ATjournal.html

The Australian and New Zealand Journal of Arts Therapy, ANZJAT

Art Therapy Online – A Free Journal: ATOLeprints-gojo.gold.ac.uk/atol/home.html

影片

Art Therapy (1985). Tavistock Publications.

Art Therapy – Children with Special Needs (1987). Tavistock Publications.

英國藝術治療師協會

　　英國藝術治療師協會（BAAT）為英國藝術治療師的專業組織，由一群對發展藝術治療有興趣的藝術家和心理治療師在 1964 年所創立，讓社會大眾以及想聘用藝術治療師的單位有轉介與媒合的窗口，最新的資訊在協會網站 info@baat.org 可找得到。

　　從成立之初，BAAT 就致力於發展下列領域：

- 為協會會員爭取薪資和工作待遇。
- 為藝術治療師的訓練建立規範與專業標準。
- 整合會員名單，並與英國的醫療輔助專業委員會（Council for Professions Supplementary to Medicine，簡稱 CPSM）協調註冊事宜。
- 與出版商 Taylor & Francis 合作，發行《國際藝術治療期刊：內在風景》（*International Journal of Art Therapy: Inscape*）。
- 發行給會員最新訊息 *Newsbriefing*。
- 提供討論想法的平臺，並舉辦研討會。
- 回覆社會大眾對藝術治療的相關問題。

　　至 2013 年 9 月為止，學會共有 992 位專業會員（包含已退休者與榮譽會員）；137 位團體會員；62 位海外團體會員；316 位學生會員；執業中的會員人數為 362 人，非執業中者為 148 人。

國家證照

1997 年藝術治療師獲得國家認證，不只讓這個專業職稱得到保障，同時更能確保社會大眾接觸到的藝術治療師受過完整訓練，且在臨床工作上也擁有足以勝任的專業能力。2002 年 CPSM 被健康專業委員會（Health Professional Council，簡稱 HPC）所取代，由其來負責管理 12 個健康照護專業，包括其他形式的藝術治療。

BAAT 委員會

委員會是由選舉機制產生的四位職員組成（會長、副會長、財務長、祕書長），一任的任期為二年。另外每年會再遴選八位委員會的成員，他們的職責依照個人興趣來分配，例如，會籍管理秘書、BAAT 幾個次團體的主席、與專業組織或區域性團體負責人開會的 BAAT 代表。協會裡有許多不同的作業團隊和專業研討小組，並在委員會中推派各自的代表。這些專業研討社讓藝術治療得以在時代的尖端上發展，下面是目前的社團列表：藝術治療與自閉譜系障礙（ATASD）、藝術治療與種族文化議題（ARC）、教育體系中的藝術治療（ATE）、藝術治療與神經學、犯罪心理與法院裡的藝術治療諮詢團體（FATAG）、身心障礙者的藝術治療師（ATLD）、安寧照護裡的創作性回應、晚年的藝術治療（ATOLL）等。這些社團讓會員能有個平臺一起討論工作上的內容、策劃相關議題的活動或研討會、有時也會把這些成果整理出版。

學會中有幾種不同的會員資格：特別會員（在藝術治療的學術工作上有卓越成果者）、榮譽會員（對學會有傑出貢獻者）、專業會員、贊助或團體會員，和學生會員。在 1976 年學會就提出所有專業會員都應該加入工會的共識，建議藝術治療師加入聯合工會（Unite），代表大多數成員的利益。

藝術治療師名錄

　　藝術治療師名錄每年都會更新，可以在 BAAT 得到最新資訊。這份名錄主要是給想雇用藝療師的機構使用，其中也會標示哪些治療師有意願接自費個案，或能提供講座、課程及工作坊。名冊的登錄是以地區來劃分，並以姓氏的字母順序做排列。每個地區的聯絡人姓名會列在最前面，他們都是無償付出自己的時間來辦各區活動的志工。我們總共有 22 個區，其中 14 個在英格蘭，1 個在威爾斯、4 個在蘇格蘭、1 個在北愛爾蘭。另外還有 2 個海外區域，一個以歐盟的國家為主，另一個是歐盟以外的國家。

康瓦爾郡、德文郡 （Cornwall, Devon）	第一區
多塞特郡、威爾特郡、漢普郡、懷特島 （Dorset, Wiltshire, Hampshire, Isle of Wight）	第二區
薩里郡、西薩賽克斯郡、東薩賽克斯郡、肯特郡、南倫敦 （Surrey, W. Sussex, E. Sussex, Kent, South London）	第三區
貝德福德郡、赫特福德郡、艾塞克斯郡、北倫敦 （Bedford, Hertford, Essex, North London）	第四區
格洛斯特郡、伯克郡、白金漢郡、北安普頓 （Gloucester, Berkshire, Buckingham, Northampton）	第五區
伍斯特、希洛普郡、斯塔福德、西米德蘭、華威克、赫里福德 （Worcester, Salop, Stafford, West Midlands, Warwick, Hereford）	第六區
威爾斯 （Wales）	第七區
諾福克郡、薩福克郡、劍橋郡 （Norfolk, Suffolk, Cambridge）	第八區

德比郡、諾汀漢郡、林肯郡、萊斯特郡 （Derbyshire, Nottingham, Lincoln, Leicester）	第九區
蘭開夏郡、柴郡、大曼徹斯特 （Lancashire, Cheshire, Greater Manchester）	第十區
北約克、南約克、西約克、亨伯塞德郡 （N. Yorks, S. Yorks, W. Yorks, Humberside）	第十一區
泰恩威爾郡、克利夫蘭、坎布里亞郡、杜倫、諾森伯蘭郡 （Tyne and Wear, Cleveland, Cumbria, Durham, Northumberland）	第十二區
倫敦 （London）	第十三區
牛津郡 （Oxfordshire）	第十四區
克萊德 — 蘇格蘭 （Clyde – Scotland）	第十五區
福斯 — 蘇格蘭 （Forth – Scotland）	第十六區
雅芳河、薩默塞特郡、巴斯、東北薩默塞特、南格拉斯特 （Avon, Somerset, Bath, and N.E. Somerset, S. Glos.）	第十七區
蘇格蘭高地和群島 （Highlands and Islands – Scotland）	第十八區
格蘭屏、昔德蘭群島 — 蘇格蘭 （Grampian, Shetland – Scotland）	第十九區
北愛爾蘭 （Northern Ireland）	第二十區
歐盟地區 （European Union）	第二十一區
國際 （International ）	第二十二區

　　任何對藝術治療有興趣者都可以成為一般會員，繳交的年費中包含一年兩本的《國際藝術治療期刊：內在風景》（*International Journal of Art Therapy: Inscape*），和三個月一期的 *Newsbriefing*，以及當地區域小組的各項活動訊息。團體會員資格也開放給所有有興趣的團體申請。

　　若想訂閱，歡迎洽詢 BAAT，他們也有藝術治療相關出版書籍，和學會會員的著作的目錄。如果有需要過期的期刊或其他 BAAT 的出版方面相關資訊，學會地址如下：

British Association of Art Therapists

24-27 White Lion Street

London N1 9PD

電話：020 7686 4216

傳真：020 7837 7945

　　（上列資訊在本書出版時皆正確，如有變更請上學會網站或至 info@baat.org 詢問）

倫理規範

　　BAAT 在 1984 年訂定〈專業工作規範〉（*Principles of Professional Practice*，簡稱 PPP），1994 年制定了〈倫理規範〉（*Code of Ethics*），確保藝術治療師在工作上符合專業與倫理的標準。為了專業上的發展，各類委員會也依此而生。制定專業工作規範的本意，並不是要藝術治療師遵守特定的規則，而是提供一系列原則性的指標，讓治療師能順應各種工作環境的需求，這些內容包括臨床工作中的各種面向，例如保密原則、紀錄保存、作品儲存、作品展示、轉介、工作量、專業支持和督導、進修。規範本身有雙重的作用，不只是為了保護個案，在工作上建立標準也能保護治療師，因此藝術治療室和管理模式的相關建議也被放在規範中，讓人參考。在 1990 年代初期，藝術治療師正式得到國家認證，專業工作規範在

這時候被更新，同時建立了倫理規範。倫理規範和專業工作規範不同的地方在於，它不只是一套共同的價值和工作標準，而是有明確需要遵守的規定。倫理規範會隨著新的法規頒布而調整，BAAT 的網站上可以看到最新資訊。

在英國境內提供藝術治療訓練的學校

貝爾法斯特（Belfast）

機構名稱：心理治療中心（Centre for Psychotherapy）

課程名稱：藝術心理治療碩士（M.Sc. Art Psychotherapy）

課程主任：Dr Caryl Sibbett

聯絡地址：Shimna House

　　　　　Knockbracken Healthcare Park

　　　　　Saintfield Road

　　　　　Belfast BT8 8BH

聯絡電話：028 9056 5768

柴郡（Cheshire）

機構名稱：切斯特大學（University of Chester）

課程名稱：藝術治療碩士（M.A. in Art Therapy）

課程主任：Susan Young

聯絡地址：Faculty of Health and Social Care

　　　　　Castle Drive

　　　　　Chester CH1 1SL

聯絡電話：01244 512 267

德比郡（Derby）

機構名稱：德比大學（University of Derby）

課程名稱：藝術治療碩士（M.A. Art Therapy）

課程主任：Nicholas D. Stein

聯絡地址：Faculty of Education, Health and Science

　　　　　Britannia Mill

　　　　　Mackworth Road

　　　　　Derby DE22 3BL

聯絡電話：01332 597763

愛丁堡（**Edinburgh**）

機構名稱：瑪格麗特女王大學（Queen Margaret University）

課程名稱：藝術心理治療碩士（M.Sc. Art Psychotherapy）

課程主任：Margaret Hills

聯絡地址：School of Health Sciences

　　　　　Queen Margret University Drive

　　　　　Musselburgh

　　　　　East Lothian

　　　　　EH21 6UU

聯絡電話：0131 474 0000

哈特菲爾德（**Hatfield**）

機構名稱：赫特福特大學（University of Hertfordshire）

課程名稱：藝術治療碩士（MA in Art Therapy）

課程主任：Philippa Brown

聯絡地址：Department of Art Therapists

　　　　　Faculty of Art and Design

　　　　　College Lane

　　　　　Hertfordshire AL 10 9AB

聯絡電話：01707 285339

倫敦（**London**）

機構名稱：倫敦大學高登史密斯學院（Goldsmith's, University of London）

課程名稱：藝術心理治療碩士（M.A. Art Psychotherapy）

課程主任：Jill Westwood

聯絡地址：Department of Social, Therapeutic and Community Studies (STaCS)

　　　　　Lewisham Way

　　　　　London SE14 6NW

聯絡電話：020 7919 7230

倫敦（**London**）

機構名稱：羅漢普頓大學（Roehampton University）

課程名稱：藝術心理治療碩士（MA in Art Psychotherapy）

課程主任：Jonathon Isserow

聯絡地址：Arts and Play Therapies

　　　　　Whitelands College

　　　　　Holybourne Avenue

　　　　　London SW15 4JD

聯絡電話：+44 (0) 20 8392 3232

倫敦（**London**）

機構名稱：表達性藝術治療與教育學協會 Institute of Arts in Therapy and Education（簡稱 IATE）

課程名稱：整合性表達性藝術心理治療碩士（M.A. in Integrative Arts Psychotherapy）

課程主任：Claire-Louise Leyland

聯絡地址：2-18 Britannia Row

　　　　　London N1 8PA

聯絡電話：020 7704 2534

雪菲爾（Sheffield）

機構名稱：雪菲爾健康與社會照護基金會，與利茲貝克特大學共同合作
　　　　　（Sheffiend Health and Social Care NHS Foundation Trust and
　　　　　Leeds Beckett University）
　　　　　北部藝術心理治療學程

課程名稱：藝術心理治療碩士（MA in Art Psychotherapy）

課程主任：Chris Wood

聯絡地址：Netherthorpe House
　　　　　101 Netherthorpe Road
　　　　　Sheffield S3 7EZ

聯絡電話：0114 2264901

南威爾斯（South Wales）

機構名稱：南威爾斯大學（University of South Wales）

課程名稱：藝術心理治療碩士（M.A. in Art Psychotherapy）

課程主任：Helen Jury

聯絡地址：Caerleon Campus
　　　　　Lodge Road
　　　　　Caerleon
　　　　　Newport
　　　　　South Wales NP18 3QT

聯絡電話：01633 432432

如需要關於短期課程的資訊，請洽 BAAT 官網。

英國境外藝術治療的訓練資訊

1. 歐洲：歐洲藝術治療教育協定（European Consortium for Arts Therapies
　Education，簡稱 ECArTE）認可之訓練課程：www.uni-muenster.de/
　Ecarte/index.html。

2. 美國：美國藝術治療學會（Art Therapy Association）認可之訓練課程：
www.arttherapy.org/programmes.html。

3. 大洋洲：澳洲與紐西蘭藝術治療學會（Australia and New Zealand Art
Therapy Association，簡稱 ANATA）認可之訓練課程：www.anata.org.
au/attraining.htm。

4. 加拿大：加拿大藝術治療學會（Canadian Art Therapy Association）
認可之訓練課程：http://canadianarttherapy.org/become-an-art-therapist/
approved-art-therapy/schools

國家圖書館出版品預行編目（CIP）資料

藝術治療手冊／Caroline Case, Tessa Dalley 著；
　　陸雅青等譯. --初版.-- 新北市：心理, 2017.09
　　面；　公分.--（心理治療系列；22161）
　　譯自：The handbook of art therapy
　　ISBN 978-986-191-775-7（平裝）

　　1.藝術治療　2.手冊

418.986026　　　　　　　　　　　　　106009704

心理治療系列 22161
藝術治療手冊

作　　者：Caroline Case、Tessa Dalley
審　閱　者：陸雅青
譯　　者：陸雅青、周怡君、王秀絨、蔡汶芳、林純如、許純瑋
執行編輯：高碧嶸
總　編　輯：林敬堯
發　行　人：洪有義
出　版　者：心理出版社股份有限公司
地　　址：231026 新北市新店區光明街 288 號 7 樓
電　　話：(02) 29150566
傳　　真：(02) 29152928
郵撥帳號：19293172　心理出版社股份有限公司
網　　址：https://www.psy.com.tw
電子信箱：psychoco@ms15.hinet.net
排　版　者：鄭珮瑩
印　刷　者：辰皓國際出版製作有限公司
初版一刷：2017 年 9 月
初版三刷：2024 年 7 月
I S B N：978-986-191-775-7
定　　價：新台幣 450 元